弱った体が
よみがえる

Jintairikigaku for waist revives the weakened body

腰の人体力学

DVD VIDEO 45分つき

井本整体主宰　医学博士
井本邦昭

高橋書店

あなたの体から生命力が抜け始めている

「めざめた瞬間から疲れている」「虫刺され跡が消えない」「日差しやエアコンの風が骨身にしみる」「季節ごとに不調が悪化した」、…こうした体の変化に、

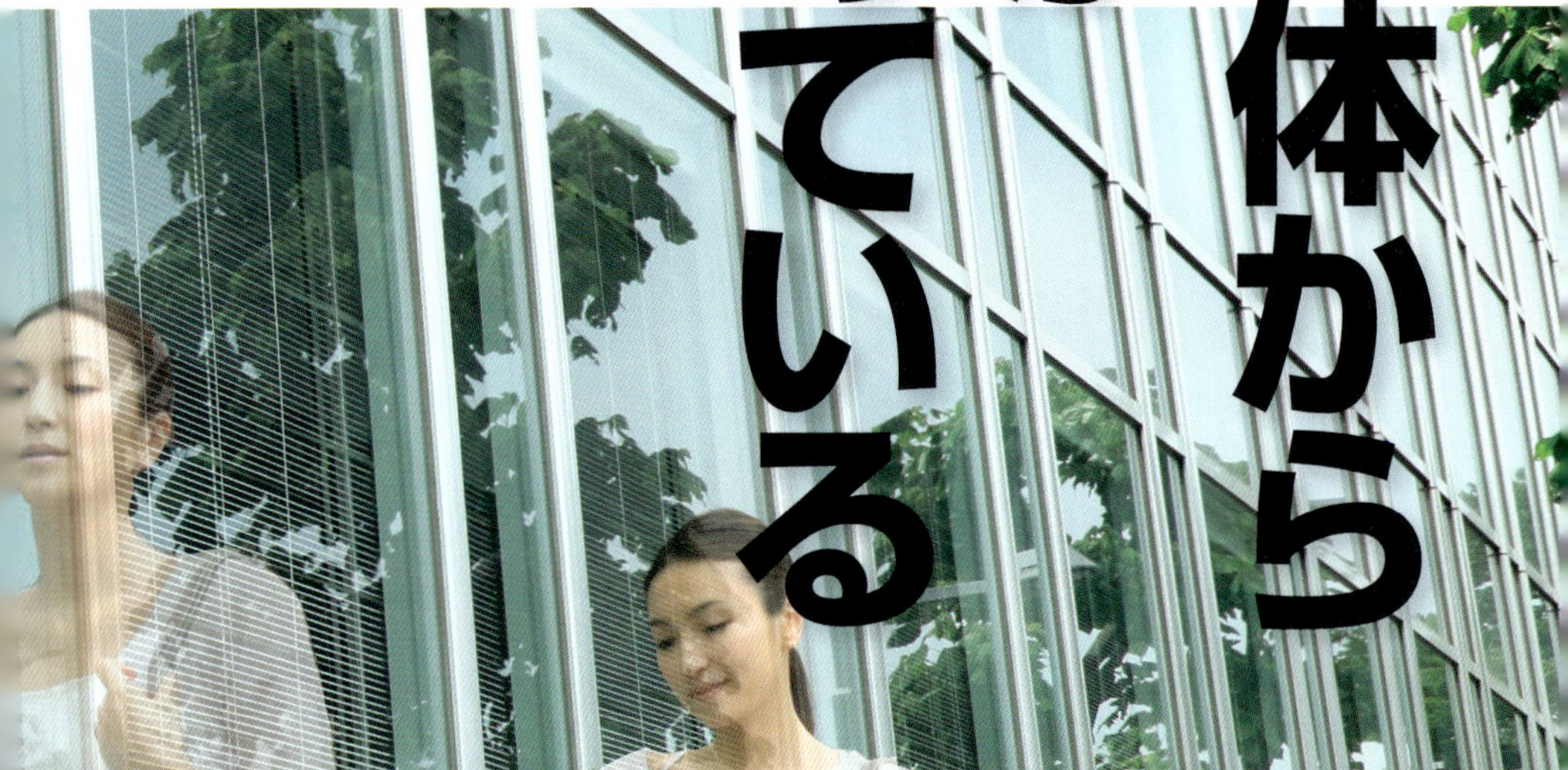

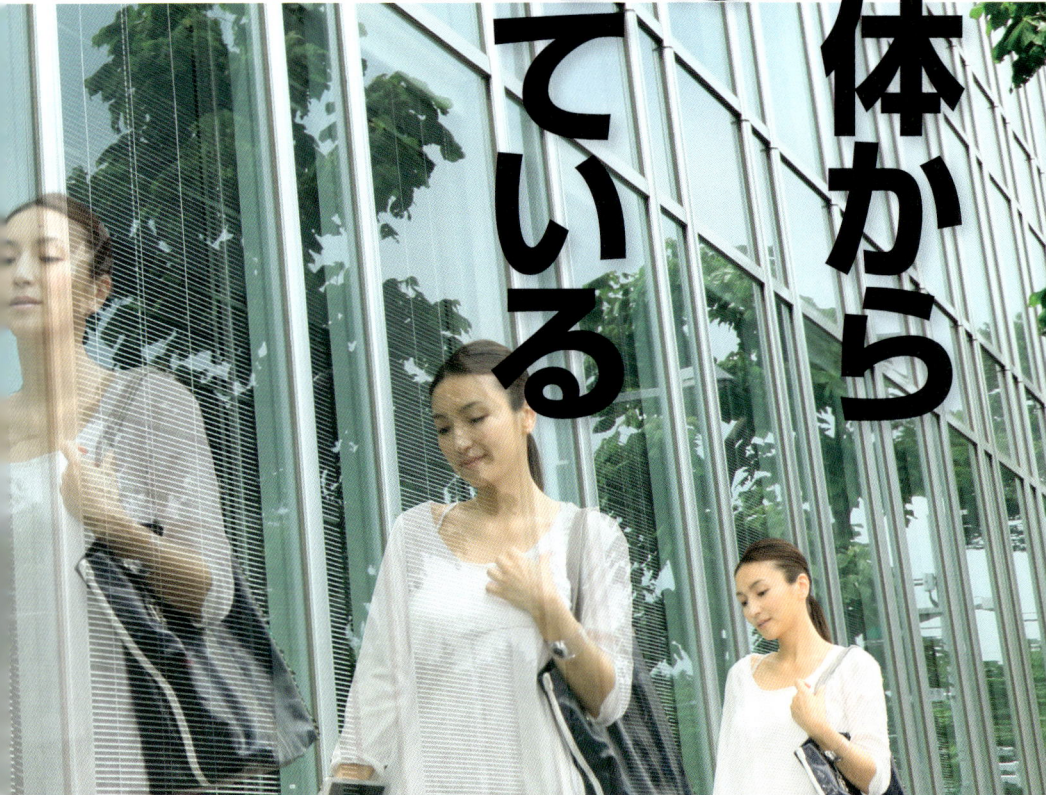

ふと気づく瞬間はありませんか。

私たちの体は、傷を負ったり病気にかかったりすると、治すための機能が高まります。発熱や炎症などは、まさにそのための反応です。

これまで半世紀にわたり１００万人以上の体を診てきましたが、近年この機能が低下した人が急増しています。これは小学生や働き盛りの世代にも見られる現象なので、単なる老化と片づけるわけにはいきません。

この背景として、まず考えられるのが、生命力を養うサイクルが体の中で断ち切られたということ。つまり体に備わっているはずの機能が、使えなくなっているのです。

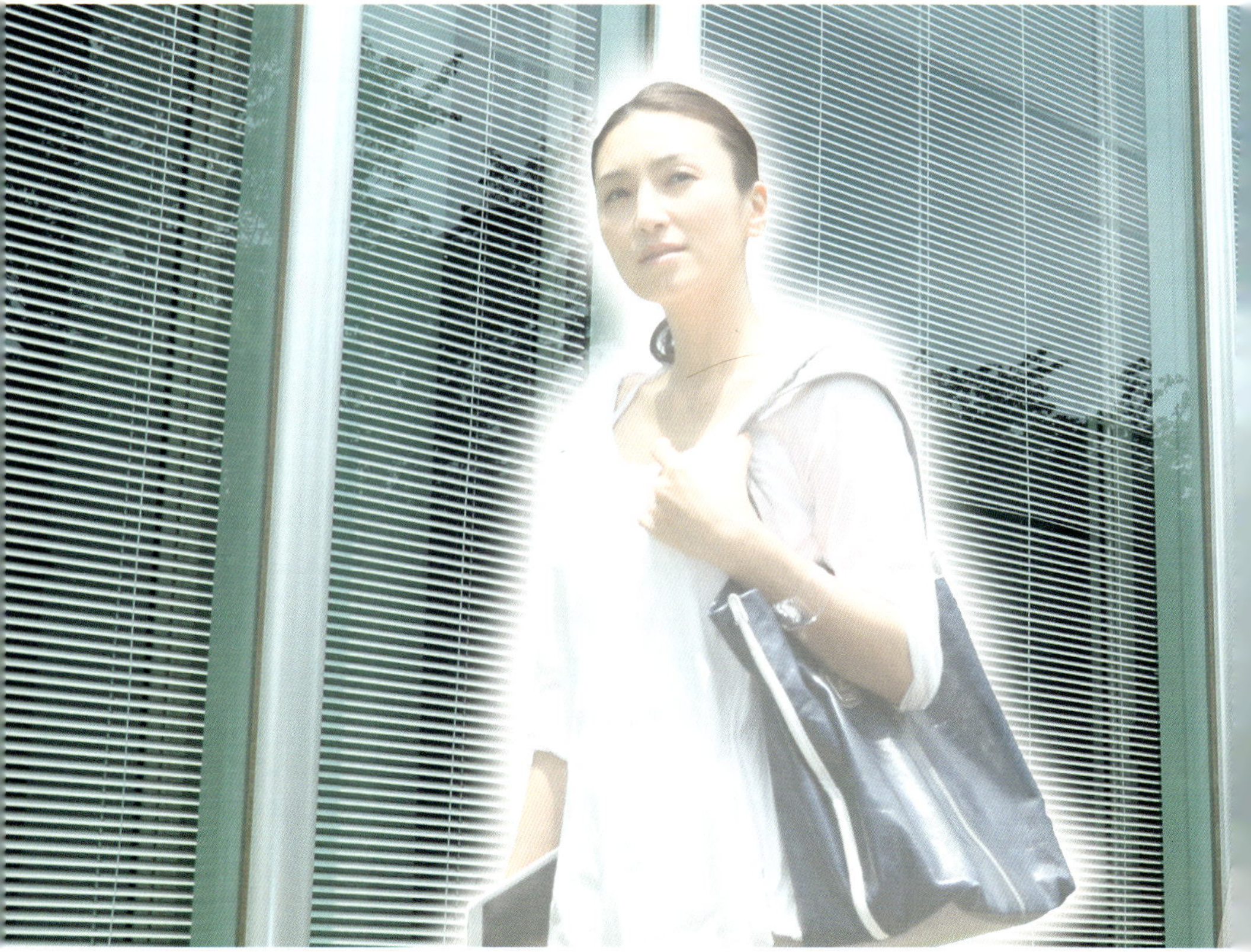

その腰ではストレスや不調を受け止められない

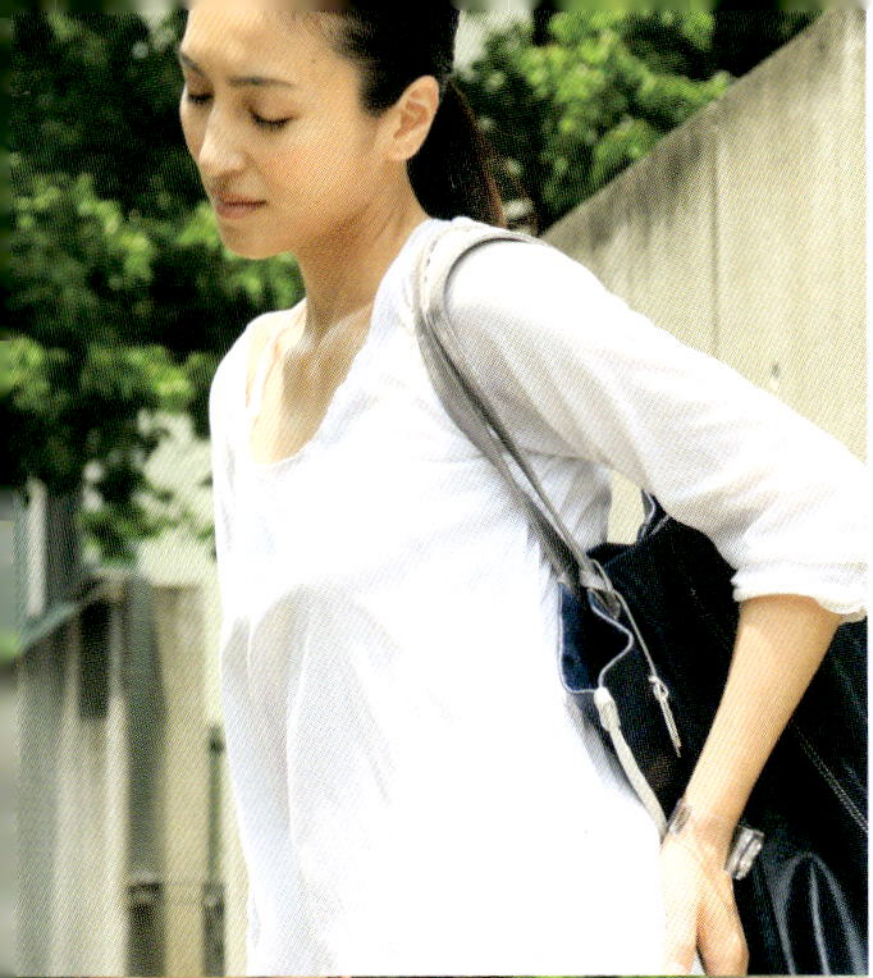

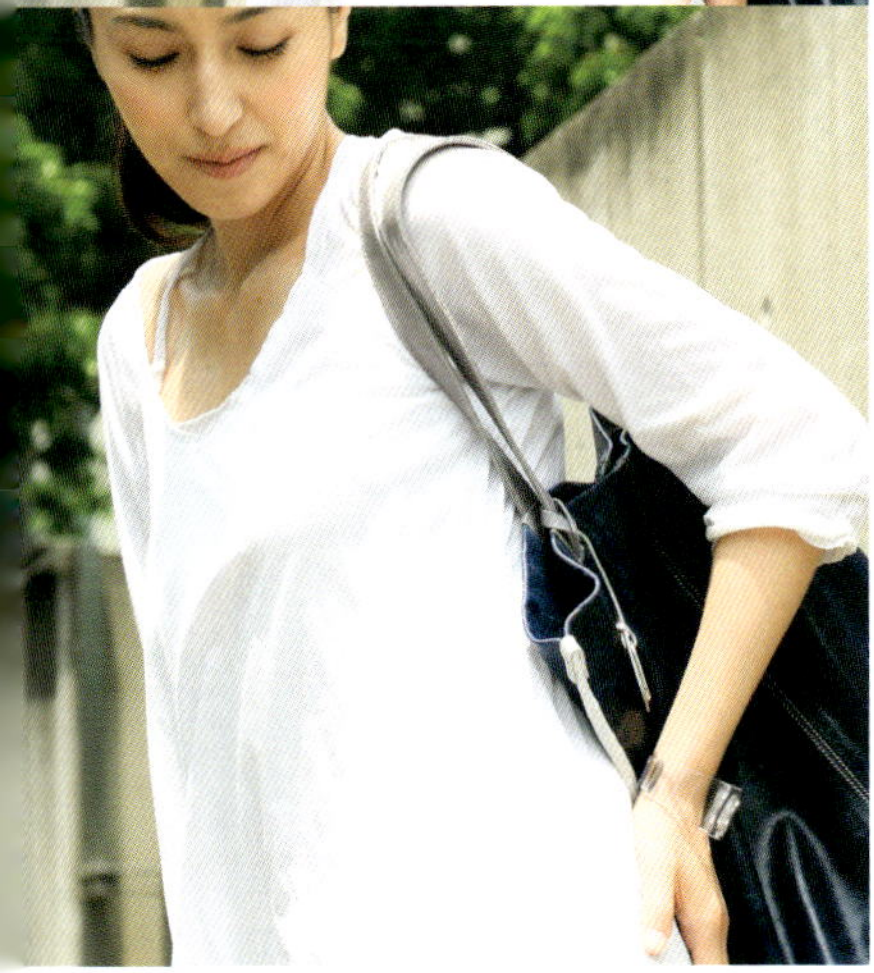

本書の表題にもある腰は、多くの人が痛みに悩まされる部位です。それが痛みだけにとどまらず、じつは病気や不調の前兆となる場合もあるのです。

腰は上半身の動きや重みを受け止め、さまざまな臓器を支えています。また、歩く、座るなどといった下半身の動きをスムーズにする、複雑かつ重要な役割も担っています。

だから、ごく一部に不具合が生じただけでもはたらきが悪くなりやすく、痛みにもつながるのです。つまり痛みの前に体の不具合があり、痛みが引いたとしても不具合が解消されなければ、病気や不調の火種を抱えたまま、というケースもあります。

前作では、猛暑などによって呼吸器の弱った人たち向けに、さまざまな対処法を紹介しました。しかし、この数年で腰まで弱りきった人を数多く診ています。

さまざまなものを受け止めるはずの腰に、危機が訪れているのです。

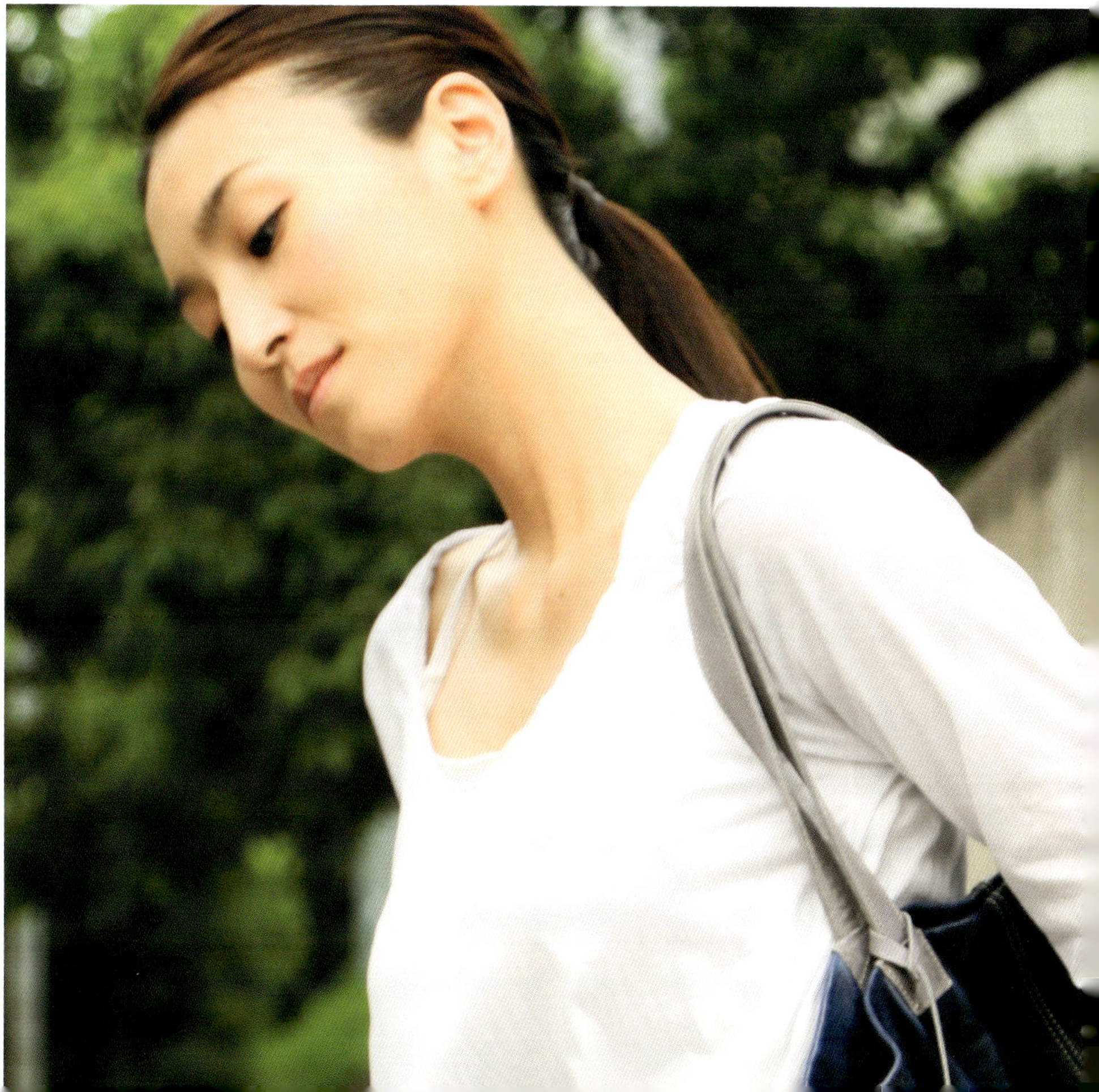

腰の人体力学で生き抜く力を取り戻そう

私たちの体は、動くために設計されています。腕や脚など、大きく動かしたい部位には可動域の広い関節がつき、繊細な作業をする手には、こまかい筋肉や腱、骨がついています。臓器も、さまざまなはたらきを分業しています。

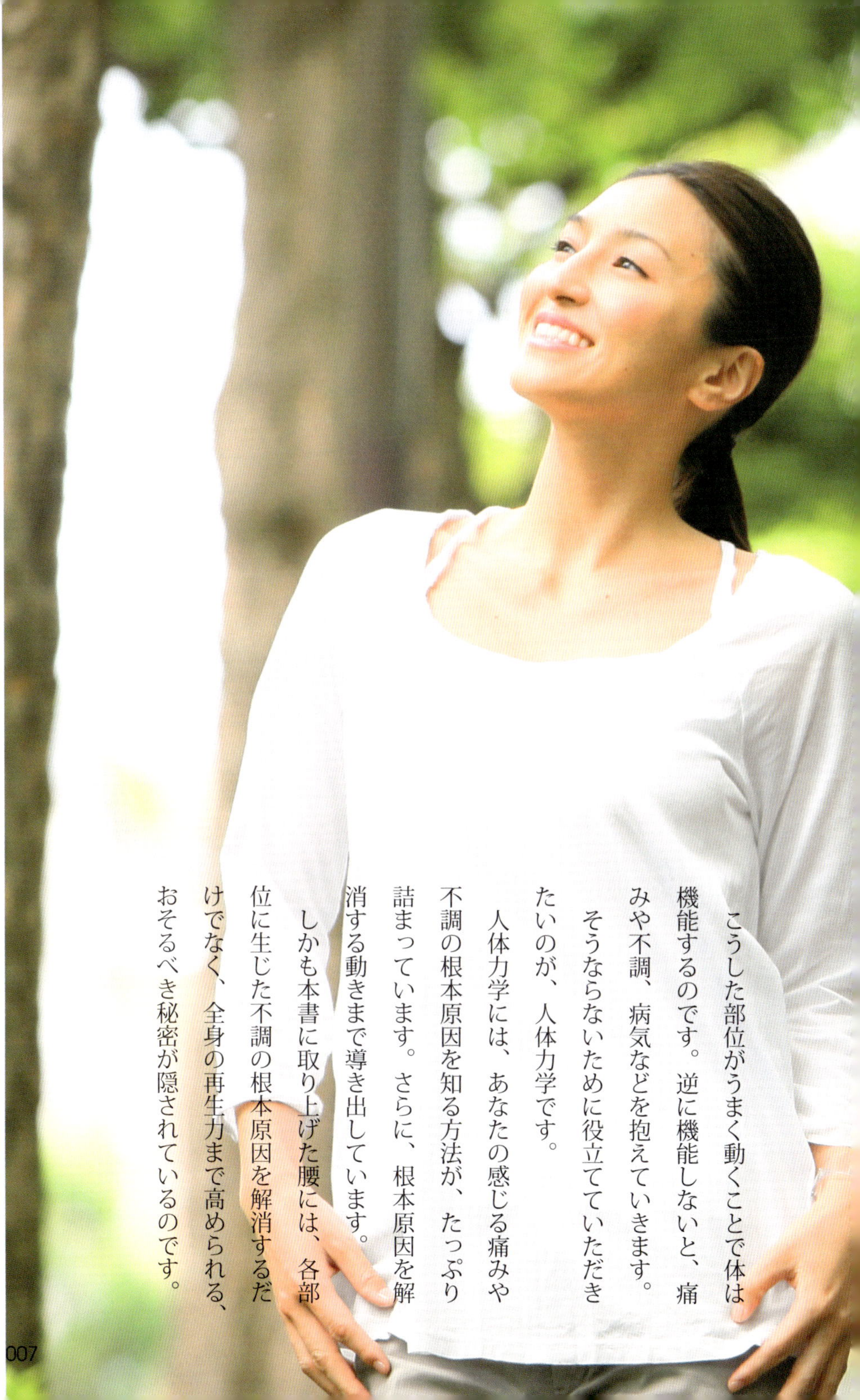

こうした部位がうまく動くことで体は機能するのです。逆に機能しないと、痛みや不調、病気などを抱えていきます。そうならないために役立てていただきたいのが、人体力学です。

人体力学には、あなたの感じる痛みや不調の根本原因を知る方法が、たっぷり詰まっています。さらに、根本原因を解消する動きまで導き出しています。

しかも本書に取り上げた腰には、各部位に生じた不調の根本原因を解消するだけでなく、全身の再生力まで高められる、おそるべき秘密が隠されているのです。

目次

Chapter 3

腰の痛みから体の状態を読み解く

Chapter 4

なぜ、人体力学体操は体を変えるのか

Chapter 5

腰の構造に隠されたすごい秘密とは

Chapter 6

弱った体を蘇らせる腰の人体力学

DVDについて

掲載した体操の動き一つひとつにはコツがあります。
DVDには、それを身につけやすくするものを中心に収録しました。
本の解説を読んでから映像で確認すると、
より理解が深まり実践しやすくなります。
ぜひ、ご活用ください

1

DVDディスクをプレーヤーに挿入すると、オープニング映像が流れます。その後、メニュー画面が表示されます。

2

方向キーを押すと、色が変わる部分を動かせます。見たい体操の右にあるアイコンのどちらかに合わせ、決定ボタンなどを押すと映像が始まります。

3

それぞれの体操には「やり方と解説」と「動きを見る」の2種類の映像が用意されています。くわしいやり方をじっくり見たい人は「やり方と解説」を、動きを覚えた人は「動きを見る」のモデルに合わせて動くとよいでしょう。

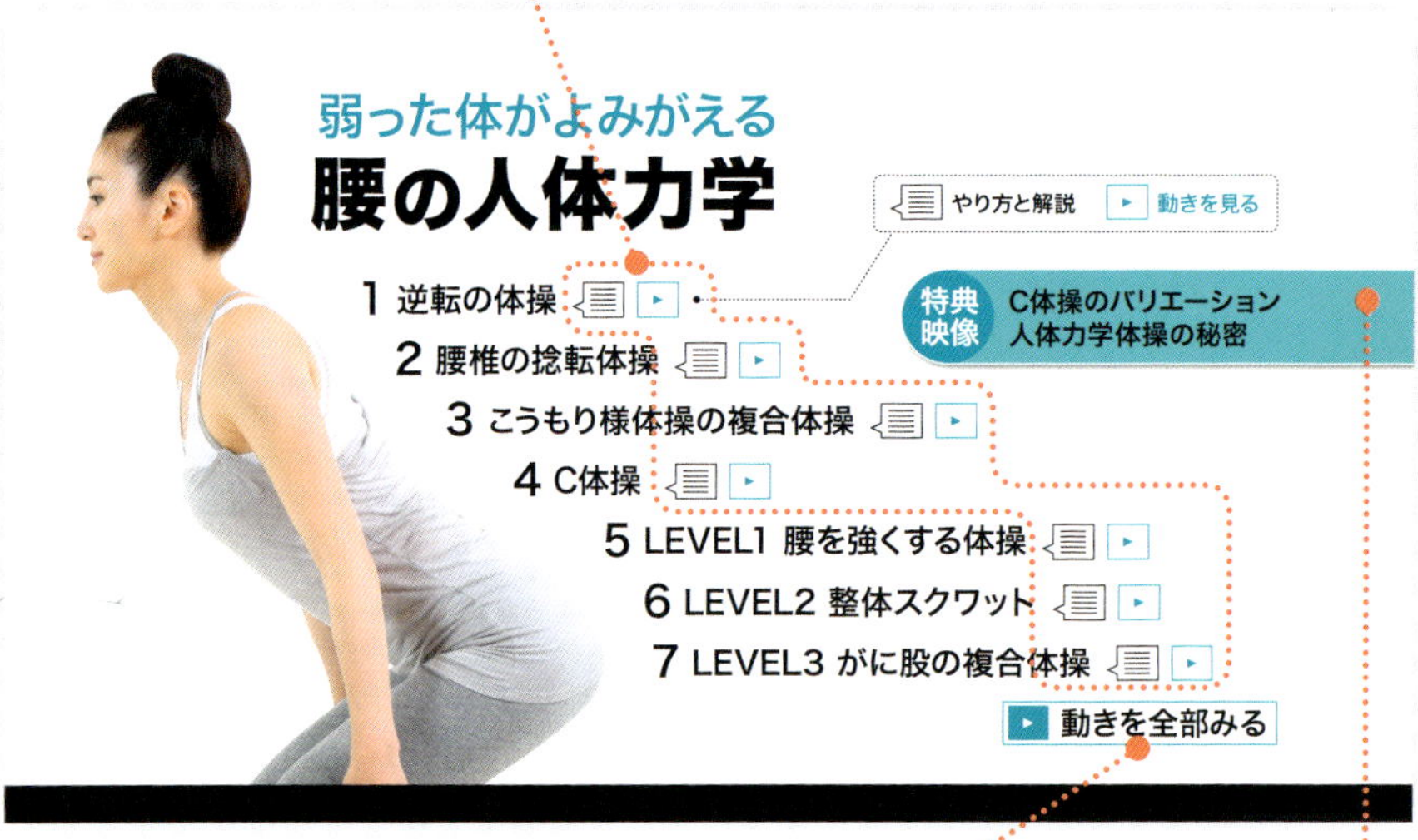

弱った体がよみがえる
腰の人体力学
やり方と解説
動きを見る
1 逆転の体操
2 腰椎の捻転体操
3 こうもり様体操の複合体操
4 C体操
5 LEVEL1 腰を強くする体操
6 LEVEL2 整体スクワット
7 LEVEL3 がに股の複合体操
特典映像
C体操のバリエーション
人体力学体操の秘密
動きを全部みる

4

DVDに収録された体操の動きをすべて通して見たい人は、方向キーで右下の「動きを全部みる」に合わせて決定ボタンなどを押してください。

5

本書の体操をマスターした人向けに、特典映像をご用意しました。自分の弱った部位にぴったり合った動きを見つける参考にしましょう。

撮影●金田邦夫
ヘア&メイク●竹内美紀代
モデル●橋本恵(INFRAMINCE)
DVD制作●(株)プレスティージュ
CG制作●(株)BACKBONEWORKS
イラスト●宮崎信行
デザイン●花平和子(久米事務所)
編集・執筆協力●大野正人
DTP●天龍社
STAFF

腰の人体力学

Chapter 1

「動かない」は体を仮死状態へ導く

「使い勝手の悪い体」が急増した？

体の機能をうまく使えなくなっている

２０１１年発刊の『弱った体がよみがえる人体力学』は、わずか2年足らずで35万部を超えました。これほど多くの方々に、この考え方が受け入れられた背景には「体のことをもっと知りたい」という欲求の高まりがあるのだと思います。

前作の発刊後も多くの方々の体を診てまいりましたが、じつは近年、さらなる異変が起きています。以前なら、腰痛でも段階を追って悪化したはずが、突然お尻の筋肉から力がなくなって激痛に襲われたり、急にひざや肺に水が溜まったり、と症状が急激に悪化したケースが大幅に増えました。

こうした症状に見舞われた人には、ある共通点があります。

それが「使い勝手の悪い体」になっていた、ということ。

私たちの体は驚くほど精巧にできています。さまざまな表情をつくる顔にはこまかい筋肉がつき、全体重のかかる足には土踏まずというクッションがあり、臓器はそれぞれ役割を分担する、というようにエネルギーを効率よく使える構造になっています。

こうした各部位がしっかり役割を果たし合うのが本来の姿ですが、残念ながら、そうなっていないのが現状なのです。

増えつつある体の異変の実例

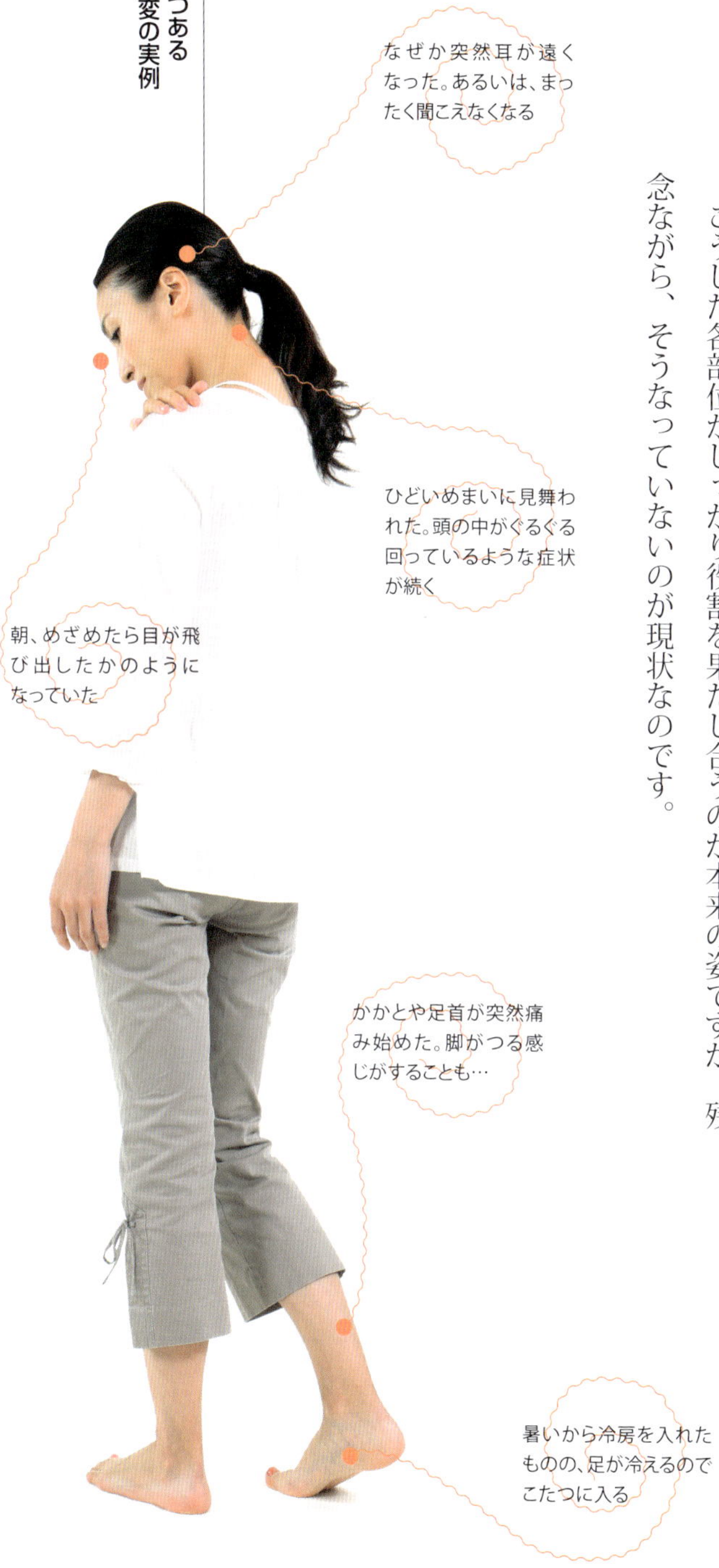
なぜか突然耳が遠くなった。あるいは、まったく聞こえなくなる
ひどいめまいに見舞われた。頭の中がぐるぐる回っているような症状が続く
朝、めざめたら目が飛び出したかのようになっていた
かかとや足首が突然痛み始めた。脚がつる感じがすることも…
暑いから冷房を入れたものの、足が冷えるのでこたつに入る

健康のために歩いて体を壊すこともある

運動不足の人も運動しすぎ？

現代人の多くが運動不足といわれています。オフィスでの仕事が増え、買い物も車、休みの日は一日中屋内で過ごす…。こうした生活を続けて体調をくずし、医師や知人に運動を勧められる人も多いでしょう。

しかし運動不足の人に最適といわれるウオーキングですら、逆に体を壊す方向へと導くおそれがあるのです。

「使い勝手の悪い体」の人の多くは体幹、つまり胴体の筋肉が部分的に動きにくくなっています。歩くときには本来、腕や腰まわりの筋肉を含めた全身がバランスよく使われます。しかし体幹が弱ると上半身がうまくはたらかず、脚ばかり動かして歩くことに。すると、脚のこまかい筋肉や腱に負担が集中し続けることになるのです。

Tips

運動は体に悪い？

「使い勝手の悪い体」で長時間運動すると体を壊すおそれが生じますが、適度な運動が体に良いことは間違いありません。気をつけたいのは環境と程度。昨今の猛暑は、朝夕でも高い湿度と熱気に襲われるため体がこわばり、軽い運動でも大きな負荷がかかります。また、つらいのを我慢して動き続けるのも危険です。気持ちいい汗をサッとかいて、すぐに引く程度にとどめましょう。

ほかにも、姿勢が乱れている人はバランスを取るためにかかと重心になりがちです。これでは足の裏にあるアーチを使えないため、歩行の衝撃がひざや腰にダイレクトに伝わってしまいます。

「使い勝手の悪い体」になると、このように日常の動作ですら体に大きな負担をかけ、局所的にダメージを与えることがあるのです。

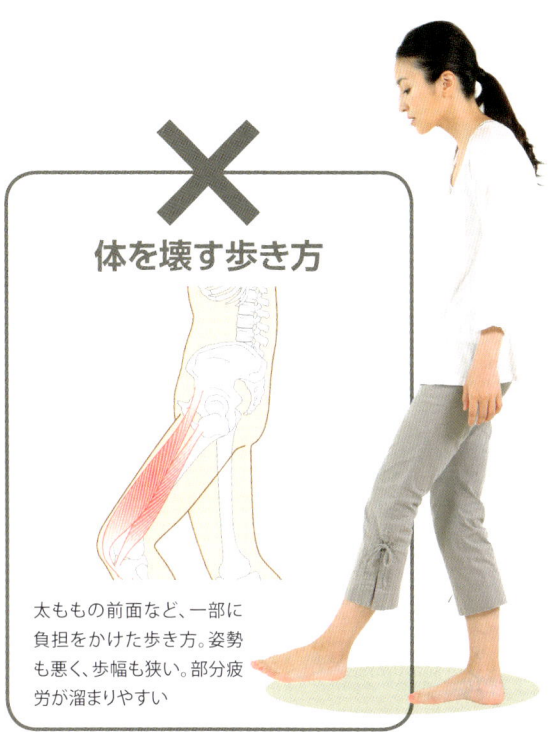

体を壊す歩き方

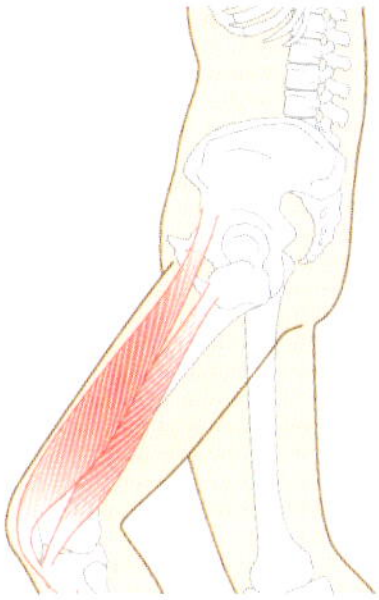

太ももの前面など、一部に負担をかけた歩き方。姿勢も悪く、歩幅も狭い。部分疲労が溜まりやすい

健康になる歩き方

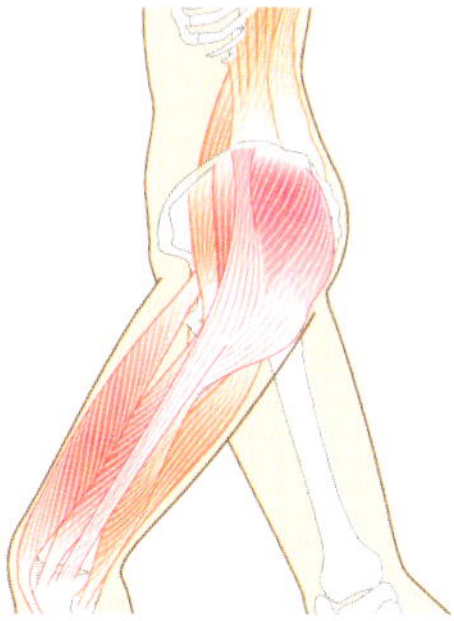

お尻がキュッと上がり、脚・腰・背中の筋肉がうまく使われている。過度に負担がかかった部位がなく、ラクに歩ける

病気・不調を呼び寄せる「動かない」部位とは

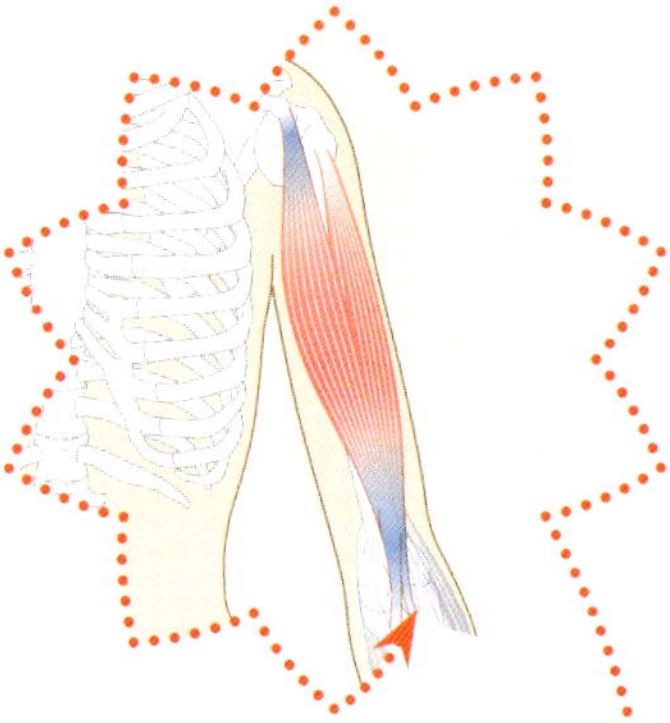

前腕の「動かない」が続くと、やがて上腕にも負担がかかって小さな「動かない」が生じる

体は病気と健康のあいだをつねにゆらいでいる

前節では、「使い勝手の悪い体」の人は歩いただけでも体を壊すことがあり、その原因は体幹に生じた「動きにくい」部位にある、と紹介し

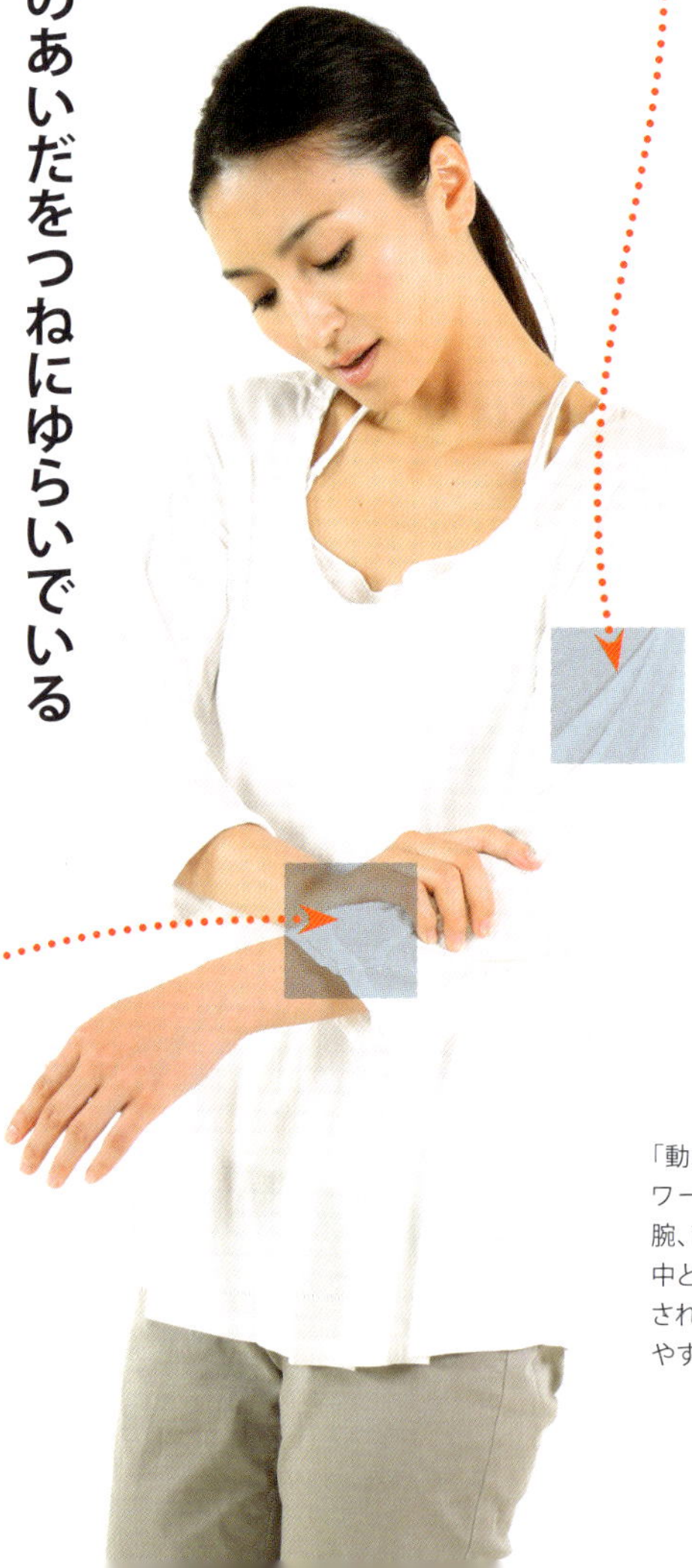

「動かない」は、デスクワークの多い人なら腕、育児中の人なら背中と、生活の中で酷使される部位にあらわれやすい

ました。この「使い勝手の悪い体」をつくるきっかけも、じつは「動きにくい」部位にあるのです。

体は、つねに健康を保っているわけではありません。

体内にウイルスが侵入すれば体調をくずしやすくなり、激しい運動をすれば筋肉痛になります。このように、私たちは病気・不調と健康のあいだをつねにゆらぎながら生きています。体調が悪くてダウンするときと乗りきれるときがあるのは、このゆらぎの幅が関係しています。

いずれにせよ一時的な「動きにくい」なら、やがて回復するので問題ありません。

これが一時的でなく、ずっと「動かない」部位があらわれることがあります。たとえばデスクワークをしている人なら、長時間腕の筋肉ばかり酷使し続けます。すると二の腕にある上腕二頭筋の筋膜の一部など、普通に生活していてもなかなか気づかないような、小さな「動かない」が体の中にあらわれます。

こんなところから「使い勝手の悪い体」になるのです。

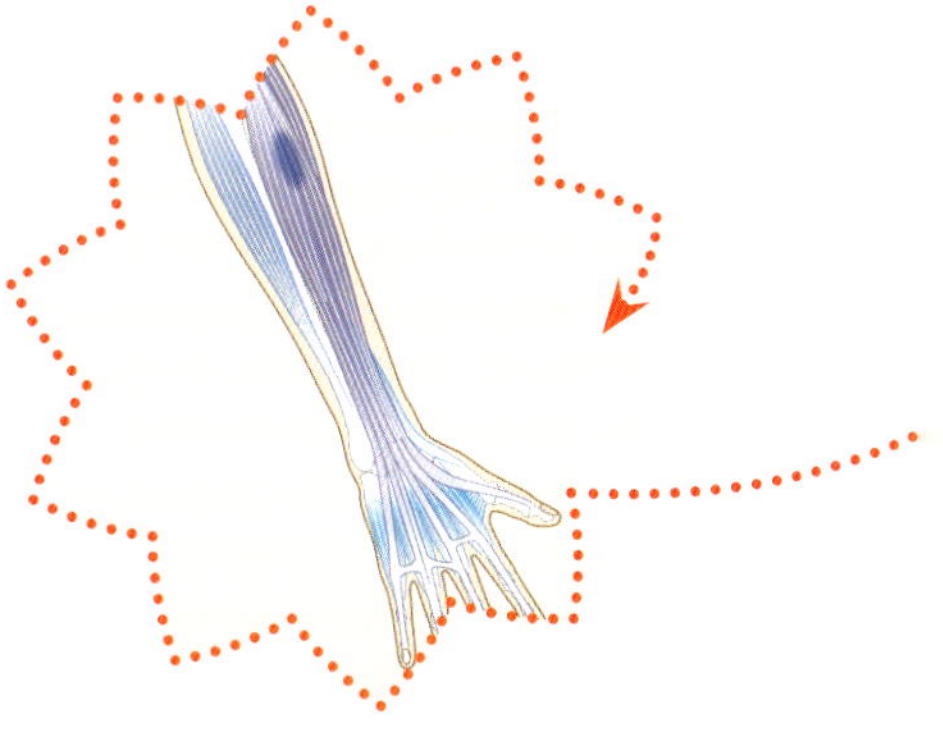

デスクワークなどで指を酷使すると、前腕ばかり負荷がかかる。重だるい「動かない」に

「動かない」が体のバランスを崩壊させる

体の中で負の連鎖が始まる

体のどこかに小さな「動かない」が生じると、エネルギーを効率よく使って生きるために保っていたはずの絶妙なバランスが、くずれやすくなります。

さらさらと流れる小川の端に、大きめの石が置かれた状態を想像してください。それまでは何のよどみもなく流れていた川も、石が置かれたとたん流れが変わります。石に水がぶつかることで流れが悪くなり、これが原因で渦もできるでしょう。この渦が、さらに水の流れを変えていきます。石の位置によっては、その下の流れまで変えて川の形すら変容させます。

たったひとつの石が川の流れに大きな影響を及ぼすように、人体も

Tips

「サビつき」と「動かない」の違い

前作『弱った体がよみがえる人体力学』では、体の一部に生じた不調をサビつきと表現しました。サビつきは「緊張→硬直→弛《し》緩《かん》→仮死」の４段階で進行する症状です。本書では、この数年で“緊張”を飛ばして悪化した人が急増したことを鑑み、より強い「動かない」という言葉を用いました。これは“硬直”以降の総称ととらえていただけると、読み進めやすくなると思います。

たったひとつ「動かない」が生じただけで大きく変わることがあります。体内に「動かない」部位ができると、そこをカバーするために、ほかの部位にも負担をかけます。しかし、いつまでも負担をかけていると、いつしか、そこも疲弊し動かなくなってしまいます。

1か所の「動かない」は、ほかにも動かない部位を生み出します。こうして生まれた負の連鎖が続くことで、体の使い勝手の悪さは、さらに増していくのです。

1か所の「動かない」から高まるリスク

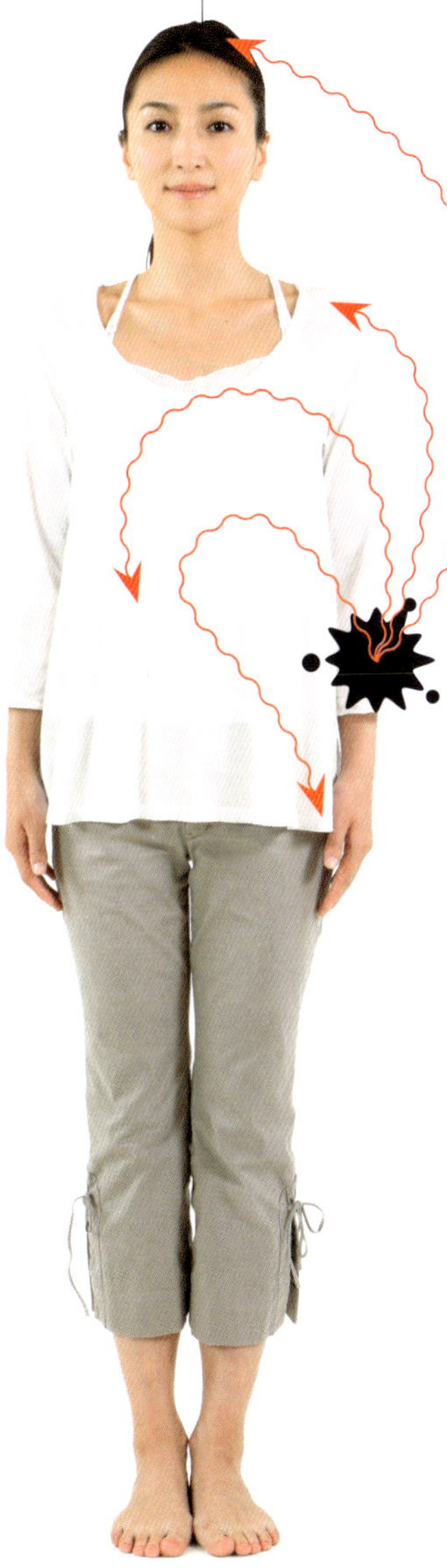

まったく自覚できぬまま体は異常を抱えていく

3つの「動かない」が体を仮死状態に

ここまで紹介した「使い勝手の悪い体」ですが、自覚できる人より、よくわからないという人のほうが多いでしょう。

その理由は、おもに2つあります。

ひとつは、日常生活で体の機能を使いきる機会が激減したことです。

たとえば腕を頭上に伸ばす動作は、高いところの物を取るときか、電車でつり革につかまるときだけという人は多いでしょう。体を大きく動かす機会が少ないと、使い勝手の悪さになかなか気づけません。

もうひとつは「使い勝手の悪い体」に慣れてしまうことです。

食事量を制限すると、時間とともに胃は小さくなります。脳がこの状態を正常と認識し始めると、食事量を減らしても満腹感を得られる体に。

「使い勝手の悪い体」も時間とともに進行するため、脳はそれが正常と判断し始めます。こうして体は何が正常な状態かを判別できなくなり、自覚できないまま体の使い勝手は悪くなるのです。

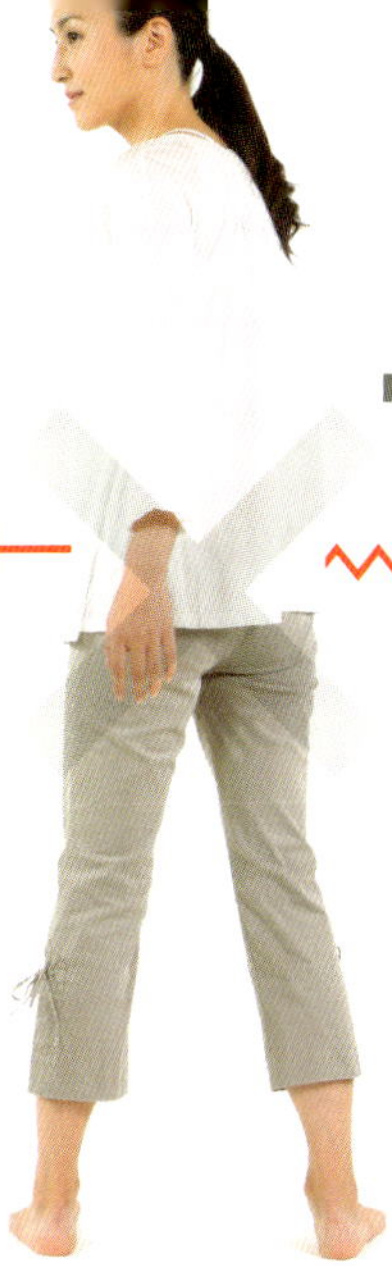

1 筋肉、骨が動かない

筋肉や骨は使いすぎると疲労し、だんだん硬くなっていきます。これを解消できないまま、さらに動かし続けると硬直が常態化します。これが「動かない」状態を生み出すのです。

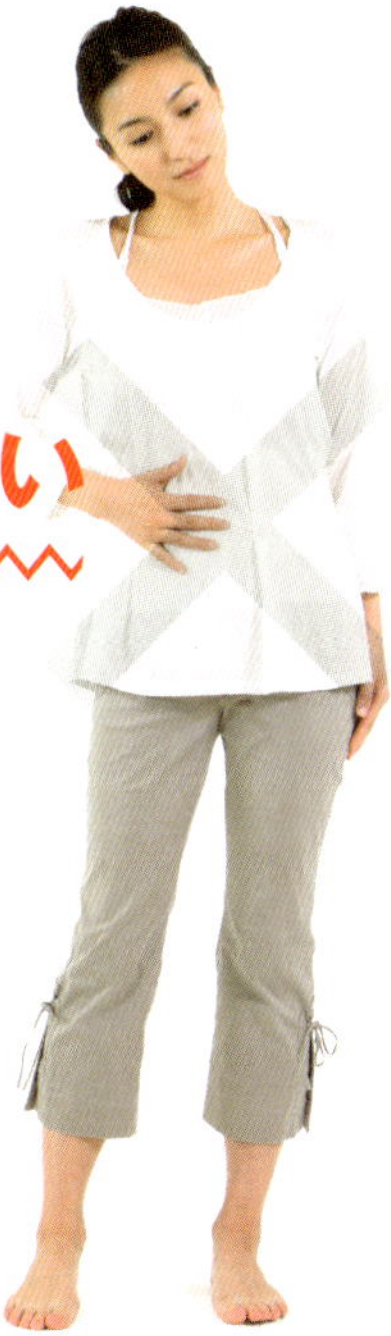

2 内臓が動かない

筋肉や骨と同様に、食べすぎや飲みすぎなどで臓器に負担をかけると、はたらきが鈍ってきます。臓器の機能低下は体に大きな悪影響を及ぼすため、本書ではこの状態を「動かない」と呼んでいます。

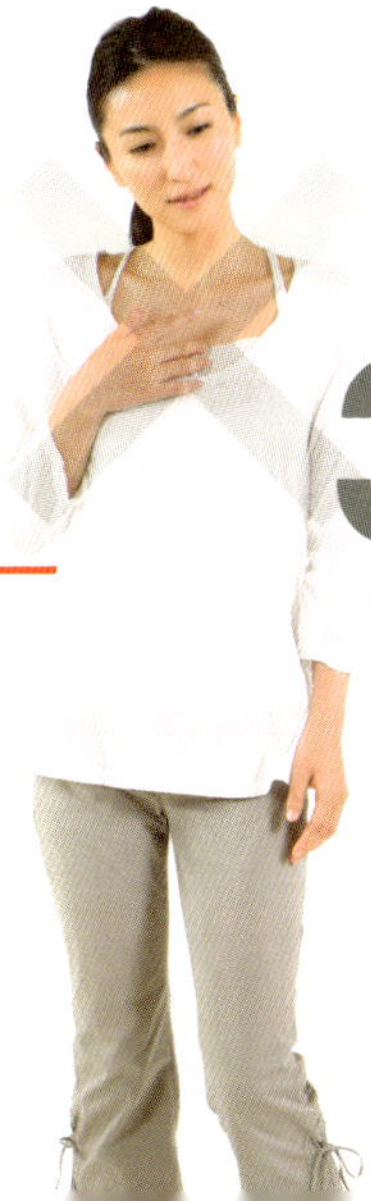

3 心が動かない

誰にでも心配ごとはあると思いますが、これがなかなか解決されず、いつまでも引きずってしまうことも。すると交感神経優位が続き体はつねに緊張状態になるため、さまざまな弊害が体にあらわれます。

そして知らぬ間に体は冷たくなってくる…

腰に至ると症状の悪化は加速する

自覚することのないまま「動かない」の連鎖は進みますが、その進行は一定ではなく、ある部位に「動かない」が波及すると急激に悪化は加速します。その部位こそ、本書のテーマでもある腰です。

腰の動きが悪くなると、歩幅が狭くなったり運動を遠ざけたりして日常生活の動作すら小さくなっていきます。さらに内臓や呼吸筋のはたらきも低下するため、エネルギー消費量が減少するのです。

すると脳はこれに順応し、基礎代謝を低下させます。基礎代謝の多くは発熱に使われるので、体温も上がりにくくなります。本来、体には弱った部位を蘇らせる再生力が備わっていますが、体温が下がりすぎると死んでしまうため、それを防ぐために〝平熱を保つだけで精一杯〟の体に。

Tips

昔の日本人の平熱

50年前、10代から50代の人3000人を対象に平熱を調査したところ、その平均はなんと36.8℃だったといわれています。これほど高い平熱の人は今、どのくらいいるでしょうか。体温は、生きて体を動かすため、そして体を治すために不可欠です。平熱が35℃台の人が増え、つねに不調に悩まされる人が激増したことを考えると、日本人の体の再生力は確実に弱くなったといえるでしょう。

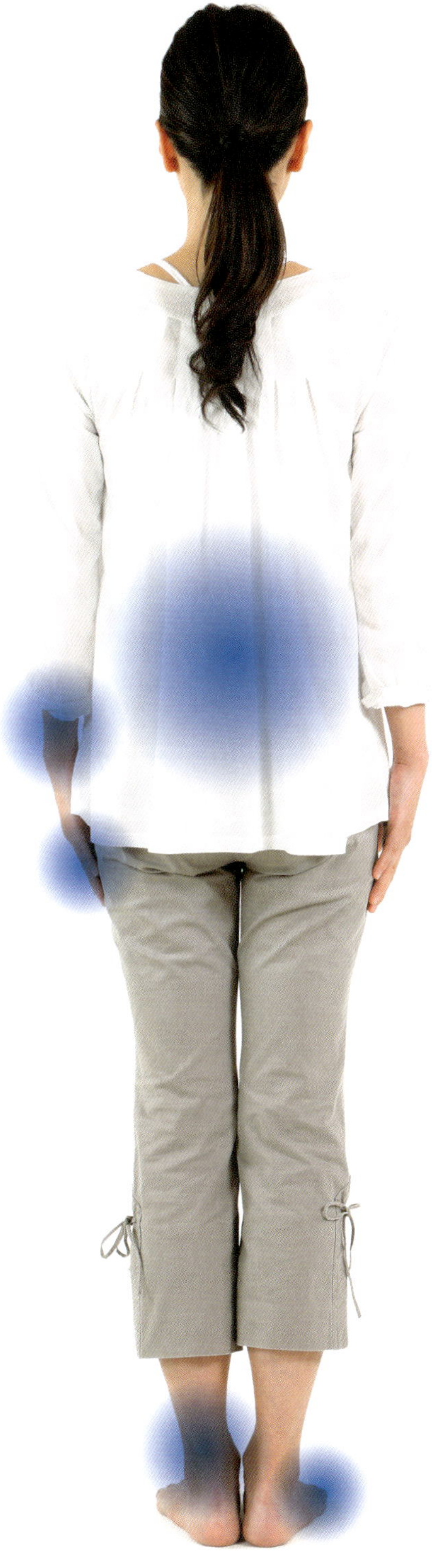

すると再生に回す力がなくなってしまうのです。

こうして体の状態は加速度的に悪化し、「使い勝手の悪い体」へと変貌を遂げます。これが現代人の体における現状です。このまま何も手を打たずにいたら「動かない」部位がさらに増え、全身の活動が低下します。そして、つねに不調や病気に悩まされることになるでしょう。また人によっては近い将来、死に直面するおそれすらあります。

この流れを食い止め再生力を蘇らせる、それが人体力学です。

column

人体の不思議…❶

体の中のほうが、むしろ個性的

人体解剖図や骨格模型で見る人体は、どれも同じような形です。そのため顔や性格、身長や体重が違うように、体内も千差万別と認識している人は少ないように思います。

たしかに、骨や臓器の数はほとんどが同じです。しかしこれは「顔には目・鼻・口がある」と言っているのと変わりません。顔の形がそれぞれ異なるように、体の中身も骨の太さや位置、筋肉の量やつき方、そして臓器の位置など、それぞれ微妙に異なっているのです。

たとえば仙骨の下にあり、尻尾の名残りともいわれる尾骨は、じつは人によって数が違います。通常は４個ですが、３個しかない人もいれば６個もある人も。そして尾骨の長い人は、座っているだけで圧迫され、坐骨《ざこつ》神経痛になる人もいます。

体が違うということは、弱点や強い部位もそれぞれ違うということ。たとえば本書に紹介した腰痛も、種類によってさまざまなルートをたどって発症します。このルートは体の弱点を経由することが多いのです。

人体力学にくわしくなると、「私の体はたいてい背中の左側を介して何かが起きる」など、自分の体の弱点を見つけて対処することも可能になります。

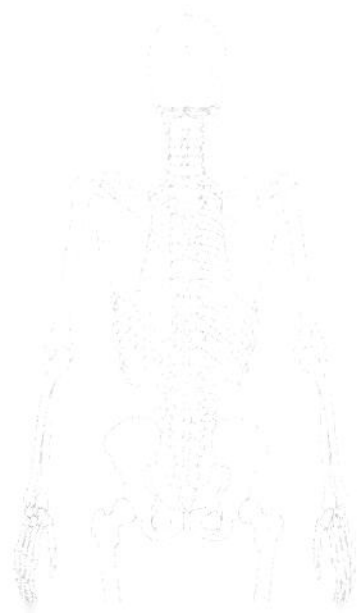

腰の人体力学

Chapter 2

病気・不調の原因を解く人体力学とは

体の中ではつねに〝力学〟がはたらいている

ときには大病の根本原因すら見つかることも

人体〝力学〟というと難しい学問のようですが、「体の中にある使い勝手の悪い部分を見つけて解消する方法」と言われれば、グッと身近になるのではないでしょうか。

まずは人体力学の基本を、第1章で触れた歩く動作を例に説明していきます。体のどこが動いているかに集中して歩くと、背中や腰の筋肉まで動くことが感じられると思います。実感しにくい人は、さまざまな部位に触れてみましょう。触れながら歩くうちに、筋肉だけでなく骨盤や背骨まで動いていることがわかるはずです。

ただ歩くだけでも、これだけ多くの筋肉や骨が動きます。筋肉も骨も、一つひとつは小さなパーツで動きも大きくありませんが、これらが「連

Tips

人体力学の紹介は始まったばかり

「人体力学」という言葉を大きく扱ったのは、前作が初めてでした。そのため体の中でつねに変化し続ける「動かない」部位をたどるというような、難しい部分にはあまり触れず、できるだけ簡潔にわかりやすさを重視しました。本書では前作の情報に加え、もう少しくわしい内容まで紹介していきます。

動」することで体は大きく動くのです。逆にいうと、たとえばお尻の奥にある小さな筋肉が張っただけでも連動が途切れ、歩きにくくなります。そう、たった1か所でも「動かない」と全体の動きやはたらきが制限され、これがときには大病の引き金になることすらあるのです。

「動かない」部位はさまざまな箇所にできます。この章では人体力学をわかりやすく説明するために、「動かない」がどのように生じ、病気や不調の原因がどうできていくかを紹介します。

わかりやすい力学の実例

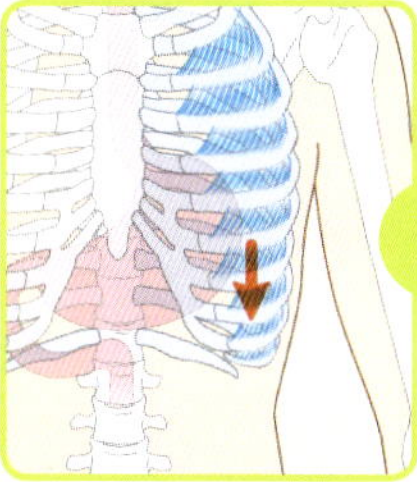

1

左の肋骨が下がる

左腕が疲労し硬直すると、やがて左の肋骨につく筋肉も硬直する。すると吸気の際に動くはずの肋骨が下がったままに

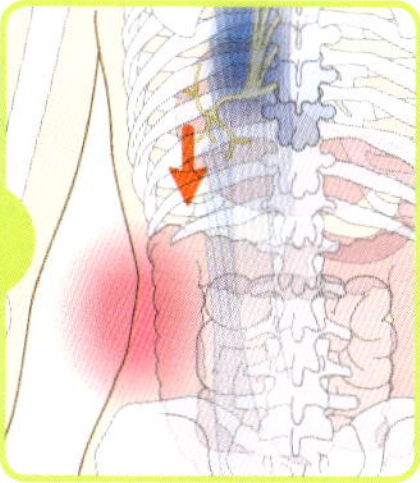

2

左のわき腹が詰まる

肋骨が下がると、その負担はすぐ下にあるわき腹が受けることに。骨に守られている部分ではないため、つぶれていく

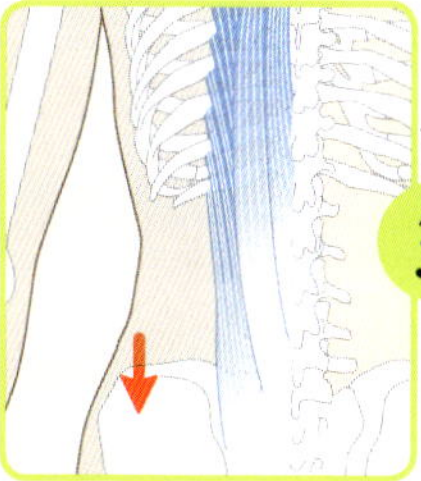

3

左の腰が硬直

左の肋骨やわき腹が下がった状態が続くと、左腰が詰まる。すると、その部位の負担が増し硬直していく

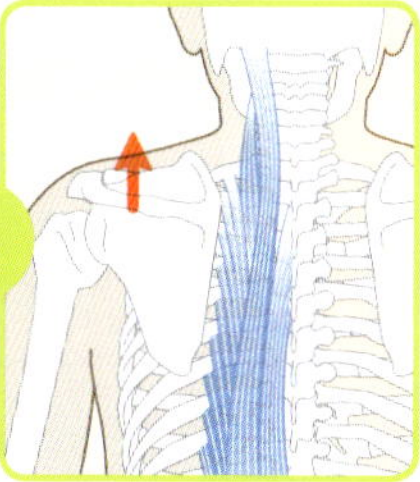

4

左の肩甲骨で引っ張り上げる

左腰のはたらきが悪くなっていくと、だんだん下がる。そのままでは生活しにくいため、左肩甲骨を上げることで全体を持ち上げる

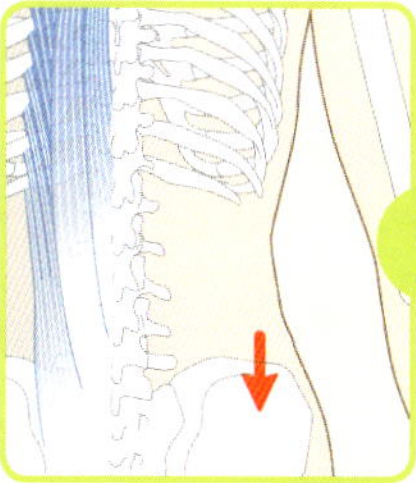

5

右の腰が下がっていく

肩で引っ張り上げるにも限界があり、だんだん右の腰も下がっていく。最終的に、両側の腰のはたらきが悪くなる

「動かない」部位はこうしてできる

痛みがないときほど気づけない

体の中に「動かない」が生じる原因は、さまざまです。精神的ストレスや近年の異常ともいえる猛暑や気圧の変化など、多種多様のものが挙げられますが、いちばん実感しやすいのは疲労でしょう。

運動後に感じる筋肉痛は、筋繊維が傷つき酸素の供給不足などで引き起こされる筋肉疲労の代表格。これは疲れを実感でき痛みも生じるためわかりやすいと思います。でも、そうでない疲労も多々あります。

たとえばデスクワークを長時間こなす日々が続くと、前腕の小さな筋肉が酷使され回復もままならず、最終的には「動かない」状態に陥ります。この場合、痛みより重だるさを感じやすいでしょう。ほかにも、胃腸が疲労すればはたらきは鈍りますし、血流が悪くなれば心臓や腎臓に

Tips

痛みもだるさも、もとは同じ？

筋肉痛と重だるさは違ったもののように感じますが、じつは体の中では同じことが起きています。筋肉が緊張すると血行が悪くなって老廃物や乳酸などが溜まっていきます。同時に痛みを感じさせる発痛物質も溜まります。だから痛みを感じるのです。重だるさや不快感などは、微弱な鈍い痛みがずっと続いている状態。こうした痛みを、医学的には〝虚血性の痛み〟と呼びます。つまり血液が「動かない」ことで起きる痛みなのです。

負担がかかり弱っていきます。これらは、血液やリンパ液の流れが局所的に滞ることで起きる現象です。

しかし部分的な疲労がかなり蓄積したとしても、自覚しにくいうえ、別の病気や不調と診断されることのほうが多いでしょう。

さまざまな不調や病気は、どこかにあらわれた「動かない」から起こりますが、根本原因までわからないのが現状。本書では人体力学を用いて、この流れをたどっていきます。

じつは体のどこかで つねに痛みを感知している

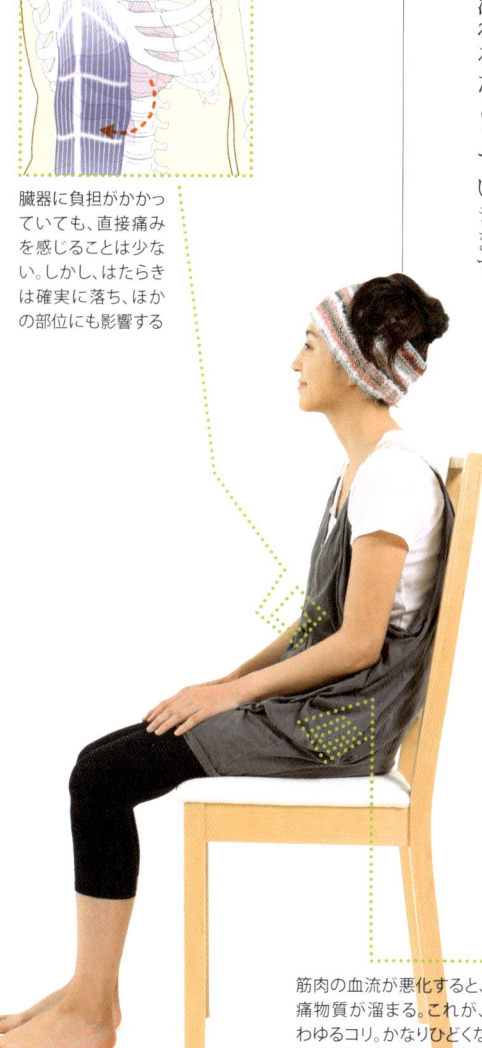

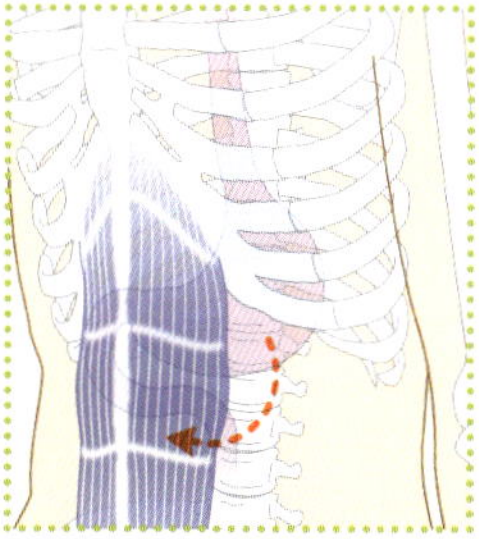

臓器に負担がかかっていても、直接痛みを感じることは少ない。しかし、はたらきは確実に落ち、ほかの部位にも影響する

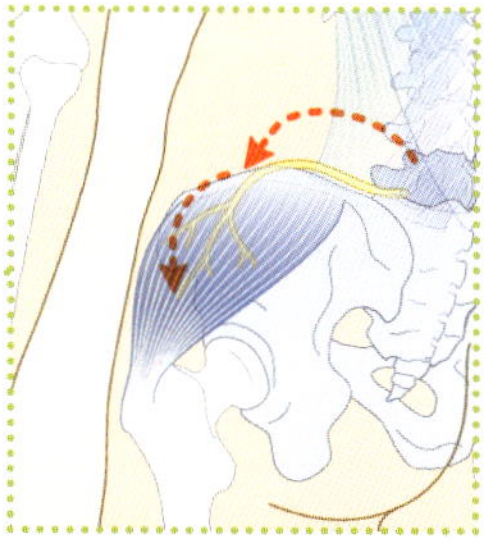

筋肉の血流が悪化すると、発痛物質が溜まる。これが、いわゆるコリ。かなりひどくなると痛むが、多くは不快感や重だるさがあるのみ

「動かない」はいつの間にか連鎖する

体の中では助け合いが生じている

異常が生じてはたらきの鈍った部位を「動かない」としましたが、疲労の溜まった初期段階では、サビついた「動きにくい」状態です。

これを、腕の動きを例に説明します。文書作成などを長時間おこなうと、前腕が局所的に疲労して血流が悪くなります。しかし自覚はできないため、同じように動かし続け「動きにくい」状態に。すると動きにくい部位を無理に動かすことになり、鈍い痛みとともに筋肉が緊張します。こうして体は、その上にある上腕の筋肉で動作をサポートするようになるのです。上腕が疲れたら肩や背中にまで負担が及びます。

このように「動かない」部位は、ほかの部位までも巻き込んで負担を増し、疲労を連鎖させていきます。しかも微弱な痛みがあるということを脳に知らせ続けるため、力が抜けなくなります。つねに力が入り疲弊しきった部位は最終的に硬くなってやせ細り、筋肉どうしがべったりくっついたような状態に。すると、やわらかいはずの筋肉が、触ると骨や腱のように硬くなってしまうのです。

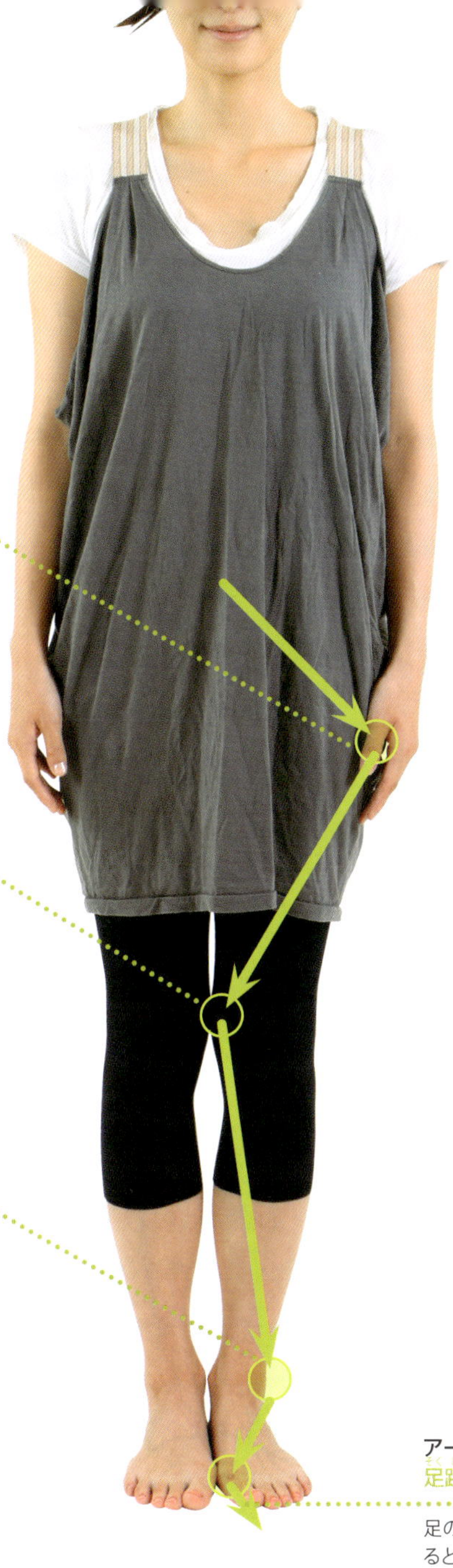

腰の負担が重なり骨盤が開くと股関節に負荷が

月経時や疲労の溜まった状態が続くと、骨盤が開く。お尻が左右に広がったようになった中年女性は、この典型

まっすぐ立つためにひざの内側に加重をかける

股関節に外向きの加重がかかっても開くには限界があるし、大きく脚を開いたままでは歩けないため、ひざの内側に負担が

ひざが負担しきれなくなると外くるぶしに

ひざが加重に耐えられなくなると、くるぶしに負担が。ここが黒ずんでいる人は負担がかかり、血流は悪くなっている

アーチがつぶれると足趾《そくし》のつけ根が曲がる

足の縦のアーチがつぶれると足趾のつけ根にある横のアーチも耐えきれなくなる。つけ根が開いて指は内に入ったままの外反母趾に

人体力学では

人体力学で体を診るときは、まず症状を確認し背骨周辺を中心に「動かない」、硬い、冷たいなどの部位がないか確認します。

池田さん診断カルテ

薬が効かない場合もある

人体力学で診る

特徴的なのが、①右側の肺と②腰が下がり、③左の脊柱《せきちゅう》起立筋群が硬直していることです。

これを力学的に診ると、下がった体の右側を左の背中で支えるために力学的な三角形をつくっていることがわかります。そこが耐えきれず首や肩の筋肉や神経まで引っ張られてさまざまな自覚症状につながるのです。

これはストレスが肺に悪影響を及ぼしたのを発端に目や耳、頭に症状が起きているので、頭痛薬よりは背中に起きた二次症状、肺の一次症状に手を打つべきです。

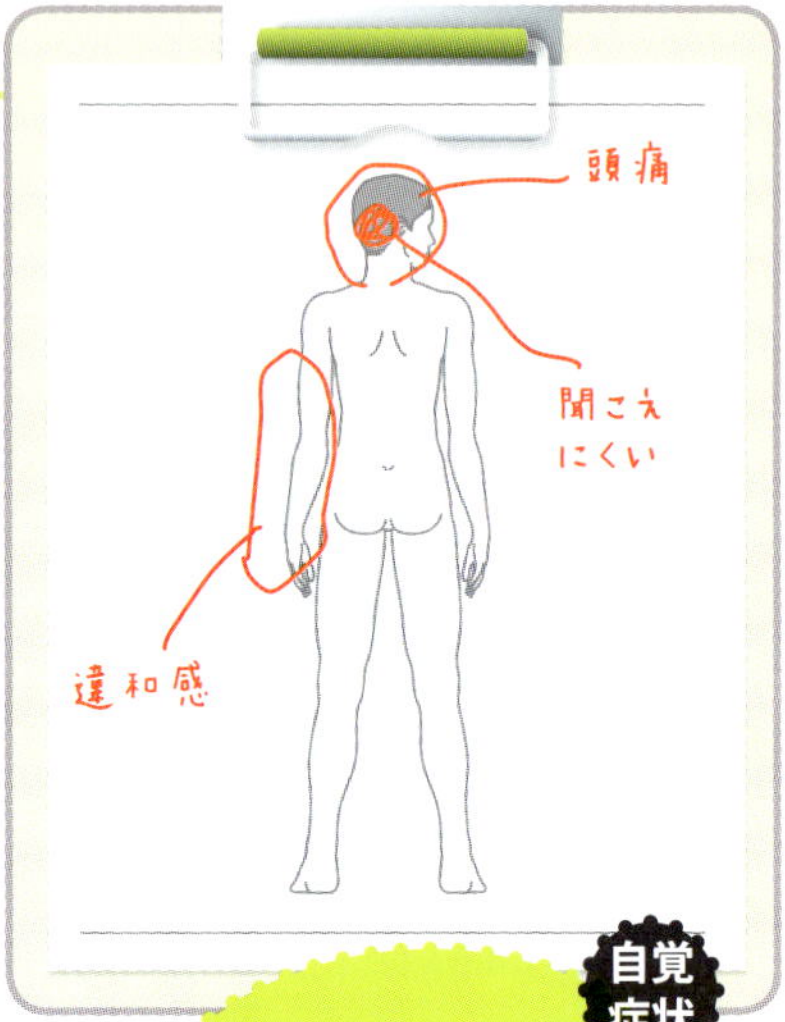

頭痛
聞こえにくい
違和感

自覚症状

- **右耳が聞こえにくい**
- **ひんぱんに頭が痛むため薬を常飲している**
- **左目が見えにくく左腕に違和感が**

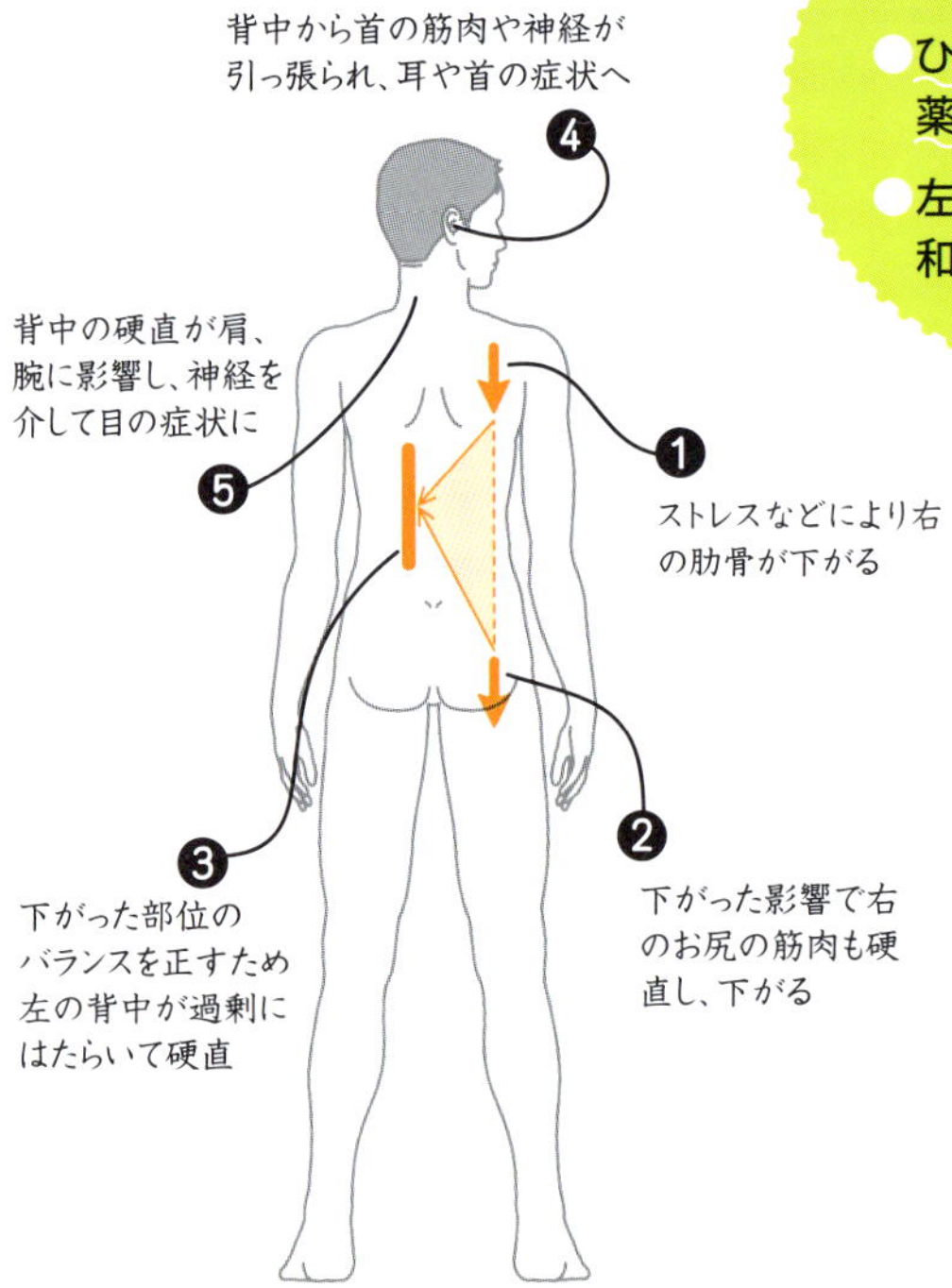

背中から首の筋肉や神経が引っ張られ、耳や首の症状へ
④
背中の硬直が肩、腕に影響し、神経を介して目の症状に
⑤
①
ストレスなどにより右の肋骨が下がる
②
下がった影響で右のお尻の筋肉も硬直し、下がる
③
下がった部位のバランスを正すため左の背中が過剰にはたらいて硬直

セルフケアのアドバイス

肺とお尻の下がりにアプローチする「逆転の体操(P076参照)」や下がった肋間《ろっかん》を刺激して蘇らせる「C体操(P088参照)」をすれば、体を効率的に良い方向へと導ける

プロフィール

池田遼太郎さん
(仮名) 40代男性

クレーム処理なども請け負う仕事のため精神的ストレスを感じる機会が多く、体調をくずしやすい。週末は寝てしまう。最近、とみに元気がなくなってきた。

体の特徴

- 胸椎8番から12番の左側、腰椎2番周辺の筋肉が張っている
- 腰椎3番、4番の右側あたりの力が抜けている。左は正常

こう体を診る

それらが直接的に症状を起こすケースは少ないため
体内で力学的に生じた連鎖をひも解いていき
真の原因箇所を見つけます

小寺さん診断カルテ

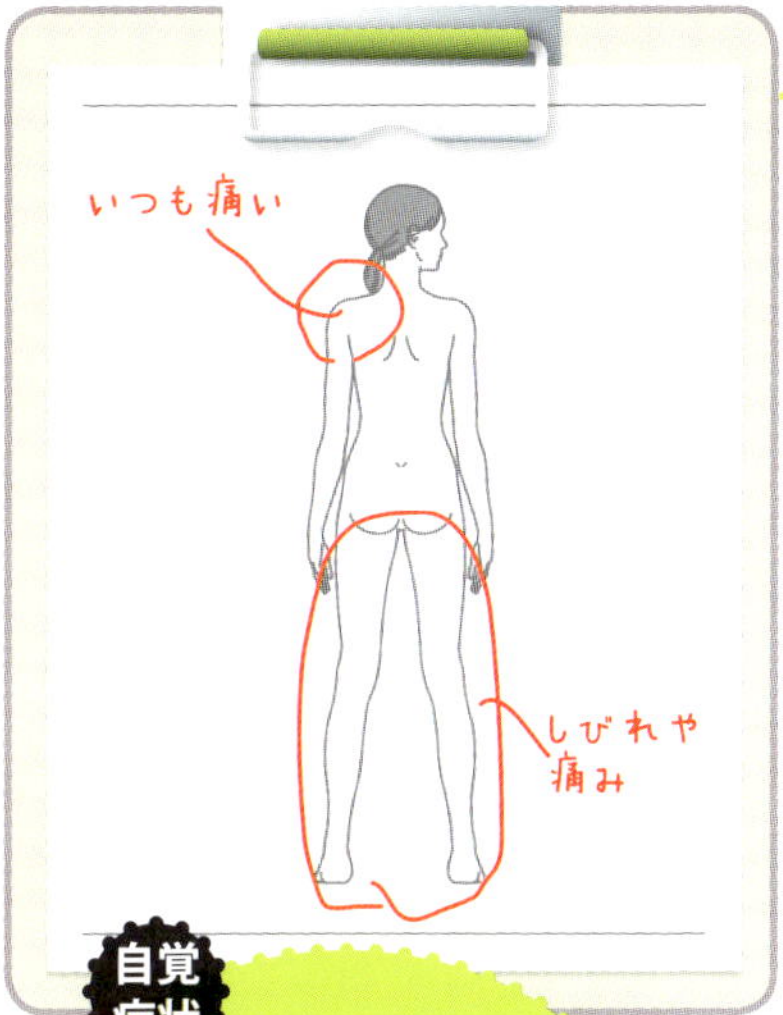

いつも痛い
しびれや
痛み

自覚症状

- 足のしびれや痛みを感じる
- 慢性的に左肩が痛むためマッサージに通い詰める

もみすぎにはくれぐれも注意

人体力学で診る

特徴的なのは①左腰が弱く腰椎4、5番が出ていること。これを②右の腰と肩で力学的な三角形をつくって支えるものの、しだいに右肩が硬直し前に出ます。右に偏った体をバランスよく動かすため、③左肩で引っ張って別の力学的な三角形で支えますが、肩は左右ともに硬直。

さらに、2つの三角形がつくった交点にある④胸椎12番、腰椎1番の可動性が鈍り、足のしびれまで誘発しています。

この場合、左肩をマッサージされると気持ちいいのですが、硬直し力も失われていきます。

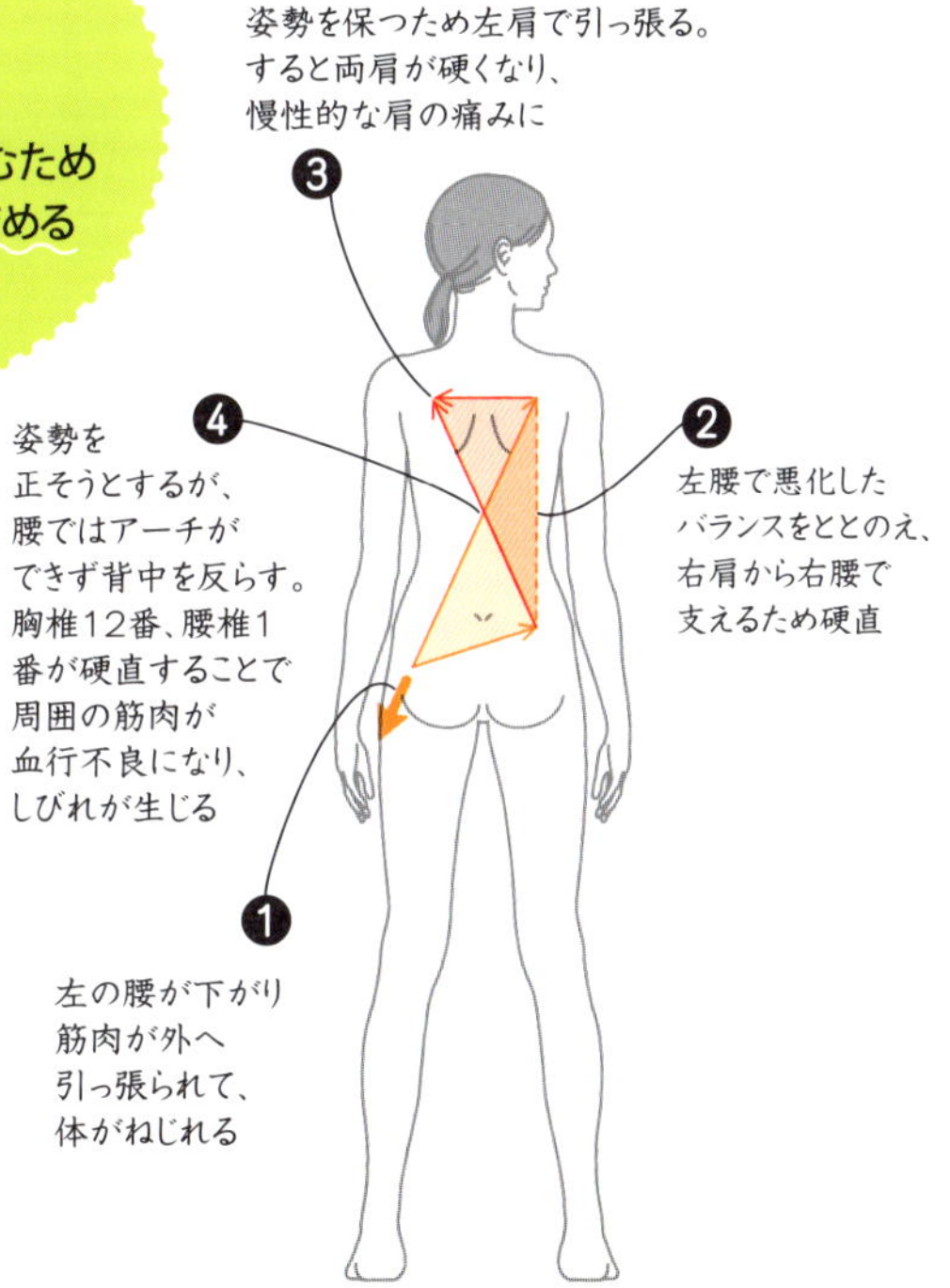

姿勢を保つため左肩で引っ張る。
すると両肩が硬くなり、
慢性的な肩の痛みに
3
4
姿勢を
正そうとするが、
腰ではアーチが
できず背中を反らす。
胸椎12番、腰椎1
番が硬直することで
周囲の筋肉が
血行不良になり、
しびれが生じる
2
左腰で悪化した
バランスをととのえ、
右肩から右腰で
支えるため硬直
1
左の腰が下がり
筋肉が外へ
引っ張られて、
体がねじれる

プロフィール

小寺真由美さん
（仮名）50代女性

夫とふたり暮らし。家事をする程度なら問題ないが、外出すると体のどこかに痛みが生じる。病院で検査しても異常箇所は見つからず。

体の特徴

- 腰椎4番、5番が出っ張っている
- 左側の腸骨が下がり外側に流れたため、左右差が生じた
- 肩が左右とも腱のようにガチガチに硬直

セルフケアのアドバイス

根本原因である左のお尻に力を呼び起こす、「内転筋からの骨盤挙上体操（P108参照）」を

「動かない」ことで起こるさまざまな弊害とは

老廃物や脂肪を溜め込み体形まで変える

ひとつの「動かない」が、ほかの部位へ負担をかけ、次はそこも疲弊して動かなくなる…。こうして「動かない」の連鎖は進みます。そして連鎖が進むごと、「動かない」部位が悪化するごとに、さまざまな弊害が体にあらわれ「使い勝手の悪い体」になっていくのです。

では、どこに連鎖が生じやすいのでしょうか。ひとつは、ふだんから動かしていないため筋力が衰えた箇所など、人それぞれ異なる弱っている部位。そして、もうひとつは繊細な動きを要される部位です。

ここでは繊細かつ複雑な構造を持ち、多くの人に連鎖の及んでいる肩を例に、「動かない」の連鎖による弊害を紹介していきます。

関節を動かすには、骨どうしがぶつからず筋肉をはたらかせるスペー

「動かない」が関係していること

弊害 1

血流の悪化

「動かない」と、体液の流れも悪化する。こうなると栄養分や酸素が行き渡らなくなってしまう

弊害 2

動かなくなる

筋肉が自由に伸び縮みしないと、関節の動きも悪くなる。すると動かすのがおっくうになる負の連鎖に

スが必要です。しかし腕の疲労などから肩甲骨がサビついて動きにくくなると、無意識のうちに肩を動かさなくなっていきます。すると動かすために必要なすき間に老廃物などが入り込んで骨に定着し、石灰化。

こうして存在したはずのすき間が埋められ「動かない」状態になり、腕が上がらなくなったり肩の痛みが発症したりします。

これは関節だけに起こることではありません。

脚に「動かない」部分があれば、むくんだり脂肪を溜め込んだりして、必要以上に太くなっていきます。

呼吸が浅くなれば胸郭が狭まり、横隔膜《おうかくまく》の動きが悪くなります。すると「動かない」部分が体に多発し、血行の悪化などにより冷えていく過程で、お腹まわりに脂肪が溜め込まれます。さらに内臓の周囲が動かなくなると温度が下がり、はたらきも悪くなっていくのです。

病気や不調は突然、襲ってくるように思いがちですが、知らぬ間に体の中がどんどん蝕《むしば》まれるのを放置した結果だと考えられると、ちょっとしたシグナルでも異常に気づけるようになるかもしれません。

弊害 3

むくむ

体液の流れが悪化すると、手足に水分が滞ってむくみやすくなる。ひどくなると痛む場合も

弊害 4

脂肪を溜め込む

新鮮な血液が流れてこないと温度が下がる。冷たく動きの悪い部位には脂肪がつきやすい

弊害 5

臓器のはたらきが低下

内臓の近くにある筋肉が「動かない」と、影響を受けやすい。神経を介して臓器自体に影響する場合も

じつは背骨は
もっとも負担のかかりやすい部位

力学的にも神経からも痛めつけられる

背骨は体の屋台骨と呼ばれています。背骨がないと立っていられませんし、歩いたり走ったりするときの衝撃から脳を守る機能も低下します。あまり関係ないようですが、声をかけられて振り返ったり立ち上がったりするときにも、じつは活躍しているのです。もちろん、重力や姿勢の影響も強く受けています。

人体力学で背骨を診るときに、まず考えるべきは体を動かす軸になることです。たとえば、筋肉などを介して背骨のひとつが「動かない」状態になると、日常生活のさまざまな動作すら体に負担を与えることになります。これが「動かない」部位の連鎖を加速させていくのです。

うつぶせになった人の椎骨を軽く押すと、問題のない箇所は弾力を感

Tips

動く側を動かして「動かない」側を動かす

人体力学で体を診ると、部位ごとにバラバラに動いているわけではないことがわかります。たとえば腰椎の３番が「動かない」なら、上下の２番、４番を動かすことで３番を間接的に刺激し、氷を溶かすように腰椎３番のこわばりを解いていけばいいのです。本書に紹介する人体力学体操の多くは、このように動く部位を使って「動かない」部位を刺激するような設計が随所に施されています。

押してみると状態がわかる

じられます。これは椎骨についている靭帯《じんたい》がきちんとはたらいている、あるいは付着している筋肉やまわりにある軟部組織が正常だからです。異常があると、押しても弾力を感じられなくなり、硬かったりやせ細ったりしているような感触になります。状態が悪くなると、硬く冷たい感触に変わっていきます。

そして、この段階になると力学的な問題だけでなく、背骨を通る神経にも影響を及ぼしていくのです。

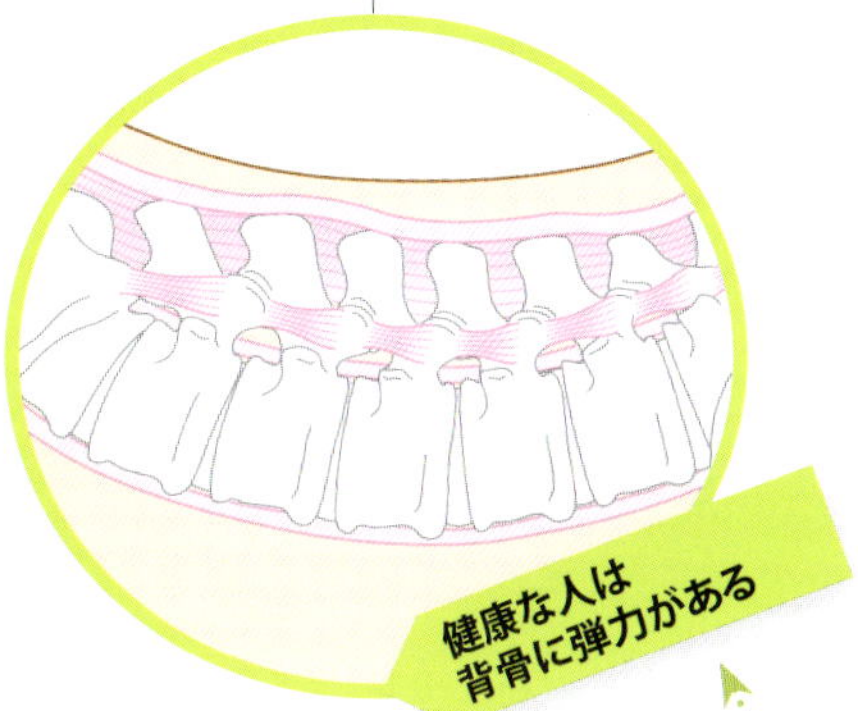
健康な人は
背骨に弾力がある

両わきの脊柱《せきちゅう》起立筋群や骨のまわりについている軟部組織に弾力があり、軽く押すと椎骨の一つひとつが動くことがわかる

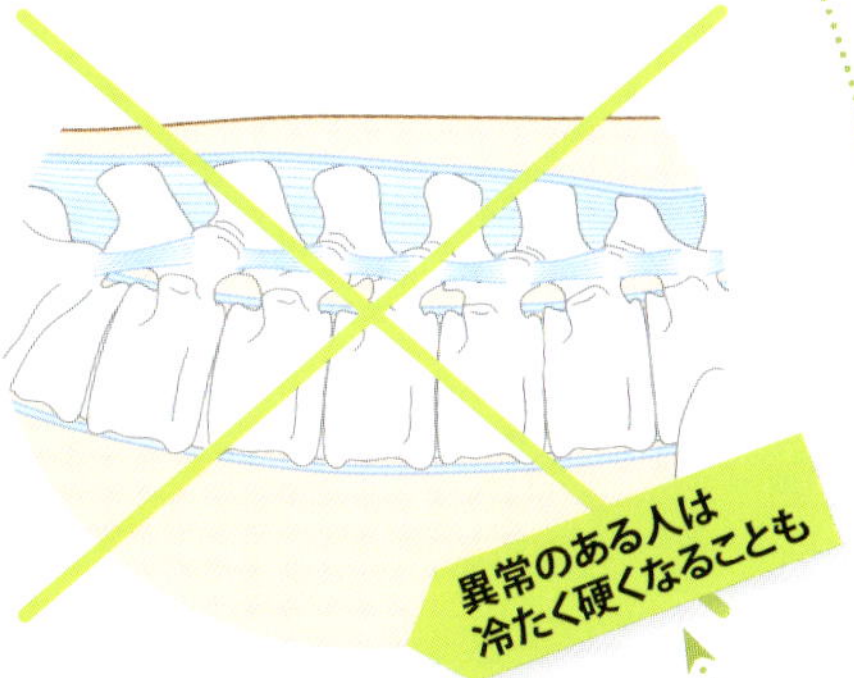
異常のある人は
冷たく硬くなることも

椎骨どうしがくっついたようになっていたり、硬かったりして動かない。どれかがいびつな形になっていることも

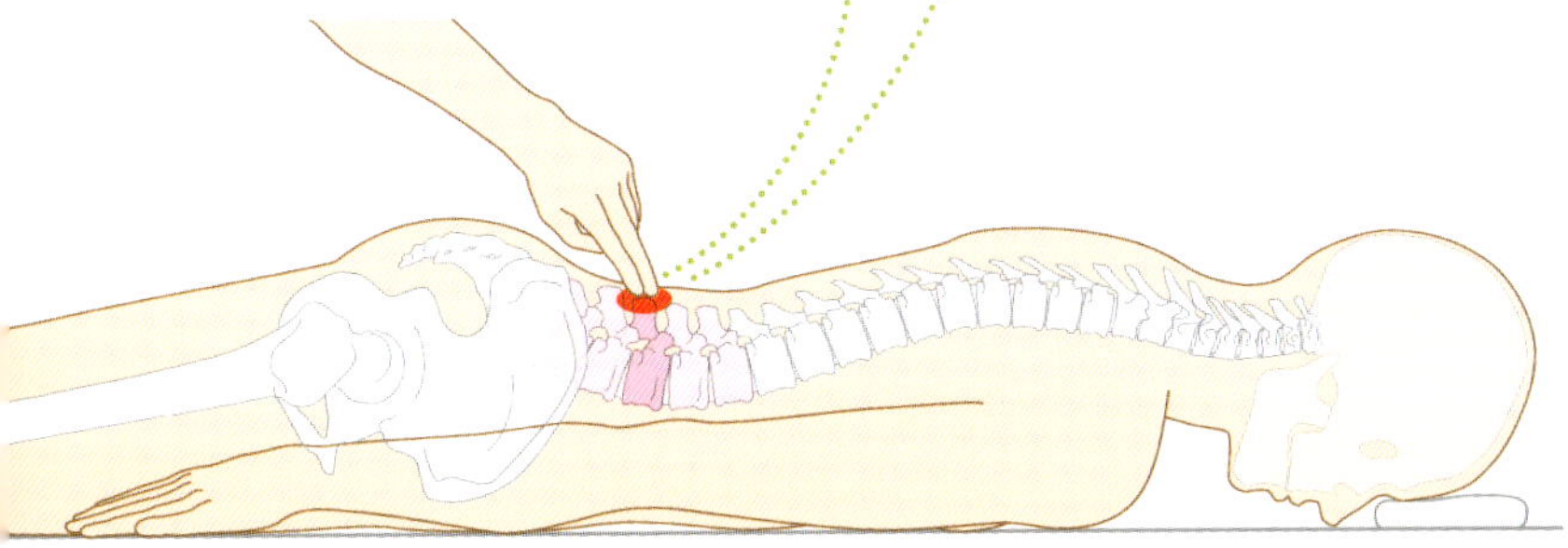

全身の神経と背骨には深い関係がある

背骨が「動かない」と、こんな恐ろしいことが…

背骨が「動かない」ことで何が起きるか、神経を中心にくわしく見ていきましょう。背骨は24個の椎骨で形成され、中央には脊髄《せきずい》という神経の束、その横には自律神経が通っています。これほど近い関係だから、椎骨が「動かない」と神経にも悪影響を及ぼすのです。

椎骨からは、特定の臓器や筋肉につながる神経が出ています。そのため椎骨がひとつ「動かない」と、そこから出ている神経が支配する臓器や筋肉も弱っていくのです。また、臓器や筋肉のはたらきが鈍ることで、神経を介して椎骨のはたらきを悪くするケースもあります。

このように背骨は、体の中でも非常に重要な部位です。だから人体力学では椎骨のはたらきを重視し、状態をていねいに見極めるのです。

Tips

自律神経とは

自律神経は、呼吸や消化、体温調整といった機能をコントロールしています。自律神経には交感神経優位と副交感神経優位の２つの状態があり、それぞれ特徴が異なります。ごく簡単にいうと、交感神経優位なら体を緊張させ興奮状態にし、副交感神経優位ならゆったりとした弛緩《しかん》状態にします。どちらが優位になるかは、置かれている環境や心の状態も関係します。

神経は背骨を介して全身を支配する

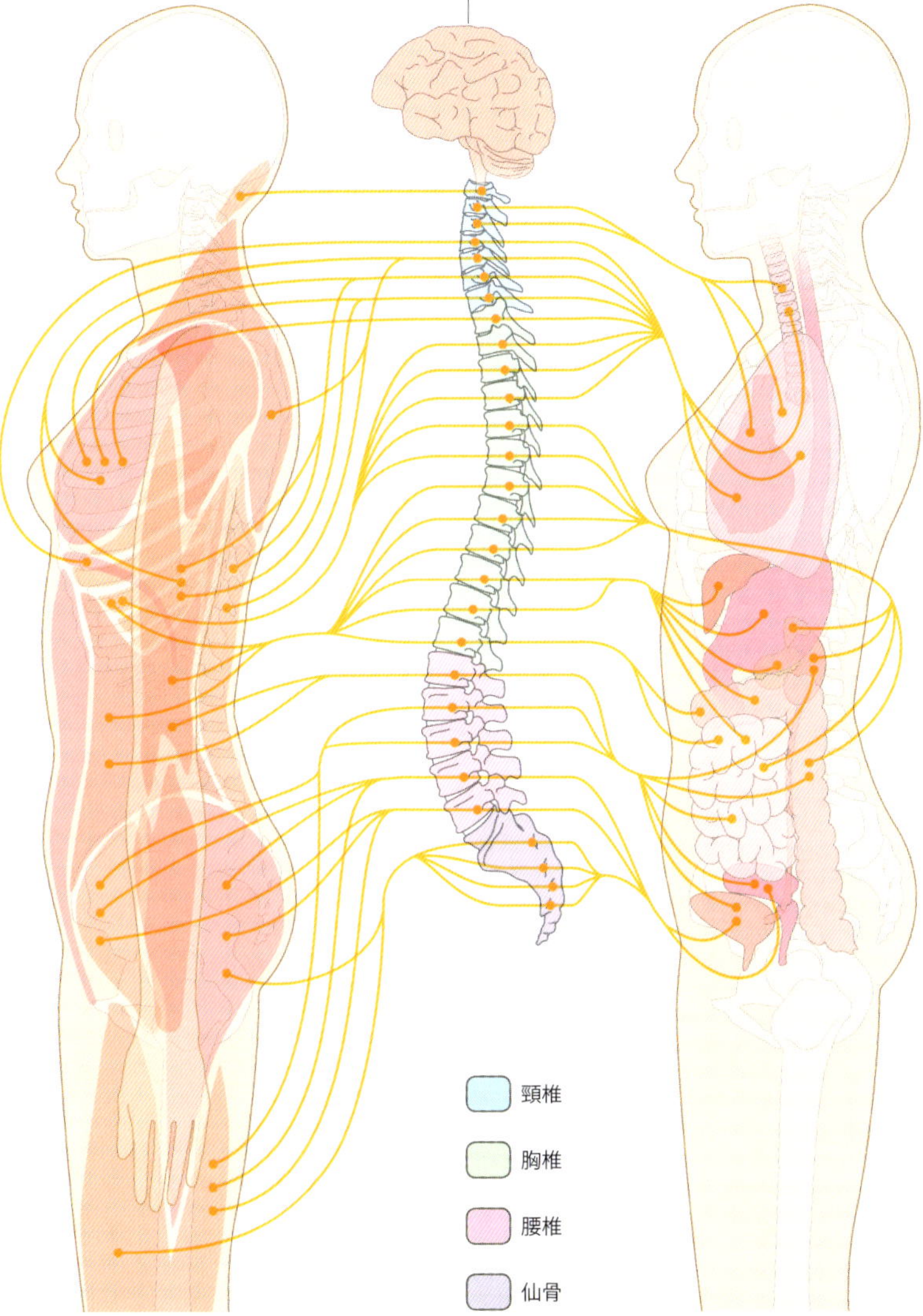

これだけの神経が出ていて、しかも多くの部位とつながっていることからもわかるように、背骨はとても重要な役割を担っている。しかも図に示したのは本書に記述のある臓器や筋肉とつながる神経の経路のみ。実際は、さらに多くの部位が椎骨からの神経に支配されている

「動かない」ことで全身に支障をきたすのは…

こまかい部位ほど機能不全になりやすい

「動かない」の連鎖は、複雑な構造の部位に及びやすいと前述しました。ここでは、とくに複雑な構造の腰にスポットを当てたいと思います。腰というと、どこをイメージするでしょうか。お尻の少し上、背中の下のほうなどさまざまだと思いますが、本書では骨盤と腰椎にかかわるすべての部位とします。

腰は日常動作の起点にもなり、姿勢の制御や臓器の保護など多種多様な役割を担う部位です。これだけのはたらきを繊細にこなすため、腰には大小さまざまな筋肉に加え腱も多く存在します。だから、ちょっとしたことでも不具合が生じやすく、痛みに見舞われることも多いのです。

Tips

部分から腰、そして全身へ

疲労の連鎖によって内臓まで弱ることを紹介しましたが、これで終わるわけではありません。連鎖はさらに進み、呼吸の質が悪化することで呼吸器が弱って肺が下がり、姿勢が変化します。これが腰の異常を導き、さらに体を回復させる再生力を失わせていきます。疲労で動きにくくなった箇所は、体に甚大なダメージを負わせていくことがあるのです。

腰がかかわる複雑な役割

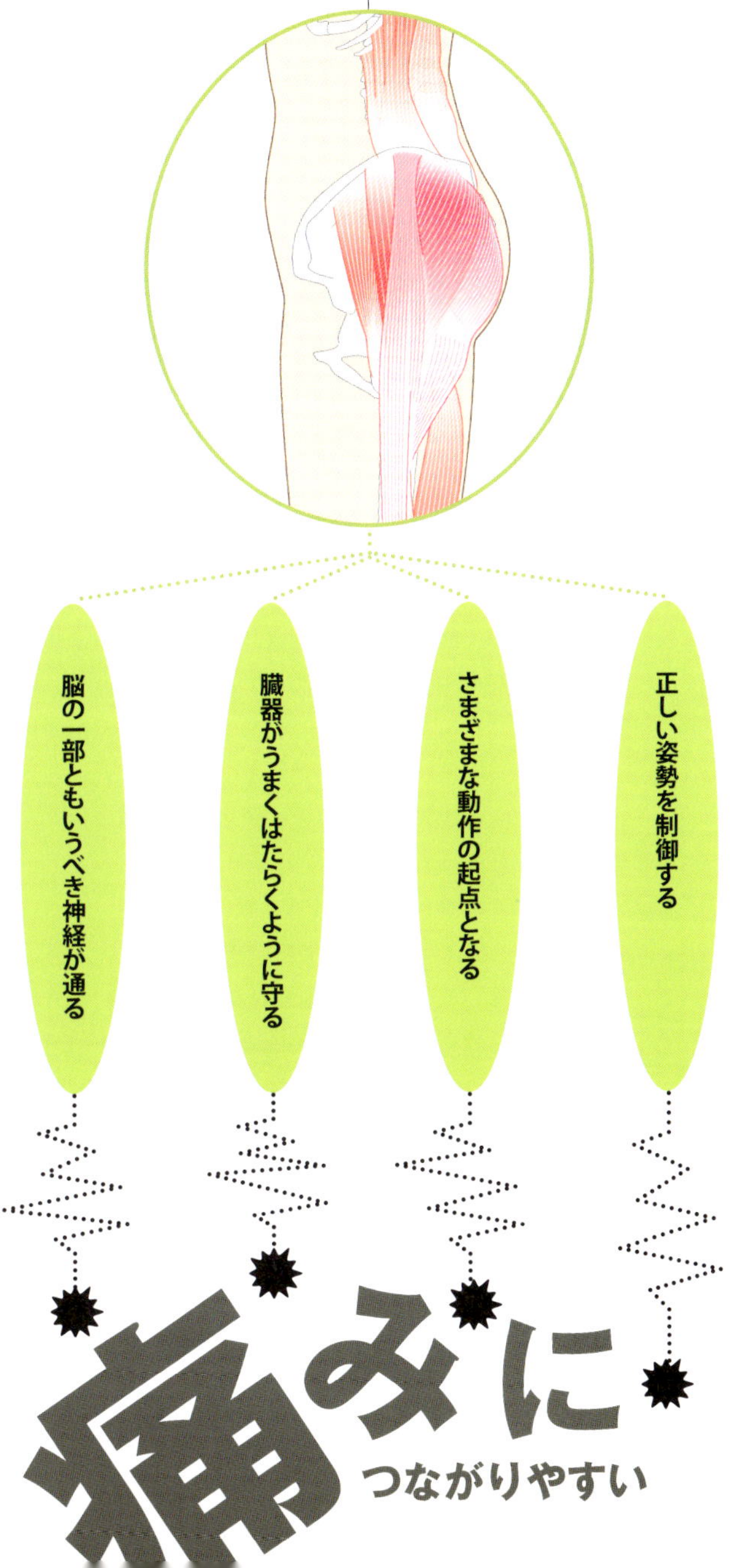
正しい姿勢を制御する
さまざまな動作の起点となる
臓器がうまくはたらくように守る
脳の一部ともいうべき神経が通る
痛みにつながりやすい

次章では腰の痛みから体の状態を読み解きます。そして起こりうる病気や不調を回避しつつ、腰の痛みから解放されるための力学的ルートを紹介していきます。

column

人体の不思議…❷

全身が「動かない」人もいる

極《き》まれば10秒程度で体を変える力を秘めた、人体力学体操をもってしても症状緩和に時間のかかる人もいます。これは、いわば全身が「動かない」人。何かの中毒になっている人や薬をたくさん飲み続けている人などに多く見られます。

こうした体は、力学的なバランスがくずれて負担のかかる部位が生じ、それが連鎖するという流れで病気や不調を患ったわけではありません。中毒になるということは、刺激を受け続けて麻痺した状態です。薬も体のはたらきを変える刺激を持っていますが、飲み続けると麻痺していきます。つまり力学的なルートをたどりにくいうえ全身のはたらきが落ちているため、体操で刺激すべき範囲が広すぎて、極まるほど集中刺激できないのです。とがったクギなら板に刺さるけれど、指では刺さらない、というとわかりやすいかもしれません。

体操から得られる効果には個人差がありますが、このような人ほど効果はあらわれにくいといえます。そして多くの体操もできないでしょう。

でも、そこであきらめないでください。最初はつらいかもしれませんが、徐々に体操の刺激が体内に浸透して全身のこわばりも解けていきます。

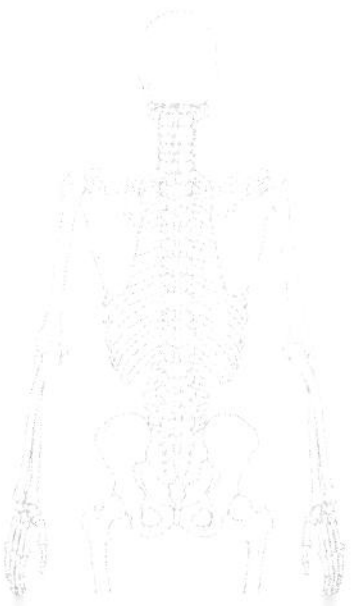

腰の人体力学

Chapter 3

腰の痛みから体の状態を読み解く

その痛みは体の発するSOSだった

「ちょっと腰が痛いだけ」などと侮るなかれ

腰は、上半身をしっかりと支えつつ下半身の動きを制御しているため、大小さまざまな筋肉が多数ついています。〝及び腰〟〝腰砕け〟などの言葉が示すように、腰がしっかりしていないと、立ったり座ったりという日常生活の基本動作すらままなりません。

それだけに多くの人が不具合を抱え、痛みを生じやすい部位といえます。これは腰痛で通院する人が毎年１０００万を超え、人類の８割以上が腰の痛みを経験するといわれていることからもわかるでしょう。

この複雑な役割を担う腰が痛むということは、どこかに力学的な異常が生じていると考えて間違いありません。

この章では、痛みの原因と今後起こりうる不調について解説します。

Tips

症状ではなく体を診る

人体力学では本来、症状ではなく体の動きやはたらきを診ます。そのため同じぎっくり腰でも、胸椎３番に強い硬直がある、脊柱《せきちゅう》起立筋群に強い硬直があるなど、原因箇所の違いまでたどります。この章では腰痛の各症状について解説しますが、現代人の体にもっとも多い経路を一例として紹介していきます。

腰痛は原因不明と診断されがちで、医師による治療が難しいケースもあります。そこで、まず医学的な見地から痛みが生じるしくみを述べ、人体力学で診て多くの人の体に確認できた根本原因を解説しました。

あなたの体の〝今〟を知り、より良い方向へと導くきっかけとなれば幸いです。

こんな症状から腰が痛むこともある

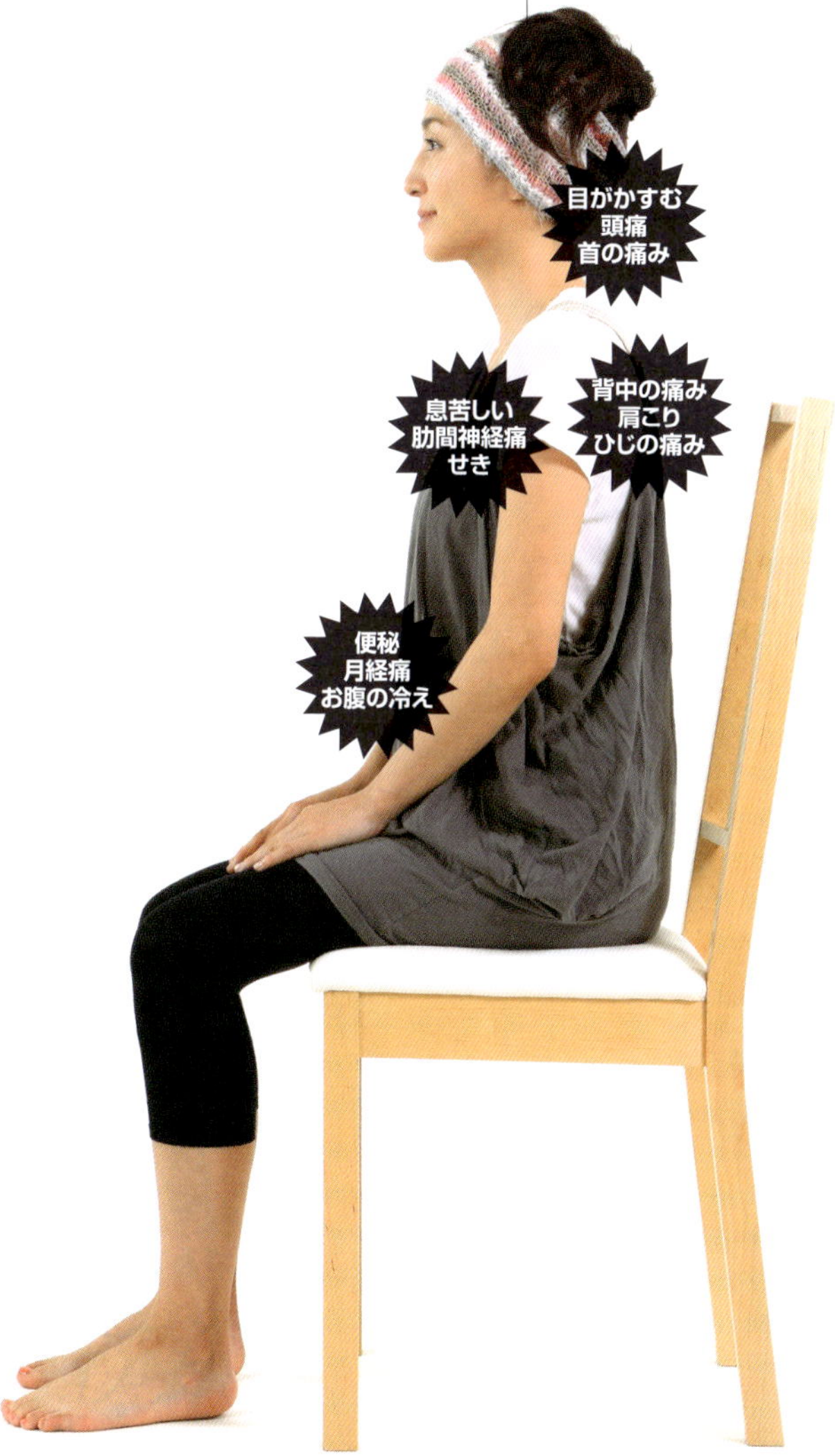
目がかすむ
頭痛
首の痛み
背中の痛み
肩こり
ひじの痛み
息苦しい
肋間神経痛
せき
便秘
月経痛
お腹の冷え

多くの腰痛の根本原因は腰にはない？

原因不明の腰の痛みを力学で解き明かす

腰痛の多くは、血行不良などで筋肉が硬直し発痛物質が溜まって生じます。椎間板や関節に刺激が加わったとき、傷ついた椎間板や関節を修復する際の炎症でも痛みます。しかし、これはレントゲンの画像では判別できません。そのため腰痛で受診しても、痛み止めの薬と腰に貼る湿布を処方されるだけになりがちなのです。

人体力学では、静止した体を画像で診断することはなく、体の動きの中で生じる、筋肉や骨のはたらきに不具合がないかを重視しています。人間の体はつねに動いているので、いわゆる原因不明と診断されるような腰痛を解明するのに適しているでしょう。次ページからは痛みの状況別に、力学的解説と対処法を紹介していきます。

Tips

病院では、どう診断される？

西洋医学では、腰痛を２つに大別します。その基準はレントゲンなどの画像診断で病巣が見つかるか否か。椎間板などの軟骨や骨に異常が見られる、つまり画像で判別できる腰痛を〝特異的腰痛〟、画像からは原因の見つからない腰痛を〝非特異的腰痛〟と呼びます。病院を訪れる人のおよそ85％は後者、つまり原因の特定できない腰痛と診断されます。

あなたの腰痛はどの段階にあるか

症状

1 動き始めに痛む……P050
2 腰かけると痛む……P060
6 左右どちらかが痛む……P086
9 腰全体が重だるい……P106

同じ「重だるい」でも、軽症の人もいれば重症の人もいる。多くは初期段階だが、季節の変わり目、気候や気圧によって感じる場合は中期段階と考えられる

→ **初期段階**
お辞儀したときに痛むなど。力学バランスのくずれはまだ大きくない

8 天候次第で痛む……P096
9 腰全体が重だるい……P106

→ **中期段階（慢性期）**
湿度や気圧の変動によって痛む。古傷を抱えている人などに多く、何年も患い治りにくい

3 長時間座っていると痛む……P066
7 夜中や明け方に痛む……P091

→ **中期段階（悪化中）**
痛みに波があり、症状は進行中のため突然、激痛に見舞われることもある

4 ときおり、しびれる感じがする……P072
末端が痛む

足が痛かったりしびれたり、かかとや土踏まずなど体の末端が痛んだりした場合、力学バランスのくずれが腰から脚、そして末端へと発展している

→ **末期段階**
力学バランスのくずれが進行し、血管や筋肉のみならず神経にまで及んでいる。内分泌系の異常が原因の場合も

痛くて動けない、横になっても痛い、眠れないほど痛い

→ **自己診断不可能**
この場合は内臓疾患など重症のおそれもあるため、自己診断に頼らず、すぐに病院で受診したほうがよい

---

5 ぎっくり腰になりそうで不安……P078

→ **突発性**
心理的ショックなどで腰周辺から力が抜けると、体内の力学的バランスが一気にくずれて発症する

腰の人体力学 1

動き始めに痛む

立ち上がる、一歩踏み出すなどの動作をする際には体を一度前に倒しますが、そのとき椎骨のあいだにある椎間板に圧力がかかります。

動き始めに痛む人が受診すると、多くの医師は〝椎間板性腰痛〟と診断します。また、筋肉からの痛みとされることもあるでしょう。どちらにしても原因不明とされがちな非特異的腰痛の一種なので、即効性の高い治療法はなく、おもに湿布や痛み止めを処方されるのです。

人体力学では、さまざまな原因によって体のどこかにあらわれた「動かない」が、腰椎のどれか1つに波及したことが原因ではないかと考えます。

ここでは各腰椎が「動かない」状態になる過程を紹介していくので、心当たりのある原因を見つけ、どの腰椎の状態が悪くなっているかを把握しましょう。

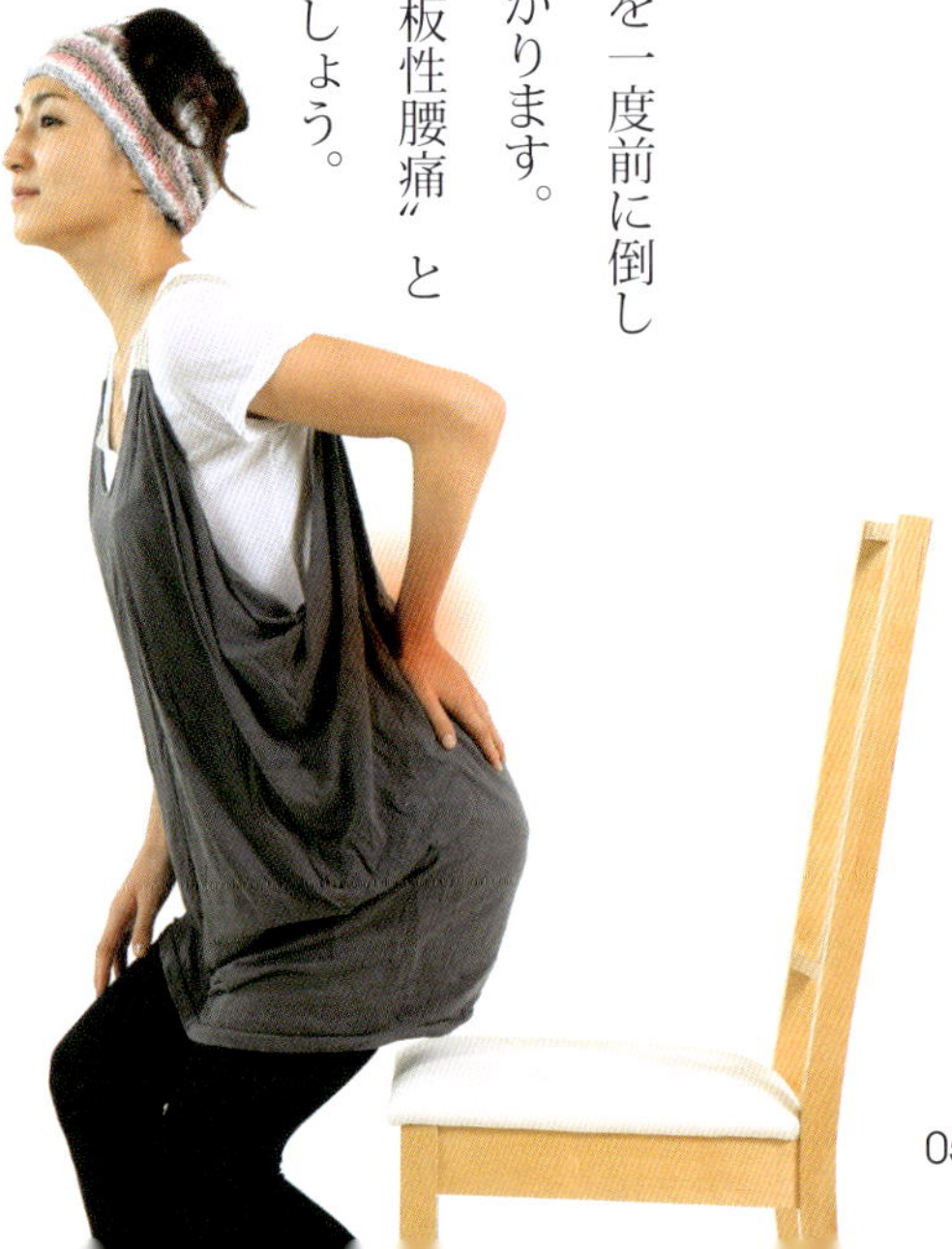

腰のめざまし体操

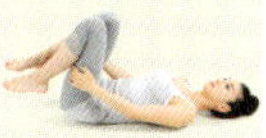

P.058
これが効く！

発生のメカニズム

1-①

腰椎1番の場合

1 心理的ストレスから頭部の筋肉が硬直

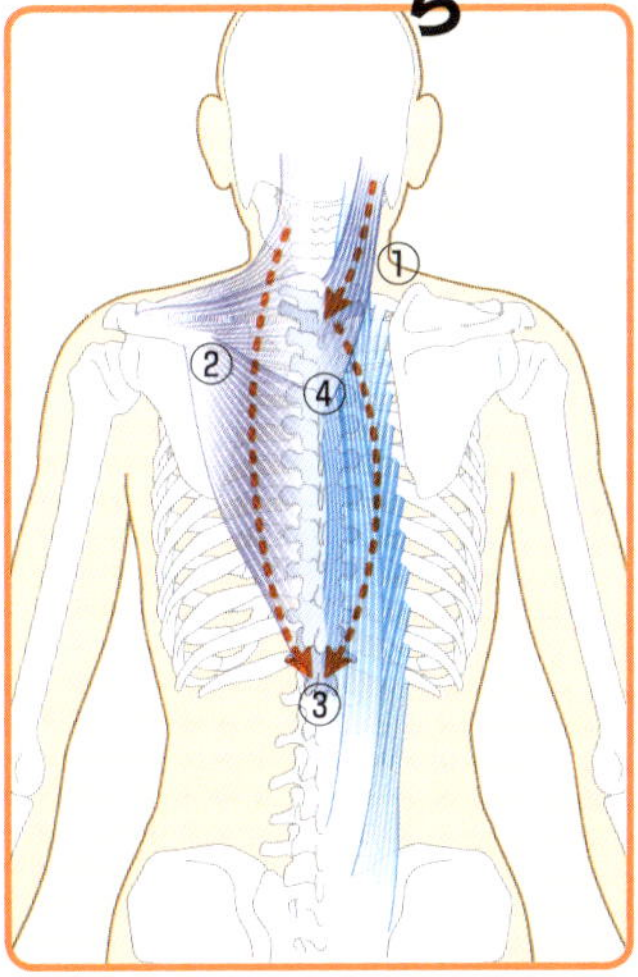

心理的ストレスから大脳が緊張し、頭部に付着する①頭板状《とうばんじょう》筋や②僧《そう》帽《ぼう》筋が緊張する。僧帽筋なら、付着している③胸椎１２番へと連鎖。頭板状筋なら、④胸椎2番から脊《せき》柱《ちゅう》起立筋群を介して胸椎１２番がサビつく。

2 胸椎12番の硬直が腰椎1番へ波及

腰痛発生

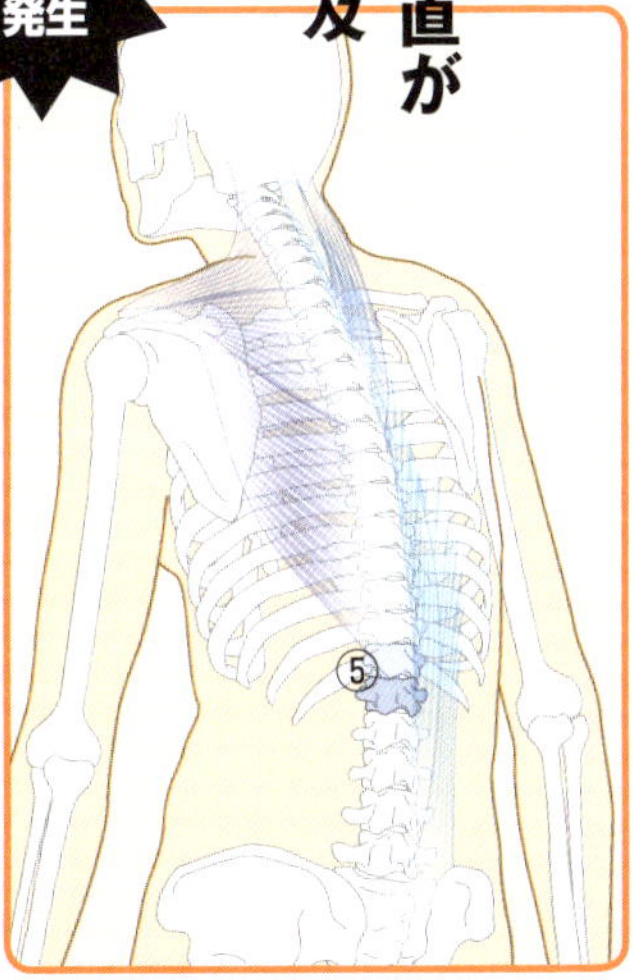

胸椎１２番がサビつくと、すぐ下にある⑤腰椎1番の動きも制限される。腰椎1番は、上下や前後の動きをする際の力学的な軸となるため、立ち上がる動作などで重心が移動する際に大きな負担がかかって痛む。

発生のメカニズム

1-❷

腰椎2番の場合

1 慢性の摂食過多から左の肋骨が下がる

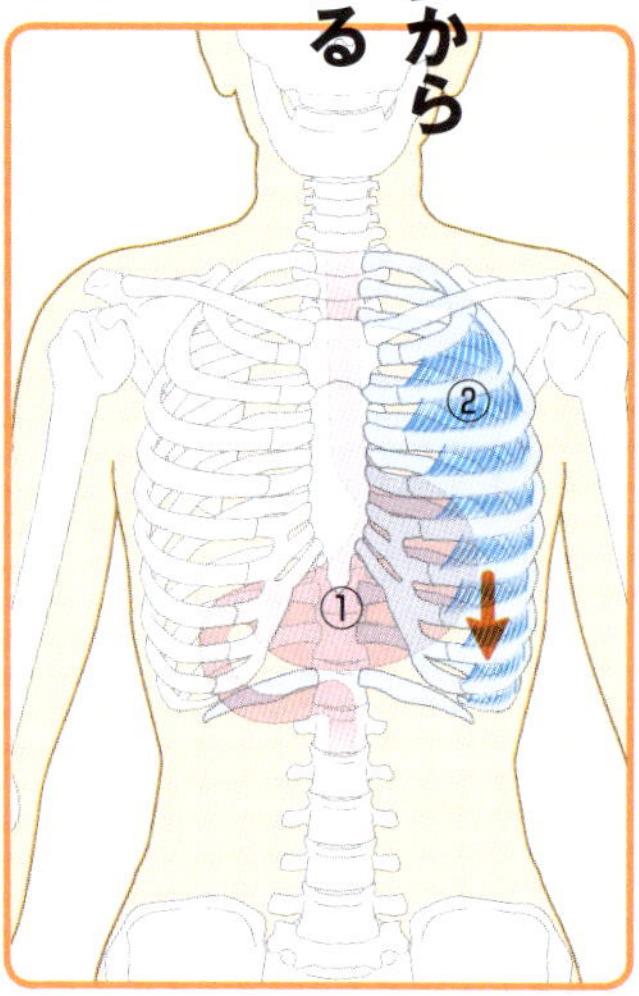

満腹感を得るまで、あるいはそれ以上に食べ続けるような人の①胃は、長時間酷使され疲れきっている。疲労により硬直した胃の影響で、左の肋骨や②肋間《ろっかん》筋の動きが制限され、はたらきが悪くなる。その影響で、しだいに肋骨が下がっていく。

2 左の背部やわき腹の筋肉が硬直

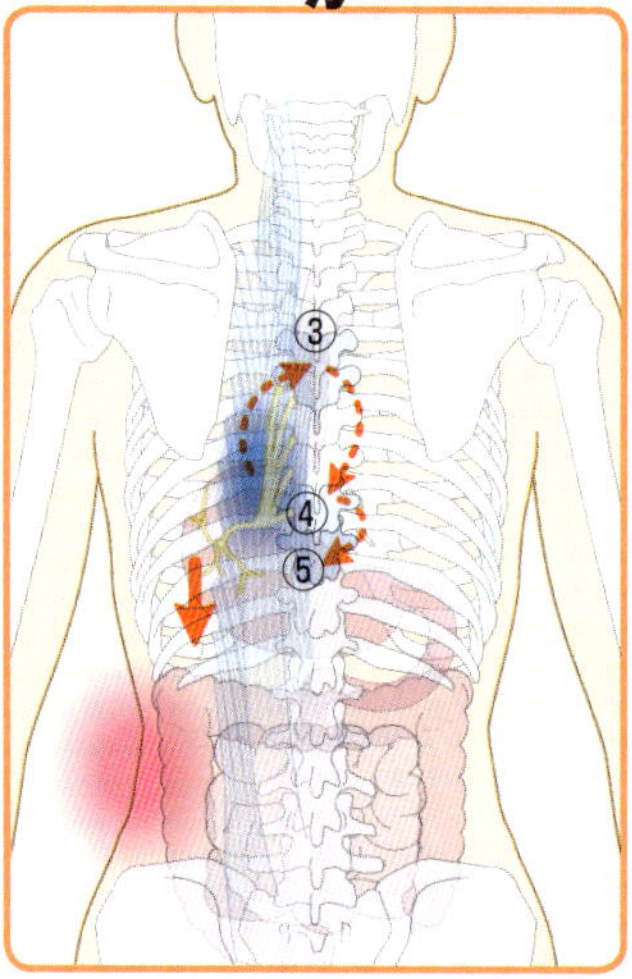

胃のはたらきが鈍ると胃腸周辺の筋肉も緊張し、神経を介して③胸椎５番、６番、④胸椎９番（胃の神経支配）および直下の⑤胸椎10番へと波及。こうして周囲の筋肉、とくに胃がある左側の脊柱《せきちゅう》起立筋群が硬直し、左のわき腹が影響を受けて肋骨がさらに引き下げられる。

腰のめざまし体操

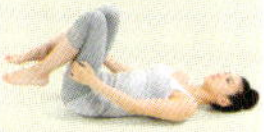

P.058

これが効く！

3 右肩で引っ張り上げるため左右差が大きくなる

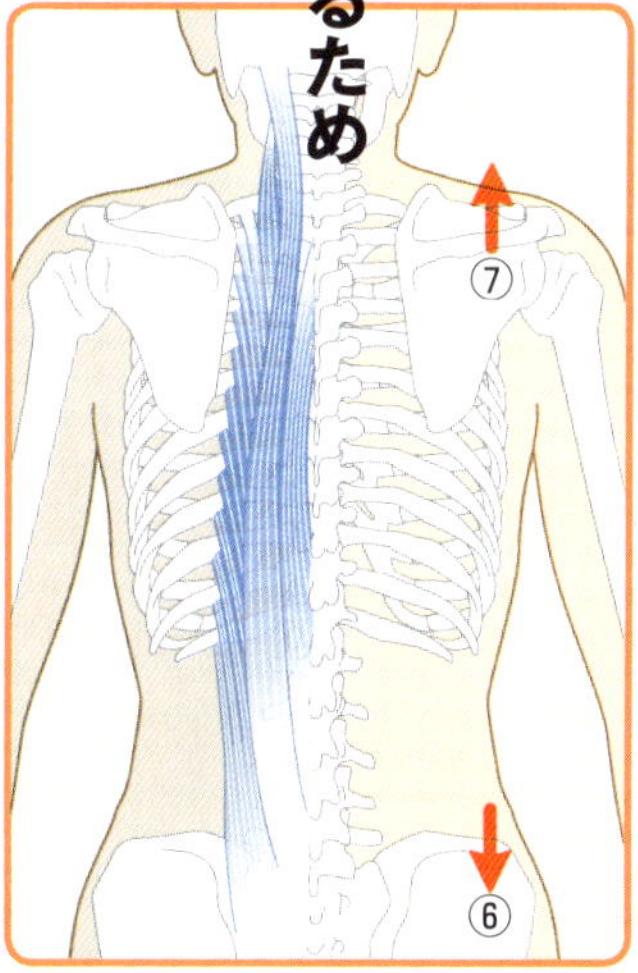

肋骨や筋肉の硬直により、体の左側に力がなくなる。すると腰全体から力が抜けて⑥右の腸骨まで下がってくる。これを食い止めるため⑦右肩で体を引っ張り上げるようになり、体の左右のはたらきや疲れ具合に大きな差が生じる。

4 体の側屈にかかわる脊柱《せきちゅう》起立筋群が硬直

腰痛発生

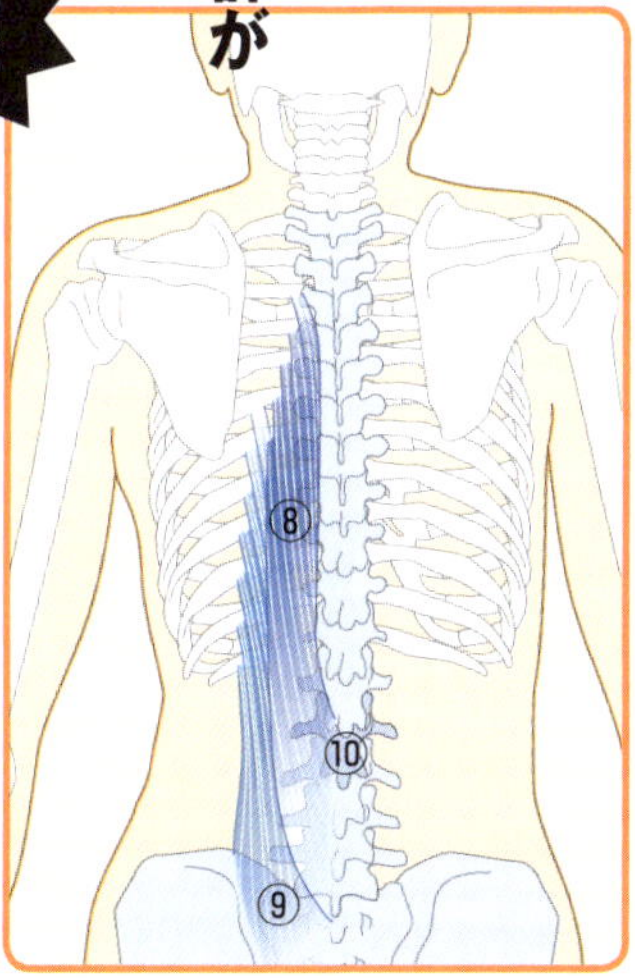

左右差が生じると、ふだんの姿勢でも片側にかかる負担が激しくなる。そのため側屈の動きをするときに使われる⑧胸最長《きょうさいちょう》筋、⑨腰腸《ようちょう》肋《ろく》筋などがさらに硬直し、左右の動きをする際に軸となる⑩腰椎2番も硬直していく。

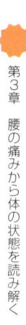

腰椎3番の場合

1 全身の疲労により呼吸器が硬直

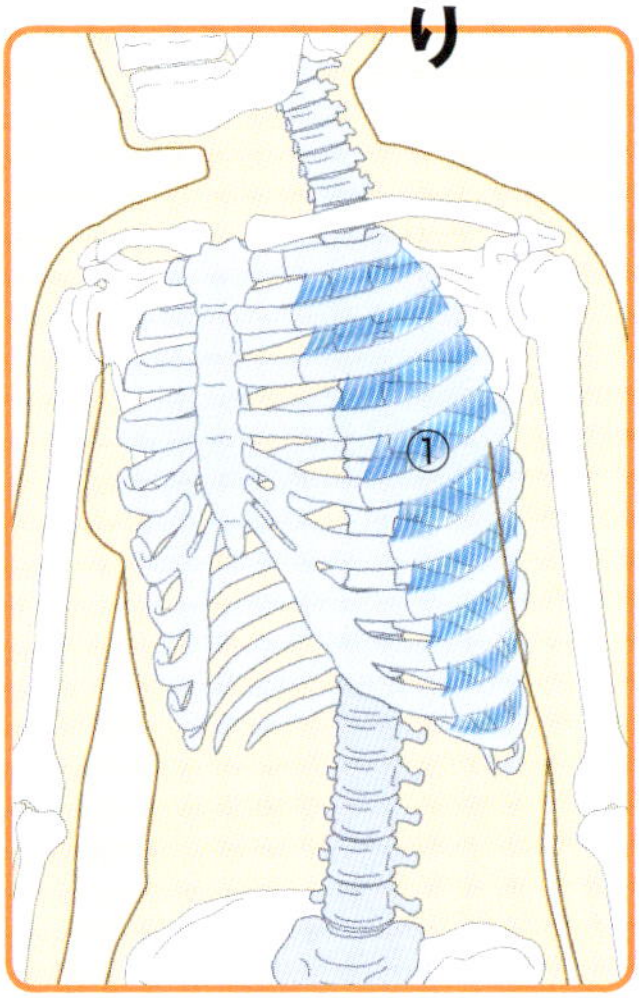

疲労が溜まって抜けない状態が続くと、体は硬直する。すると本来、呼吸に合わせて上下動するはずの肋骨や①肋間《ろっかん》筋の動きが悪くなり、息を吸う力は低下。こうして呼吸器から、だんだん力が失われていく。

2 肋骨が下がったままになりわき腹の筋肉にも負担が

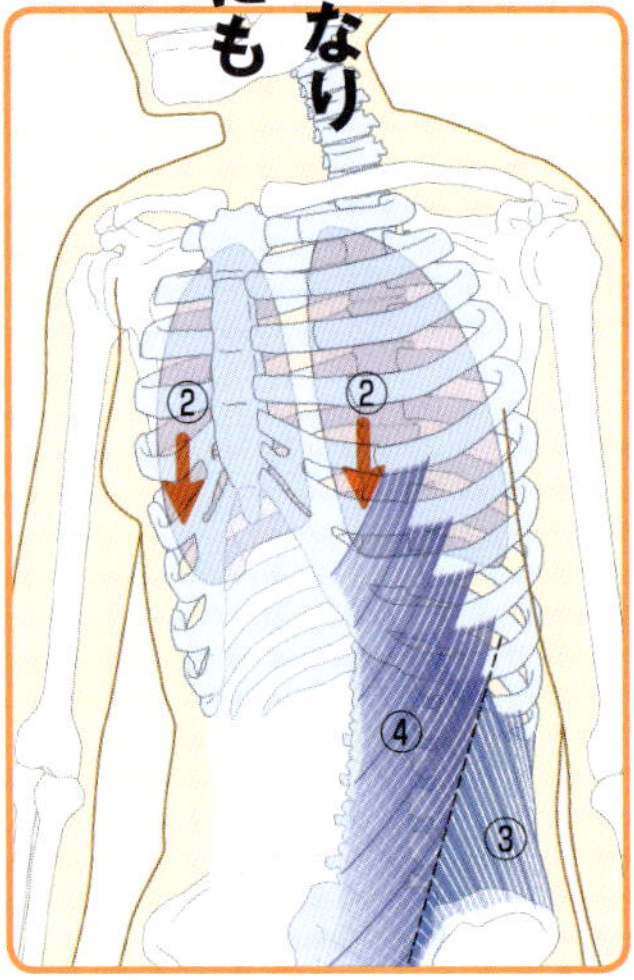

呼吸器のはたらきが鈍ると②肺は下がったままになり、上体が前屈してくる。すると脊柱《せきちゅう》の生理的湾曲が失われ、③内腹斜《ふくしゃ》筋や④外腹斜筋の可動性が低下して硬直し始める。

腰のめざまし体操
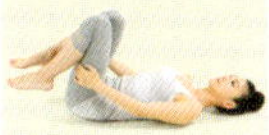
P.058
これが効く！

3 呼吸がしにくくなり下《か》後鋸《こうきょ》筋が硬直

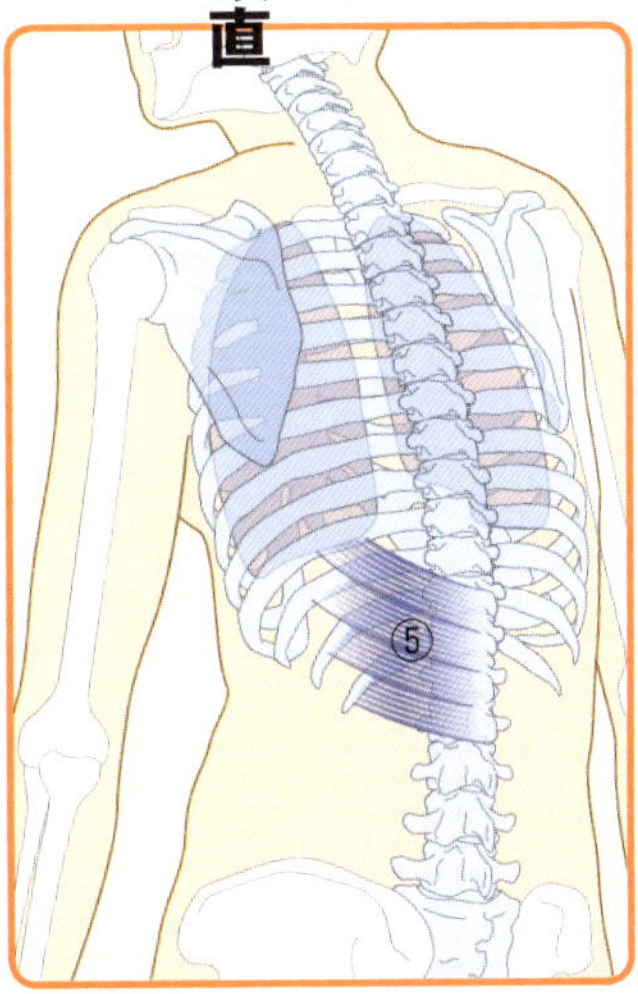

肋骨の動きが悪くなり肺が硬直したことで、呼気・吸気が制限される。すると呼気ではたらく⑤下後鋸筋が硬直していく。呼吸の質は、さらに悪化する。

4 体をねじる動きが制限され腰椎3番がサビつく

腰痛発生

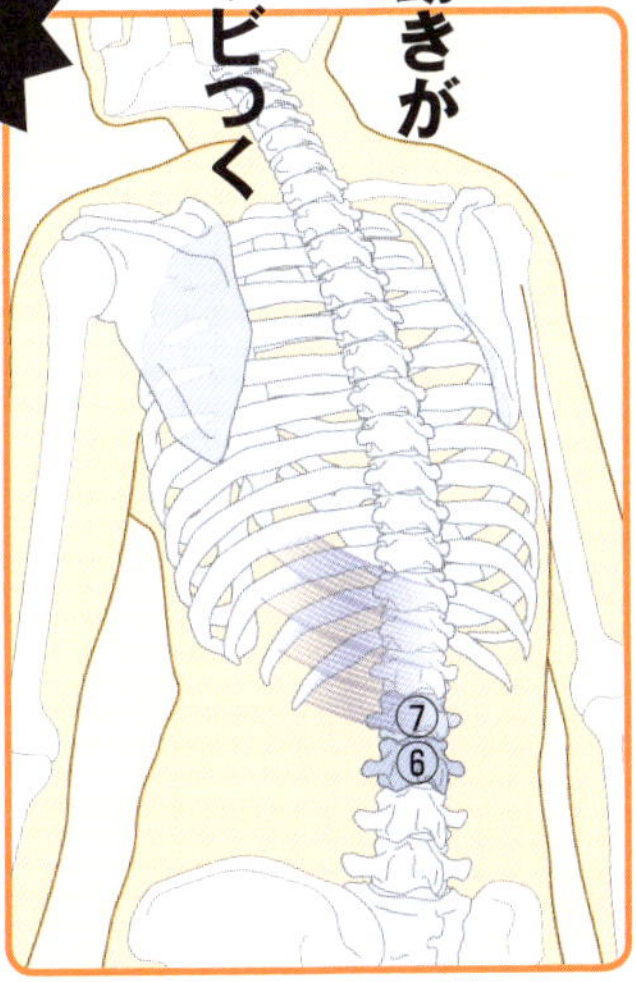

わき腹の筋肉が硬直したことで、体をねじる動作が制限される。この動作の軸は⑥腰椎３番。硬直した下後鋸筋は⑦腰椎２番まで付着しているため、直下の腰椎３番にも影響し、可動性とはたらきがさらに悪くなる。

発生のメカニズム

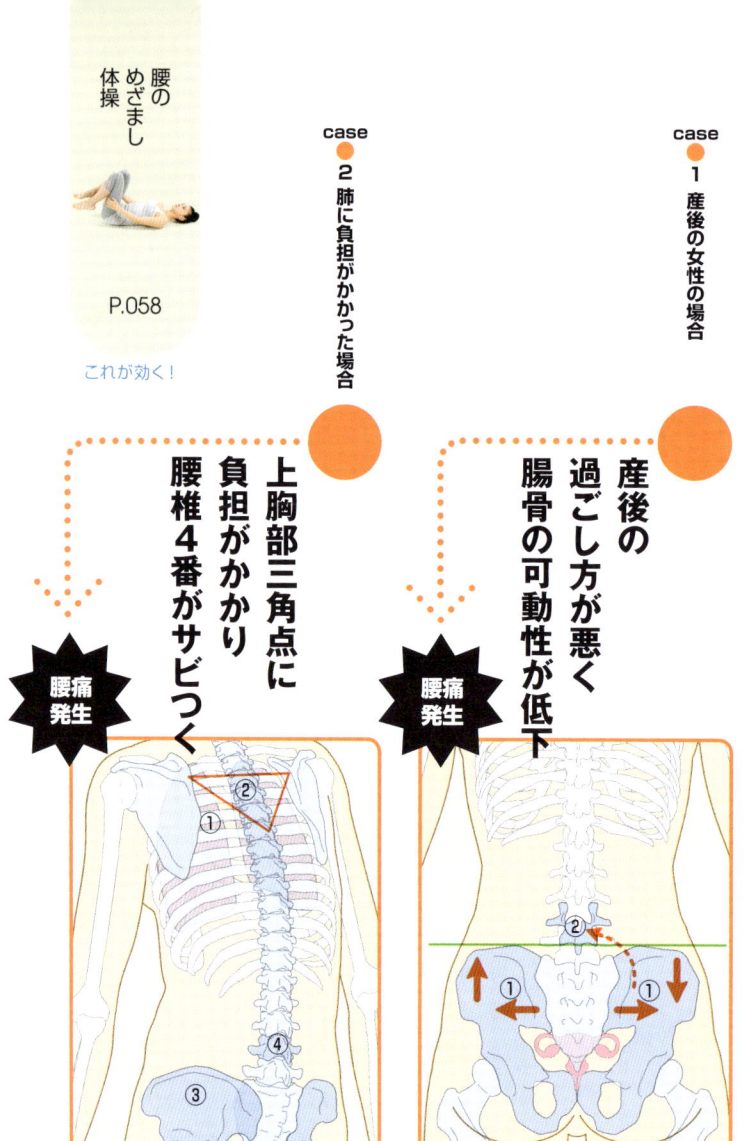

1-④

腰椎４番の場合

case 1 産後の女性の場合

産後の過ごし方が悪く腸骨の可動性が低下

腰痛発生

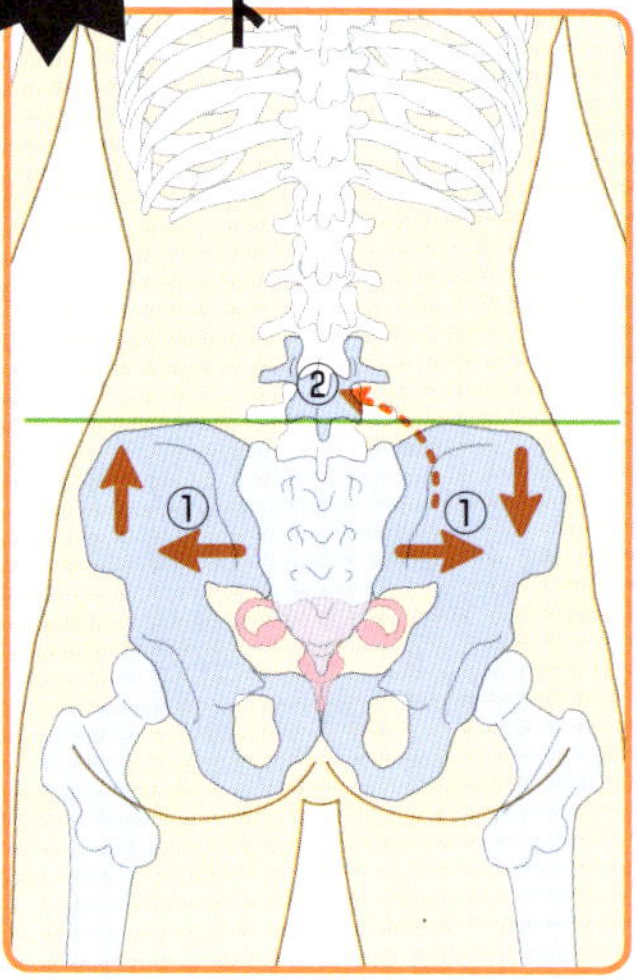

出産時には①腸骨が開き、骨盤のスペースが広がる。本来なら出産後、骨盤は左右交互に締まって元に戻るが、体に負担がかかるとうまくいかない。腸骨の左右差などにより、生殖器と関係の深い②腰椎４番に影響していく。

case 2 肺に負担がかかった場合

上胸部三角点に負担がかかり腰椎４番がサビつく

腰痛発生

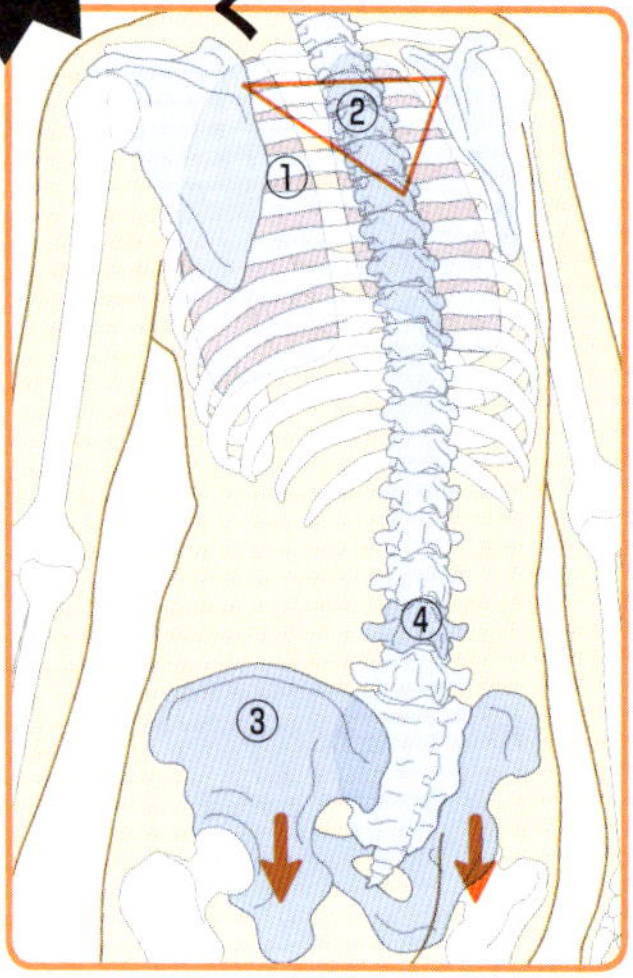

腕の使いすぎや猛暑などで①呼吸器に負担がかかり、②上胸部三角点が衰える。すると前屈姿勢になって腰椎のカーブが失われ、上体を骨盤で支えることに。こうして③腸骨が下がって硬くなり、④腰椎４番がサビつく。

腰のめざまし体操

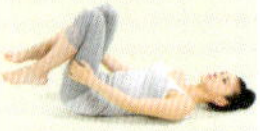

P.058

これが効く！

腰のめざまし体操

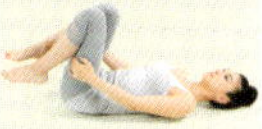

P.058
これが効く！

発生のメカニズム

1-⑤

腰椎5番の場合

1

脚や腰の筋肉の衰えから体の動きが悪くなる

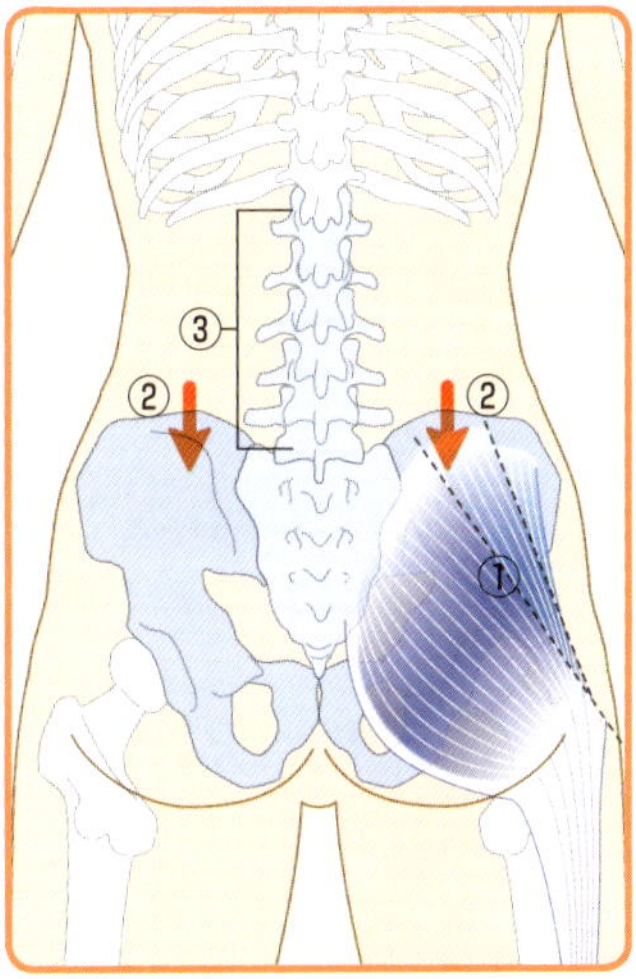

老化や運動不足により、骨盤を正しい位置に支える①大殿筋、中殿筋、小殿筋が衰える。これらが弱ると腰の筋肉では上体を支えられなくなる。また股関節の動きも制限されるため②腸骨が下がり、③腰椎にかかる負担が増す。

2

腰椎5番が硬直。かかと重心になり泌尿器《ひにょうき》に悪影響が

腰痛発生

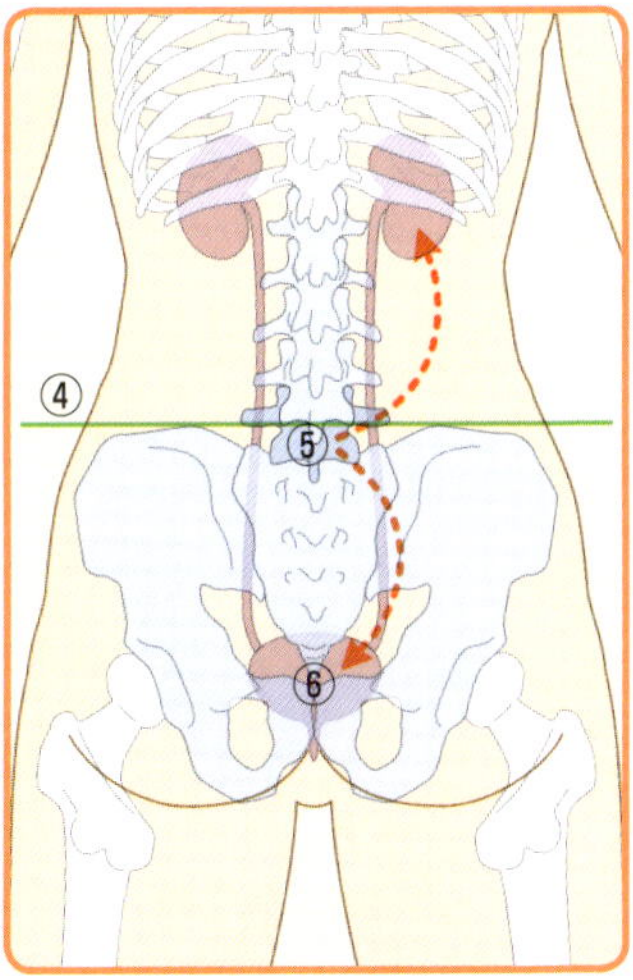

腸骨が下がると④ヤコビー線直下の⑤腰椎５番に硬直を派生させる。腰椎５番のはたらきが低下すると、⑥泌尿器系統にも影響しやすいため、腰痛に加え泌尿器の問題も抱えがちに。

「動かない」腰椎を動くようにする

腰のめざまし体操

動きにくい骨を無理に動かすと、体は反射的に筋肉を硬直させるため痛む。まだ可動性のある骨を動かして、可動性の悪い骨を間接的に刺激すれば全体がゆるむため、痛みは消える

1 あお向けになり
リラックスしてひざを抱える

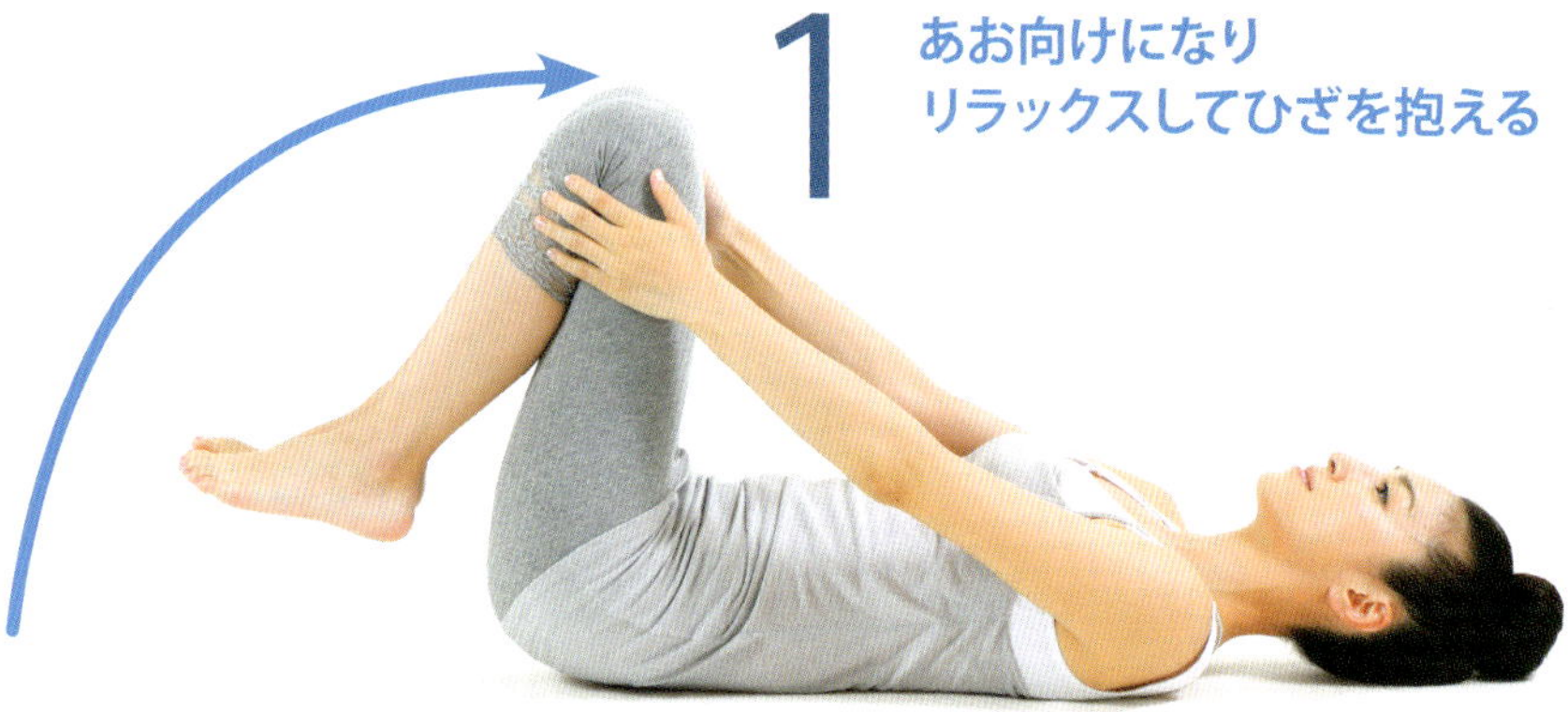

2 ひざをゆっくり動かして胸に近づける。
痛みを感じたら、その手前まで戻す

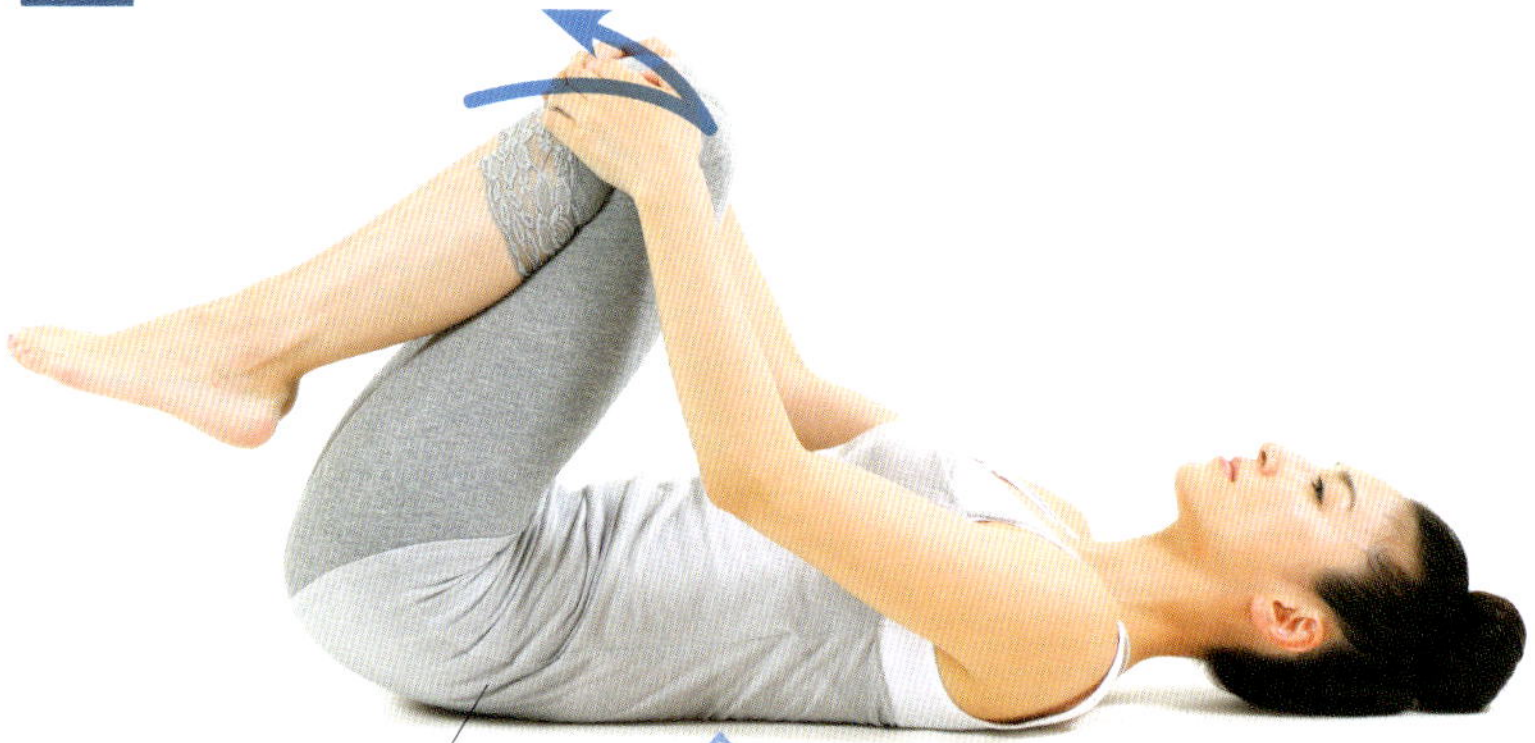

痛む箇所があれば、そこが「動かない」腰椎に関係した部位

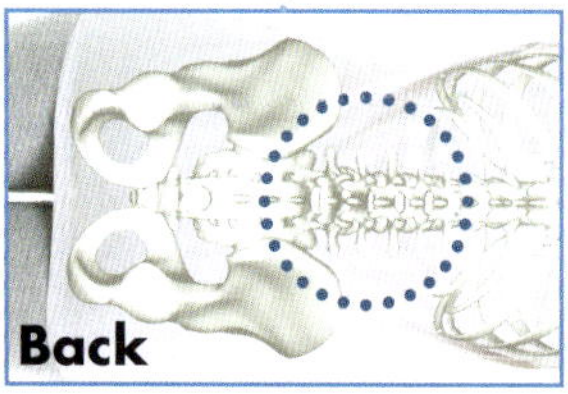

3　脚を前後左右に小さく動かす

大きく動かすと、体の表面にある大きな筋肉が動くだけ。これでは動きにくい骨を刺激できない。かすかに動かす程度で体の深部にはたらきかける

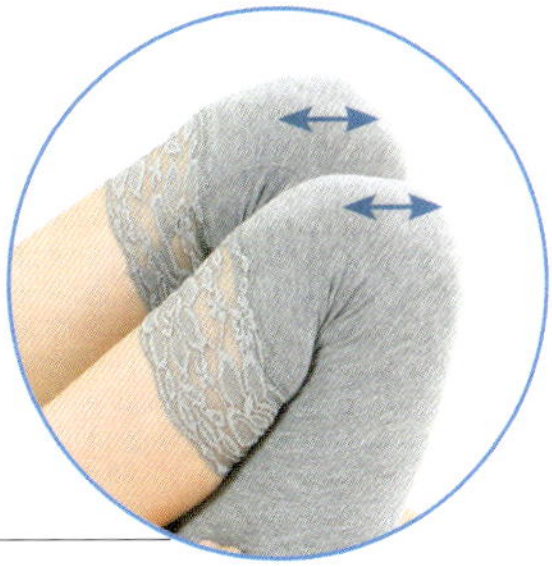

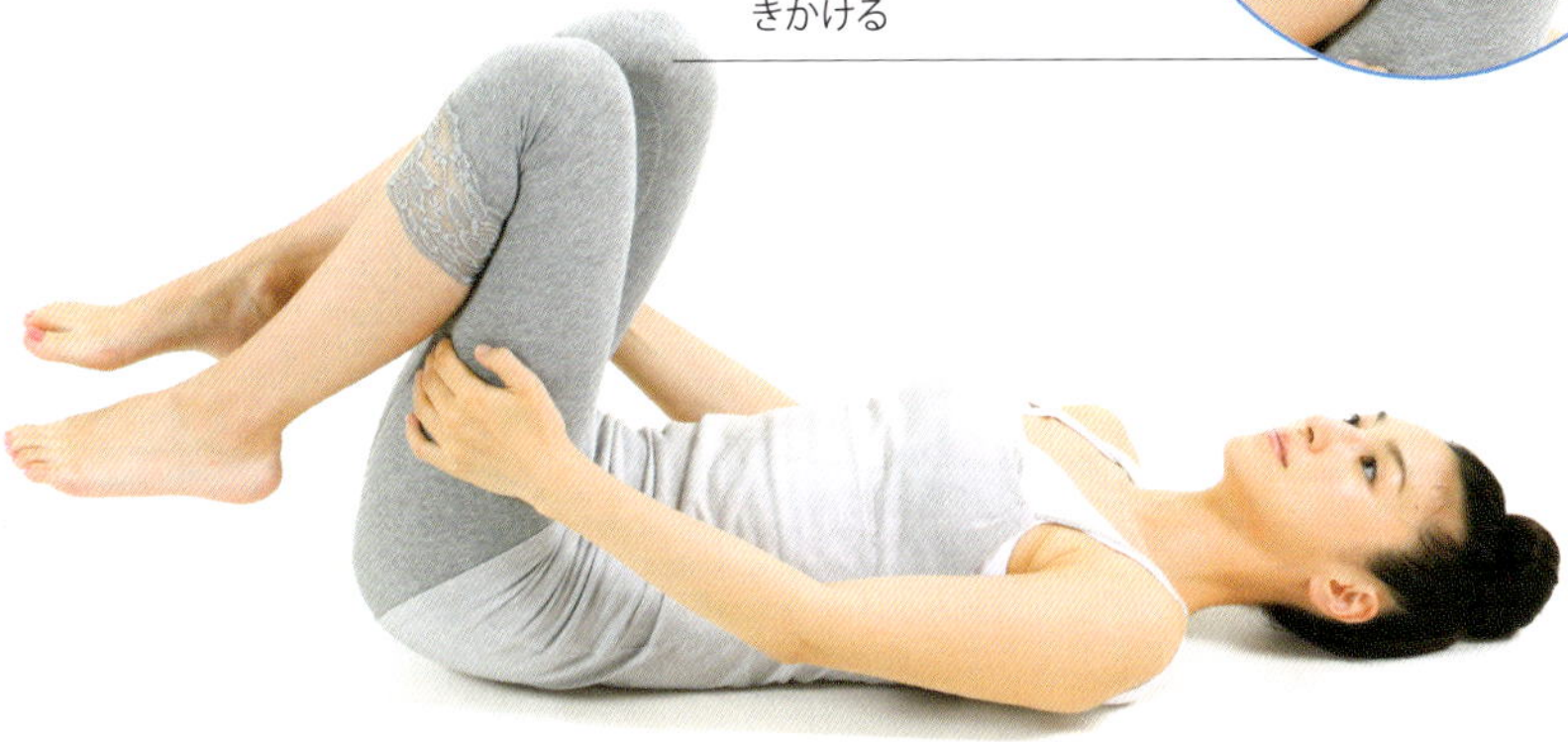

4　ひととおり動かしたら腰のアーチを保ったままゆっくり下ろす

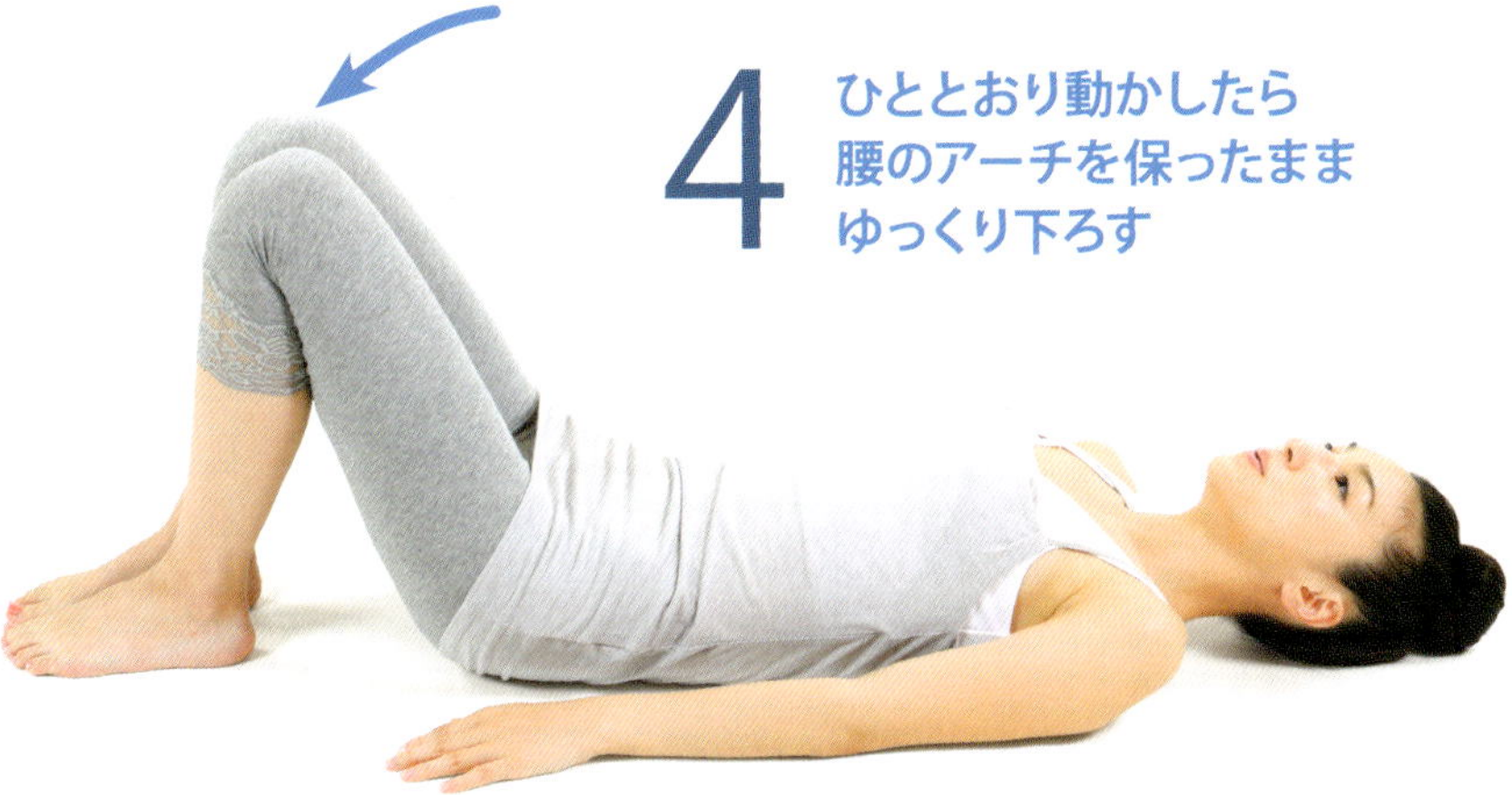

5　終了後、下腹部に大きく息が入ればOK

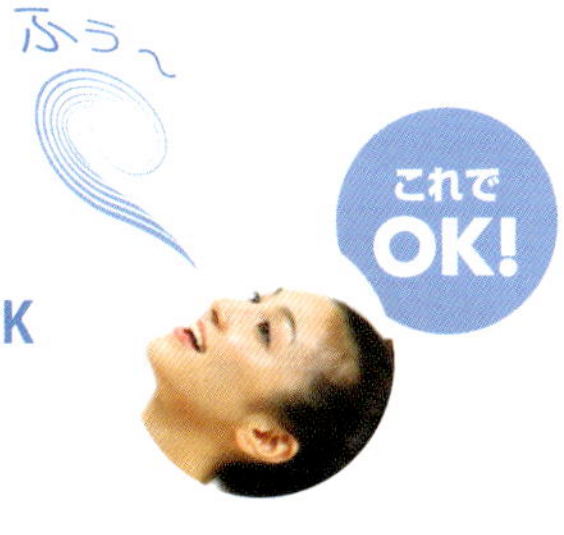

腰かけると痛む

このケースでは腰かけたときの姿勢で、どこから痛みが出ているかおおよその見当をつけられます。

体を前に倒したり背もたれに寄りかかったりする人なら「動き始めに痛む」と同様に、椎間板に圧力がかかって痛みが生じた可能性が高いでしょう。きれいに座ろうとして無理に背中を反らせる人なら、背骨どうしをつないでいる椎間関節に圧力をかけ、ここから痛みが生じた可能性が高いと診断します。

人体力学で診ると、前述の2つ以前に、なぜ背骨が圧力に負けるほど弱くなってしまったかを考えます。

ポイントは背中の筋肉です。ここが弱ると、脊柱《せきちゅう》の生理的湾曲がくずれて上体の重みを分散できなくなります。結果的に、椎骨のいちばん下にある腰椎5番に全体重をかけてしまい痛むのです。

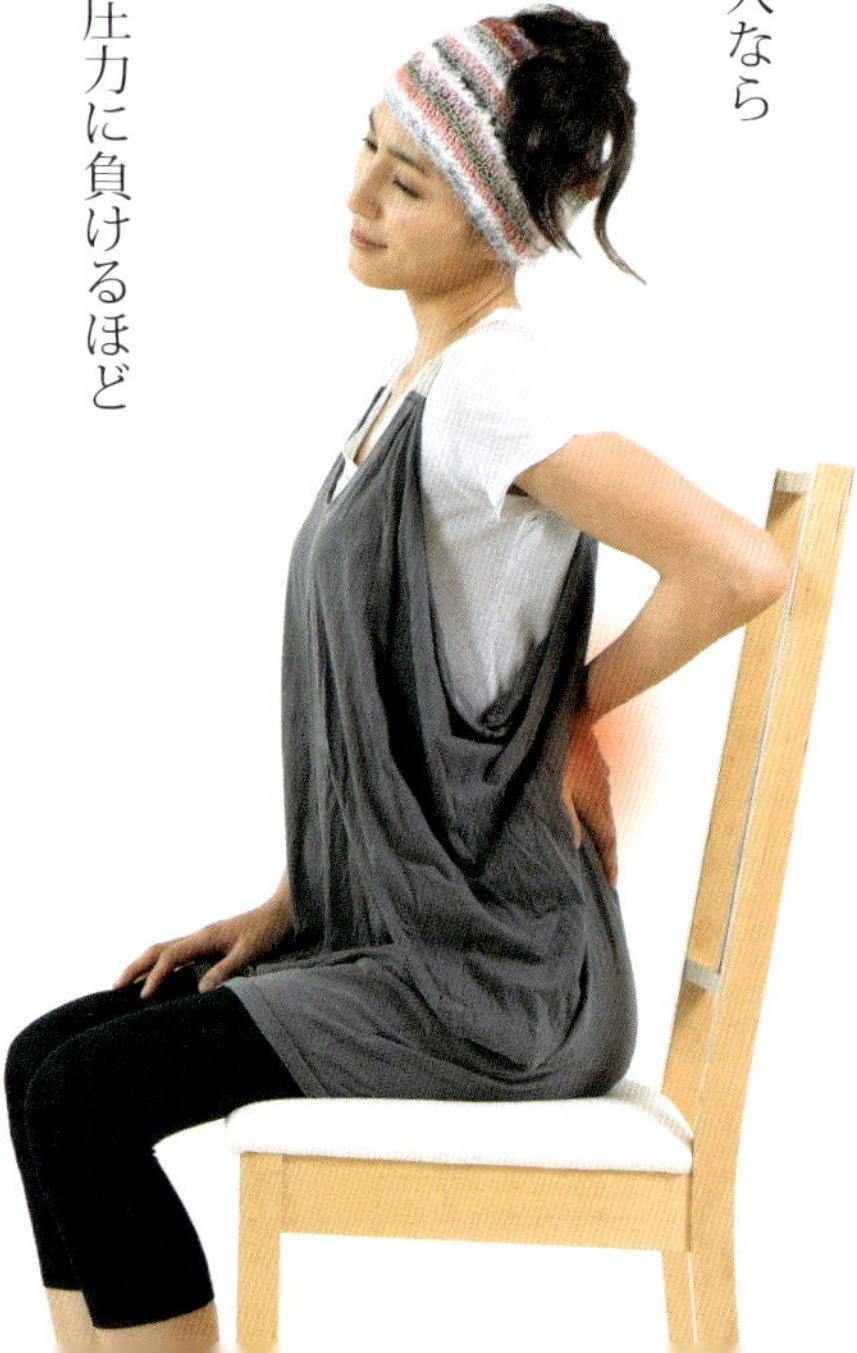

発生のメカニズム 2

1 疲労が重なると背中の筋肉が弱る

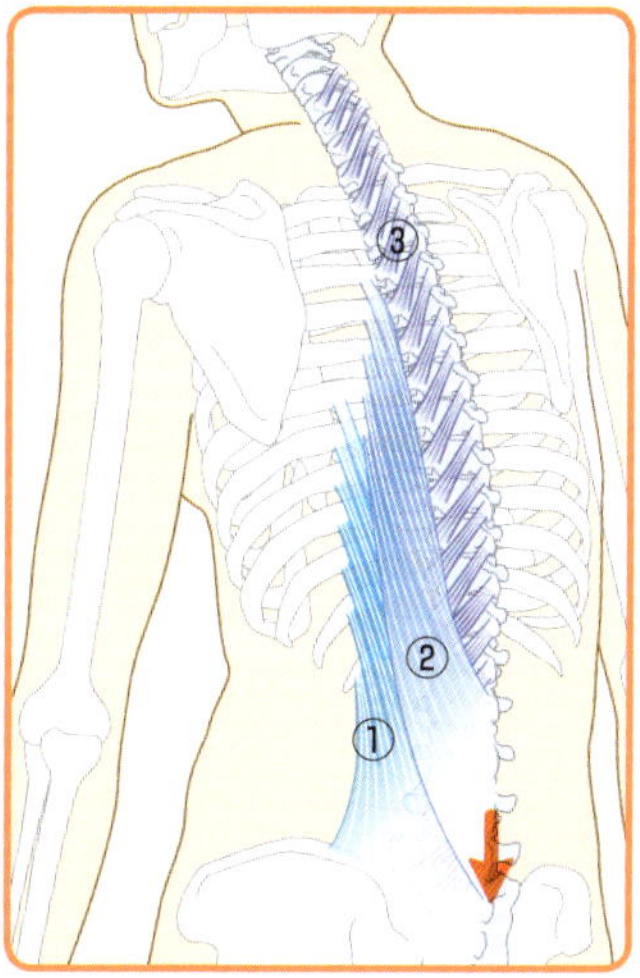

長時間の立ち仕事や深夜まで働くことによる睡眠不足に陥ると、疲労により前屈体型になる。すると①腰長肋《ようちょうろく》筋や②胸最長《きょうさいちょう》筋、椎骨についている③多裂《たれつ》筋など、椎骨の安定を担う筋肉が緊張状態に。そのため腰椎の生理的湾曲がくずれ、上半身を支えられなくなる。

2 支えるはずの筋肉が衰え腰椎5番に負荷が集中

腰痛発生

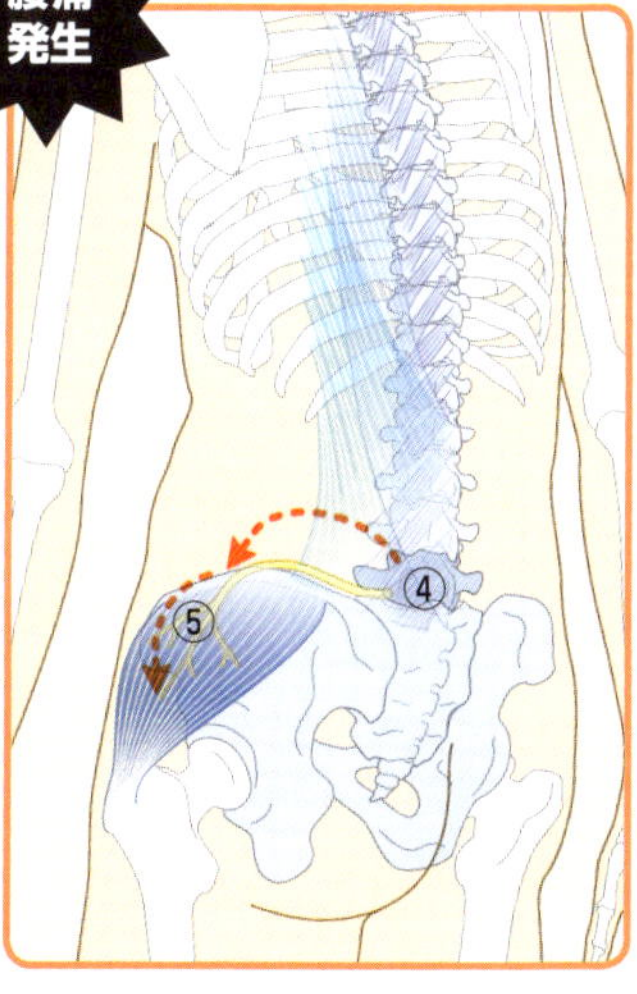

腰椎のいちばん下にある④腰椎5番に負担が集中することで硬直し、⑤中殿筋など付近の筋肉との神経伝達が鈍る。座り続けると、これらの筋肉で血行不良が生じ、虚血性の鈍い痛みが生じる。

これが効く！

腰椎5番から1番の捻転体操

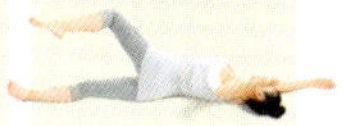

P.062

腰かけて腰椎5番をゆるめる

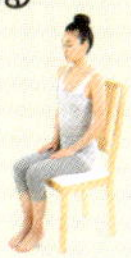

P.065

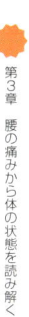

腰椎のはたらきを取り戻す

腰椎5番から1番の捻転体操

極まれば朝晩1回でOK!

５つの腰椎をひとつずつ刺激することで、腰椎とその周囲の筋肉をめざめさせる。難易度の高い体操だが、腰椎の位置をイメージしながら続けるうちに「極《き》まる」感覚がつかめてくる

1 あお向けになり右腕を上げる。左ひざは、大きく外回りさせながら上げる

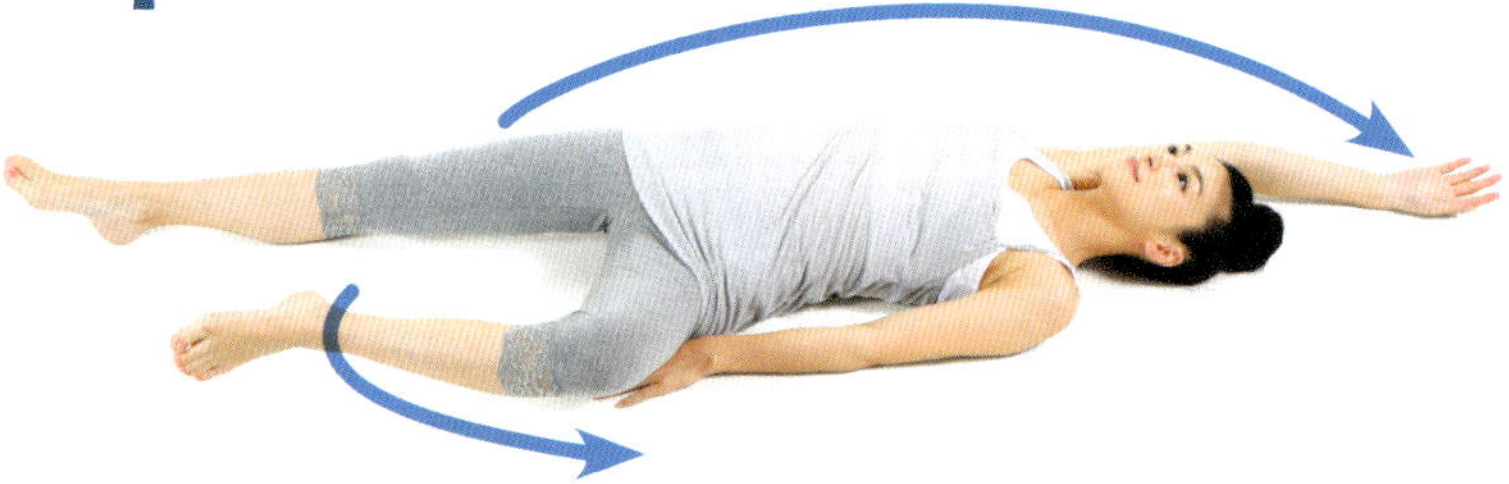

ひざを、なるべく遠回りさせることで股関節がゆるみ、この後の動きがスムーズに

2 ひざを内側に倒す動きにつられるように腰をひねる

NG ✕ 腰だけをひねると上半身が連動しない。腰や背中の筋肉も意識しよう

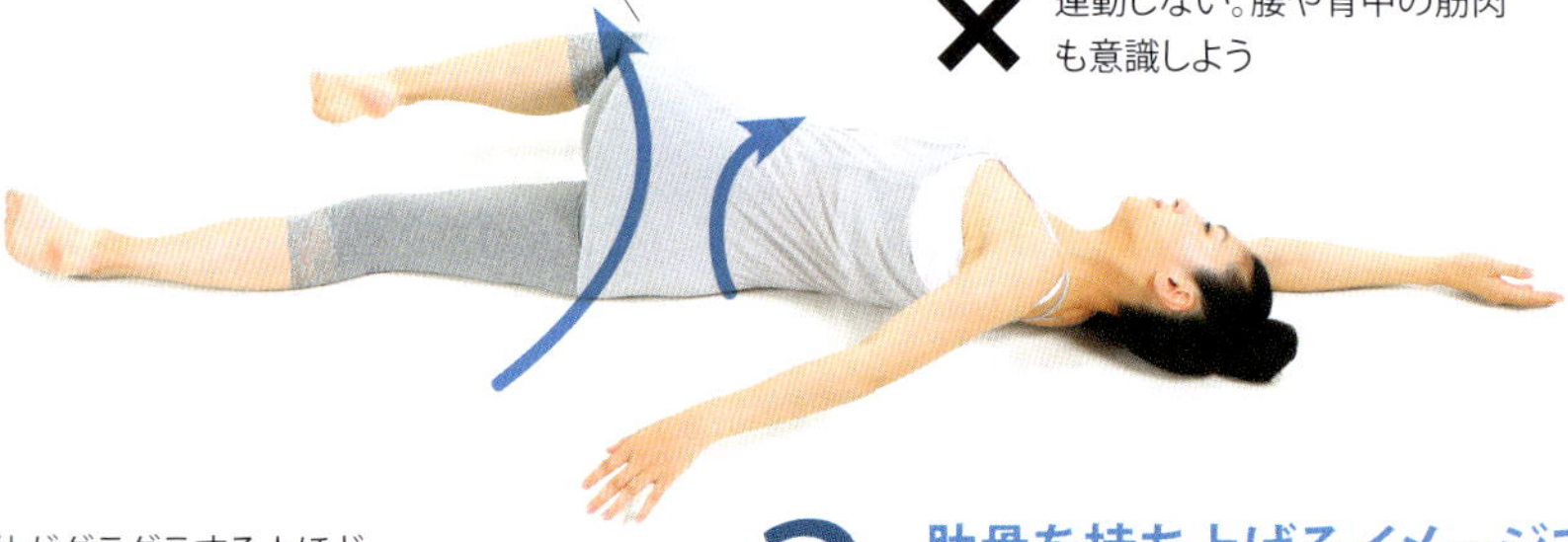

体がグラグラする人ほど、この体操が必要。腰のアーチがうまくできると安定する

3 肋骨を持ち上げるイメージで左腕を上げる。上げきったら後ろのほうにひじを下ろす

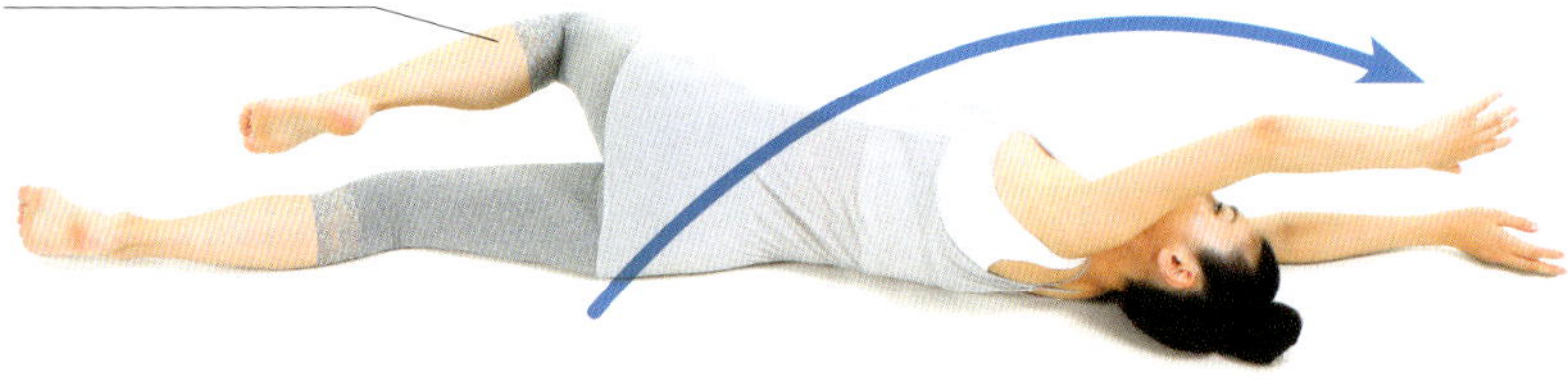

4 腰を突き出しながらひざを浮かせ 太ももの角度を腰椎5番に合わせる

太ももと腰椎5番が直線で結ばれる角度にひざを合わせると下腹に力が入り、腰椎5番を感じやすくなる

10秒 刺激

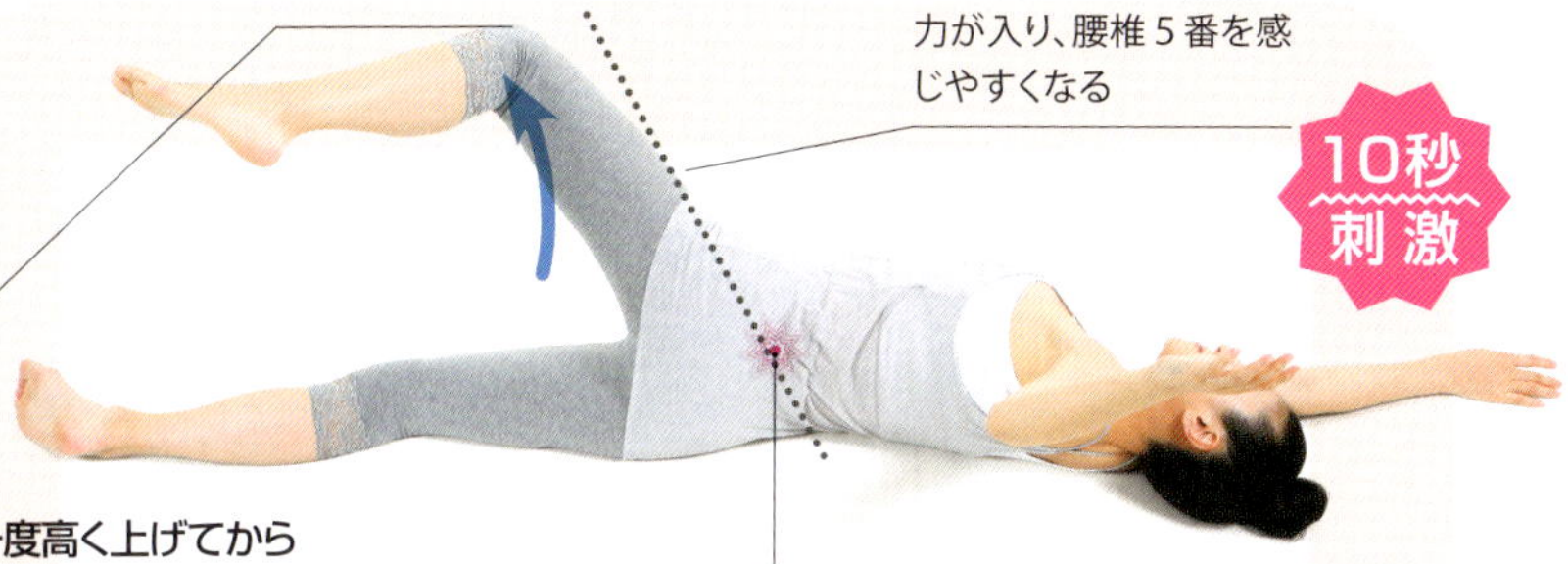

ひざを一度高く上げてから下ろしていくとやりやすい

腰の反らせ具合や、ひじをつく位置は人それぞれ。それゆえ腰椎に「極まる」脚の角度も異なる。太ももと腰椎の角度を合わせたら、それぞれの腰椎を意識しながら、ひざを少しずつ動かして自分の極まるポイントを確認しよう

腰椎5番

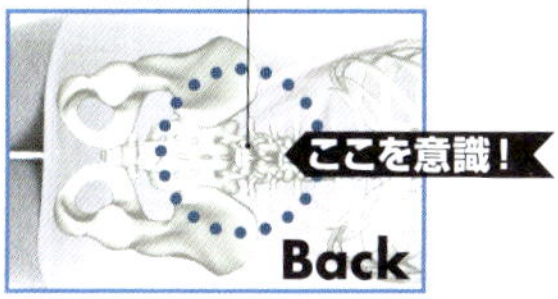

ここを意識！
Back

NG ✕

肩や首によけいな力を入れると、あとで痛む場合も

5 さらに腰を反らせながら ひざを伸ばしていき 腰椎4番、3番、2番、1番と合わせていく

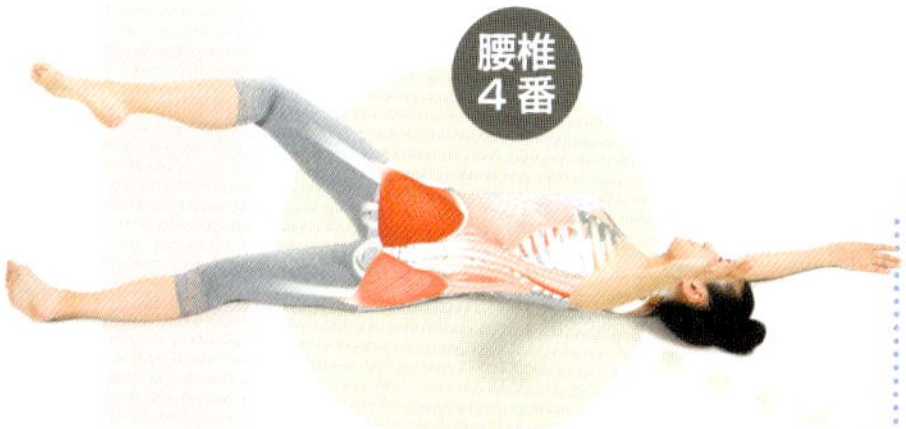

腰椎 4番

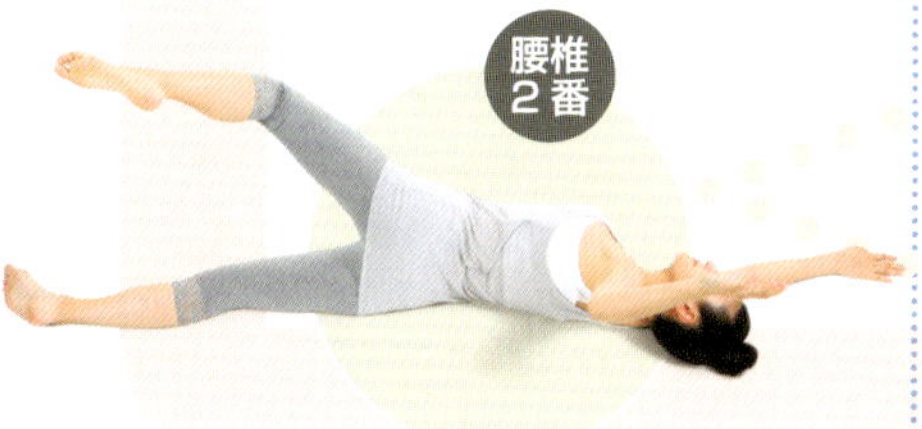

腰椎 2番

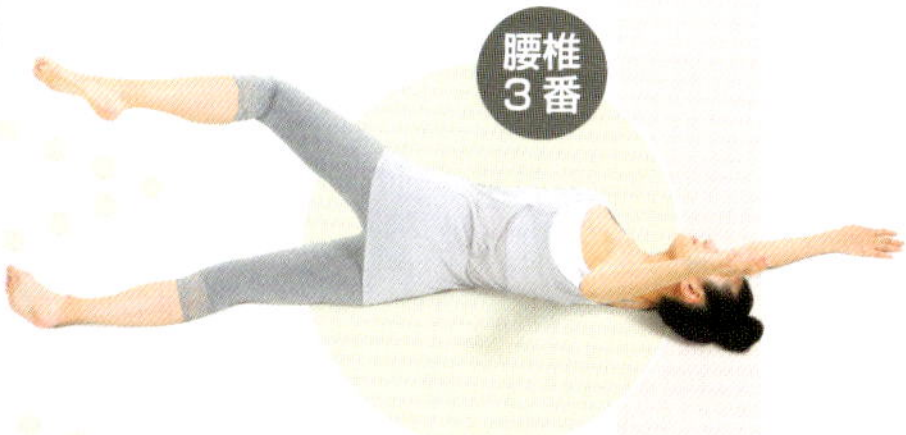

腰椎 3番

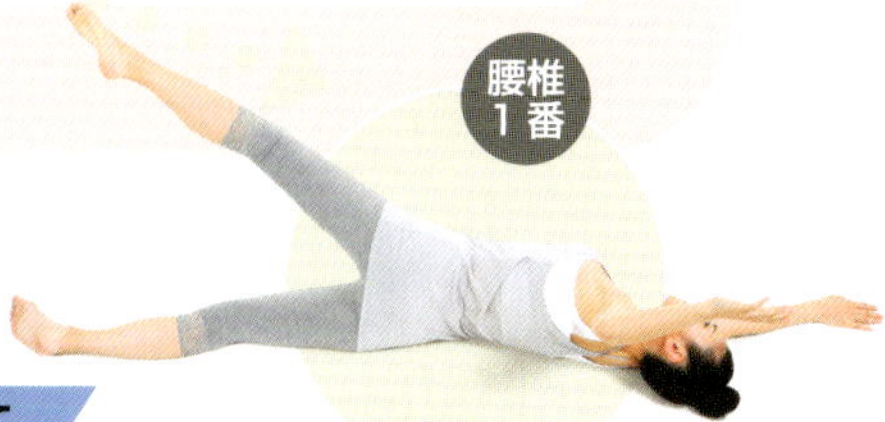

腰椎 1番

6 終了後、下腹部に大きく息が入ったらOK。反対側も同様に

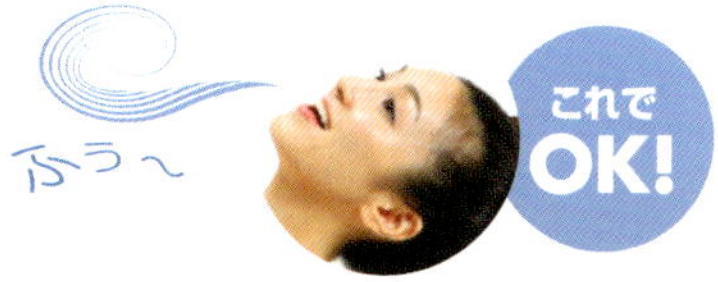

ふう〜
これで OK!

慣れてきたら？

腰椎に極まる感覚がつかめたら、連続で動かしてみよう。すると腰の反りとひざの角度を変えていくことで、力の集まりが腰椎の下から上へ流れるように動くことを確認できる

腰椎の位置関係を知ろう

どの腰椎がどこにあるかわからない人は、まず位置を確認。腰椎は３番を基準にするとわかりやすい。腰椎でアーチをつくったときに、いちばん引っ込んでいるのが３番。ここから上下に骨を触っていく。アーチができない人は、腸骨の頂点を結んだヤコビー線を確認し、その上が４番で下が５番。ここからひとつずつ骨をたどろう。

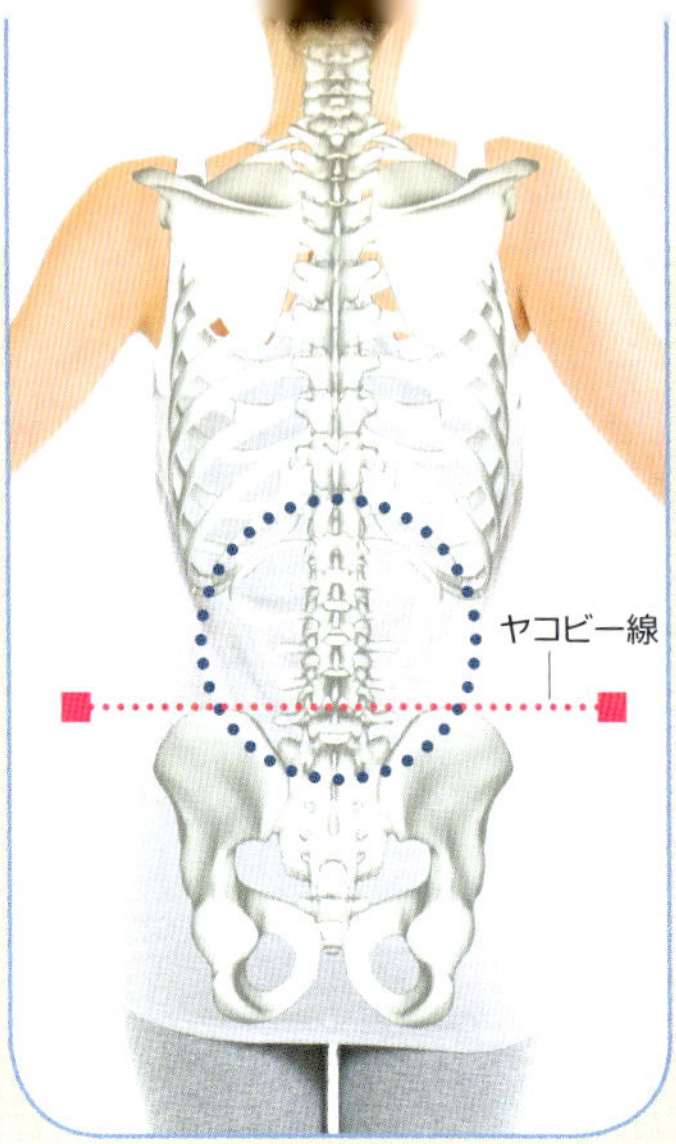

蒸しタオル法

サビついた部位すべてに効く

動きやはたらきの悪い部位に当てるだけで簡単にゆるむ。
ぎっくり腰の痛みで動けないときなどは、これくらいしかできない。
腰だけでなく、お腹、背中などすべての症状に効果的

1

濡らしたタオルを絞り、電子レンジ（600W）で１分半温める。やけどしない程度に冷まして患部に当てる

2

タオルが冷めたのを感じたら患部を確認。通常は血行が良くなって赤くなるが、そうならない部位があれば赤くなるまで繰り返す

3

何度か繰り返す際も、同じタオルを使うこと。冷めていく時間や温度の変化が、患部を一気に緊張させてゆるめるために必要

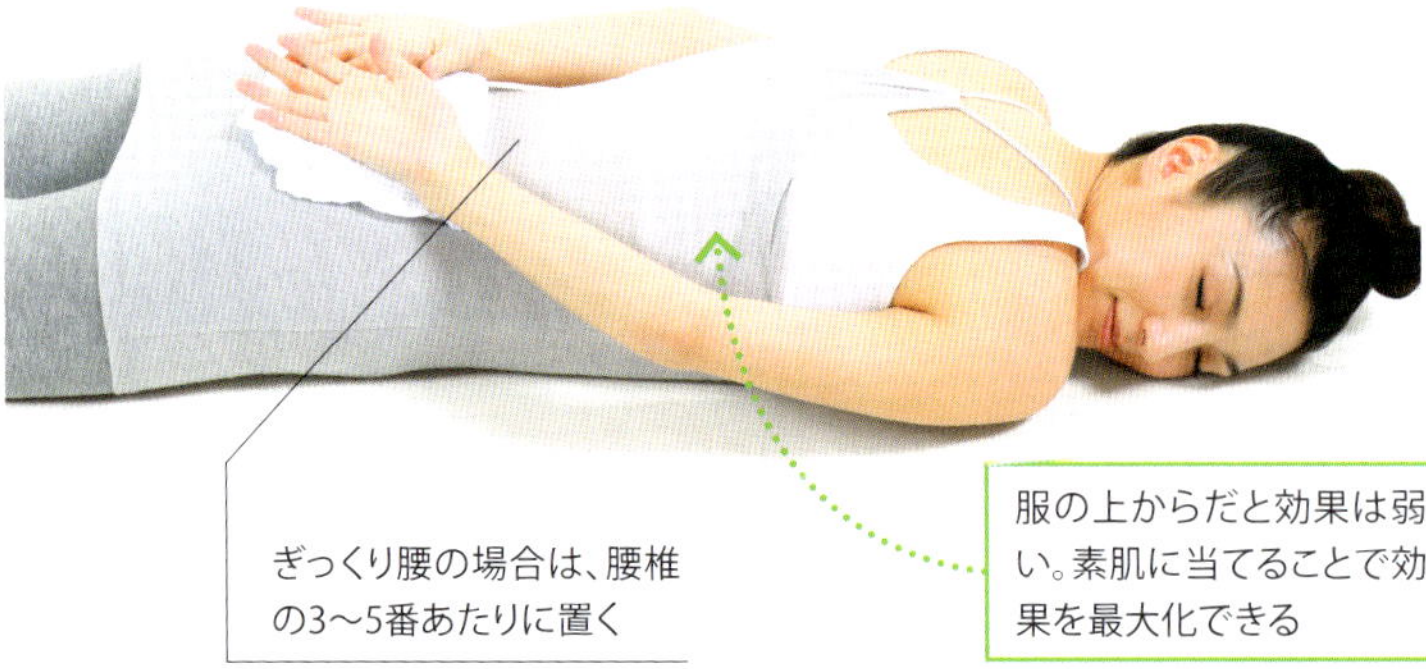

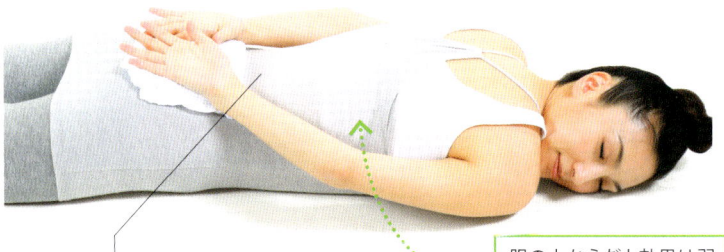

ぎっくり腰の場合は、腰椎の3〜5番あたりに置く

服の上からだと効果は弱い。素肌に当てることで効果を最大化できる

どうしてもできない人は？

弱った腰椎5番に刺激を与える

腰かけて腰椎5番をゆるめる

デスクワーク中心の人や車に乗る機会の多い人は、痛くても座らざるをえない。
座ったままできるこの動きで
腰椎 5 番の緊張をゆるめれば
ピリッとした腰の痛みも解消できる

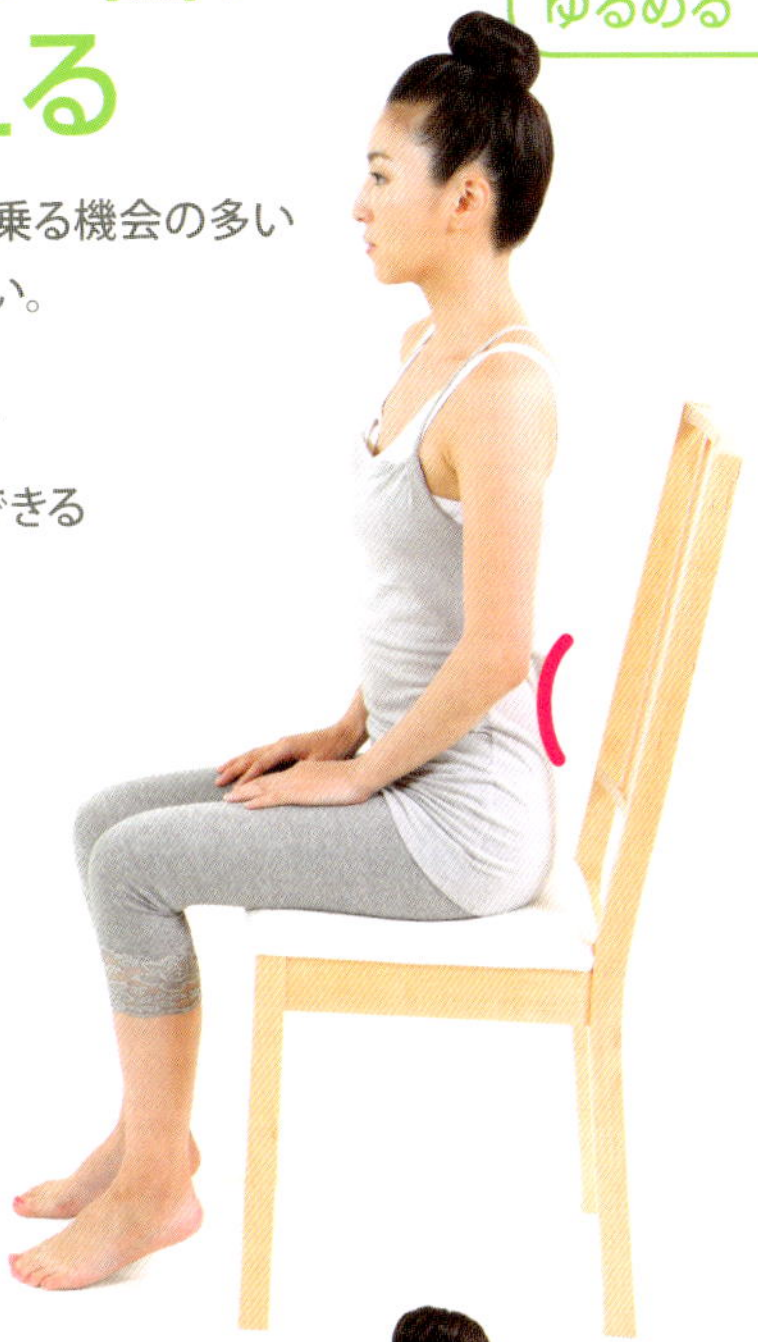

1 椅子に腰かけ
腰に軽く
アーチをつくる

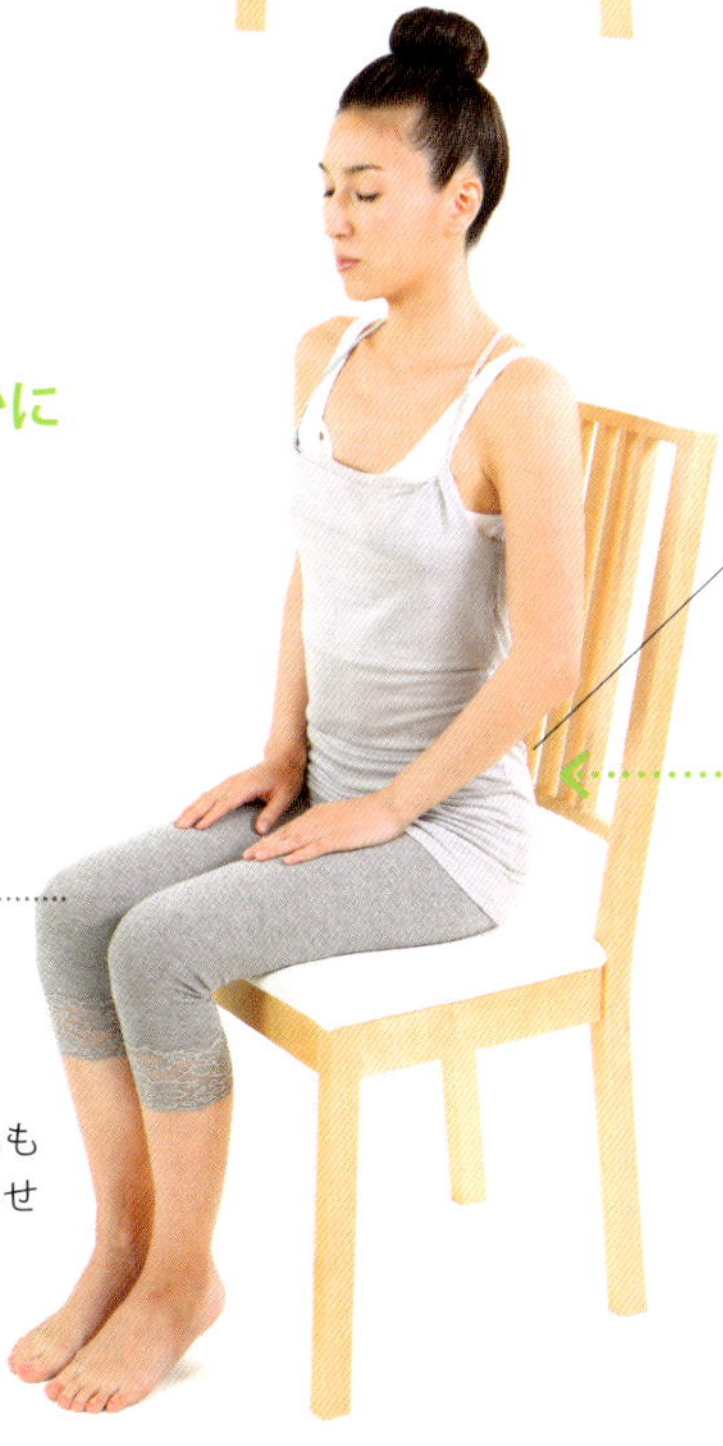

2 左右のひざを
ゆっくり、かすかに
前後させる

腰椎 5 番を意識して
動かすと効果的

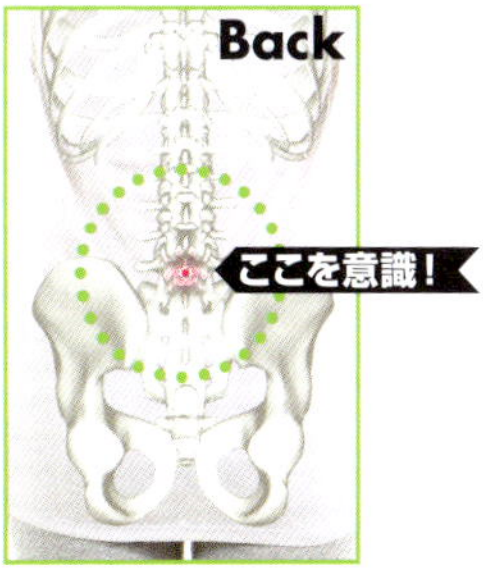

NG ✕ 速く大きく動かすと、太ももの筋肉や腰全体しか動かせない

長時間座っていると痛む

座り続けていると腰周辺の筋肉を動かせないため硬直し、血行不良によって虚血性の痛みが生じやすくなります。また、椎間板や椎間関節に長時間圧力がかかって痛むケースもあります。どちらもレントゲンの画像からは判断できない腰痛です。多くは手術が必要な重篤な症状ではないと診断され、湿布や痛み止めを処方されるにとどまるようです。

こうした腰痛でも時間をかけて診察してくれる病院も少ないながらあり、そこでは前屈、後屈などの動きから痛みの原因を特定し、その人に合った運動療法を指導してくれます。

これを人体力学で診ると、呼吸器が弱ったことで痛むようになった例が数多く確認されました。呼吸器の硬直が、どのように腰に影響をするのかを解説していきます。

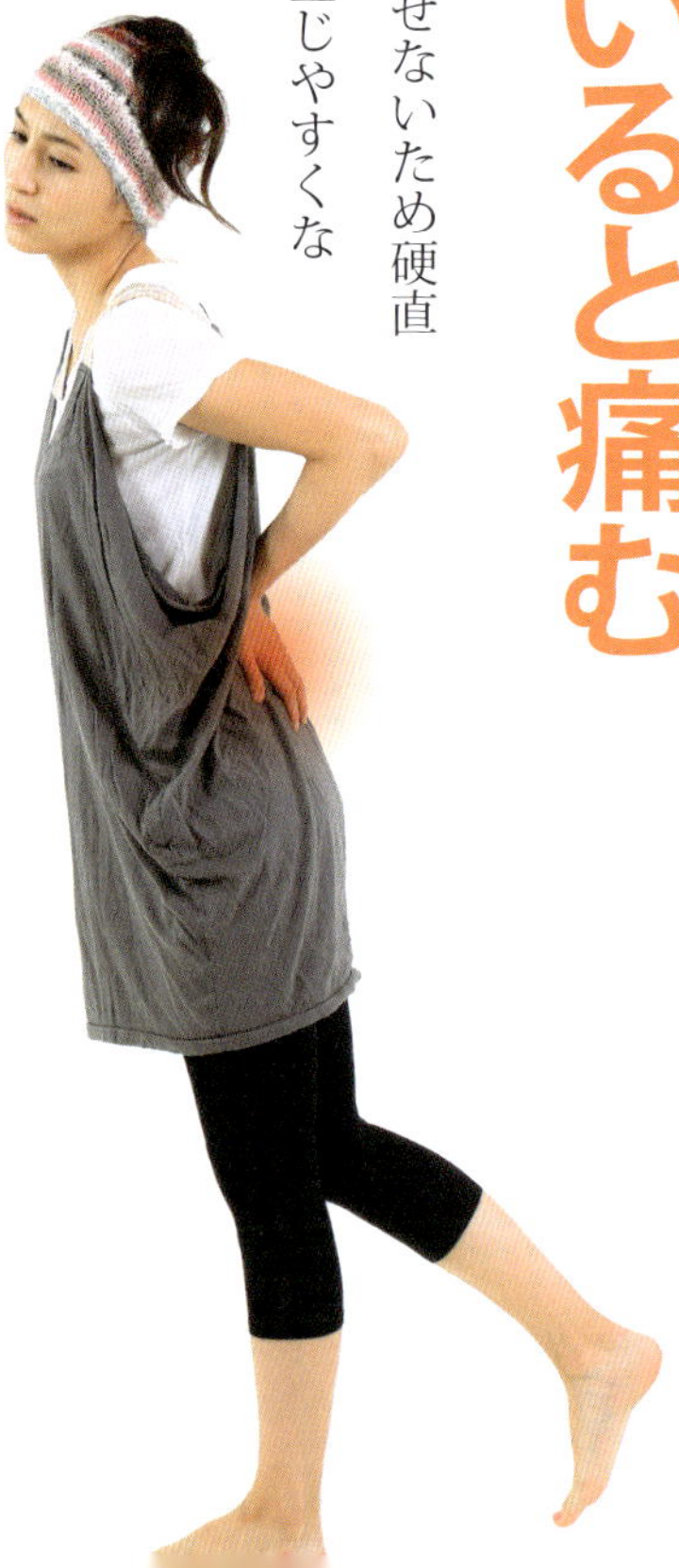

1 肺が硬直して下がり腸骨も動かなくなる

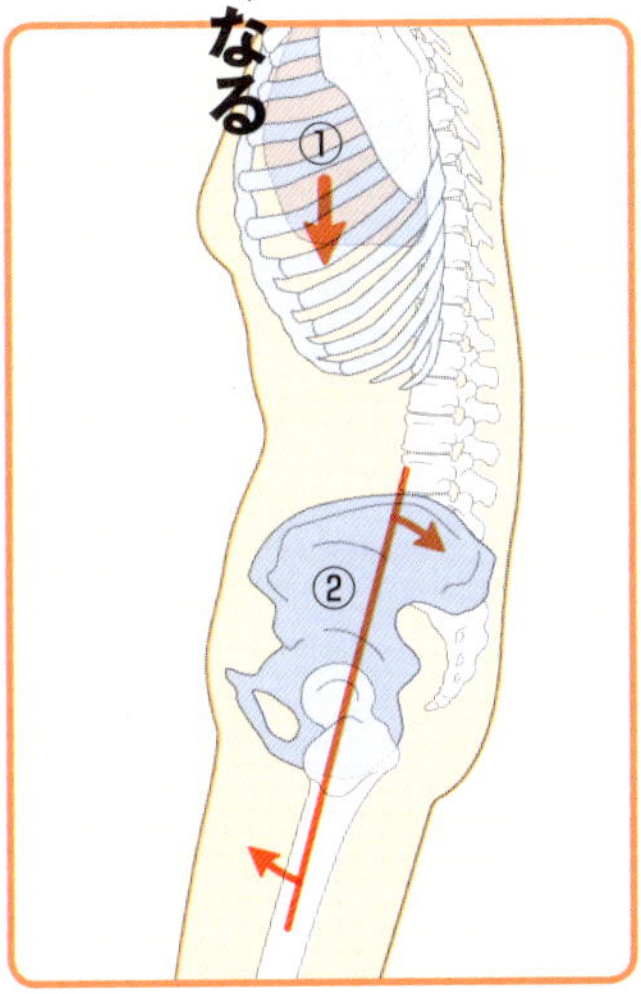

呼吸器の衰えなどから慢性疲労に陥ると、①肺が硬直して下がっていく。すると腰で上体を支えきれなくなっていき、骨盤は後傾する。結果的に②腸骨の可動域が狭まり、動きも失われていく。

2 腰まわりの筋肉が硬直し股関節が固くなる

次ページへ

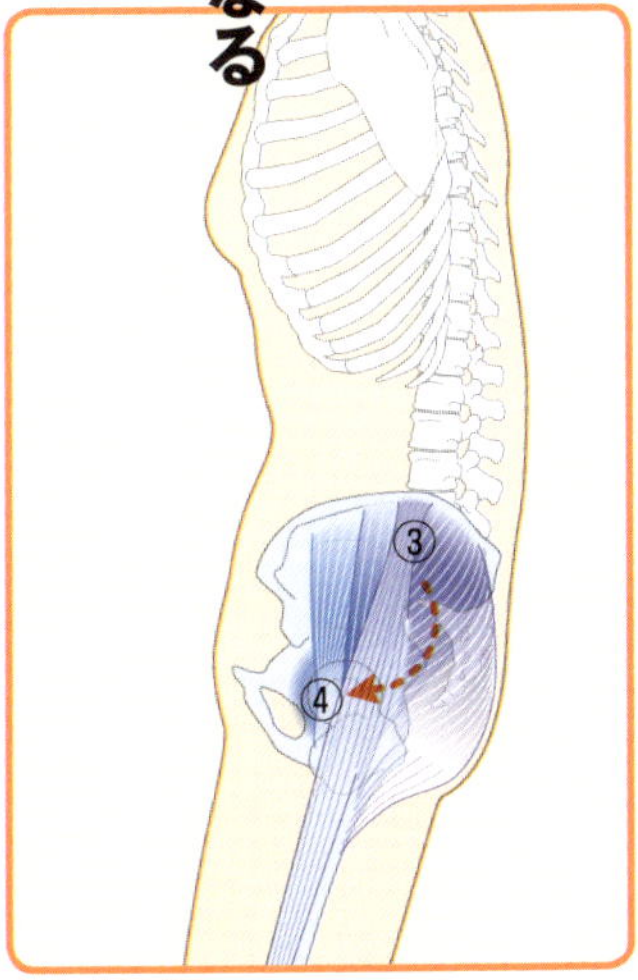

腰の可動性が失われると③大・中・小殿筋が硬直していき、時間とともにやせ細る。こうした筋肉は④股関節の動きに悪影響を及ぼし、歩くことすらおっくうに。すると腰まわりの筋肉が、さらに硬直していく。

がに股の体操

P.069

これが効く！

腰の人体力学-3の続き

3 骨盤後傾により腰椎５番に大きな負荷が

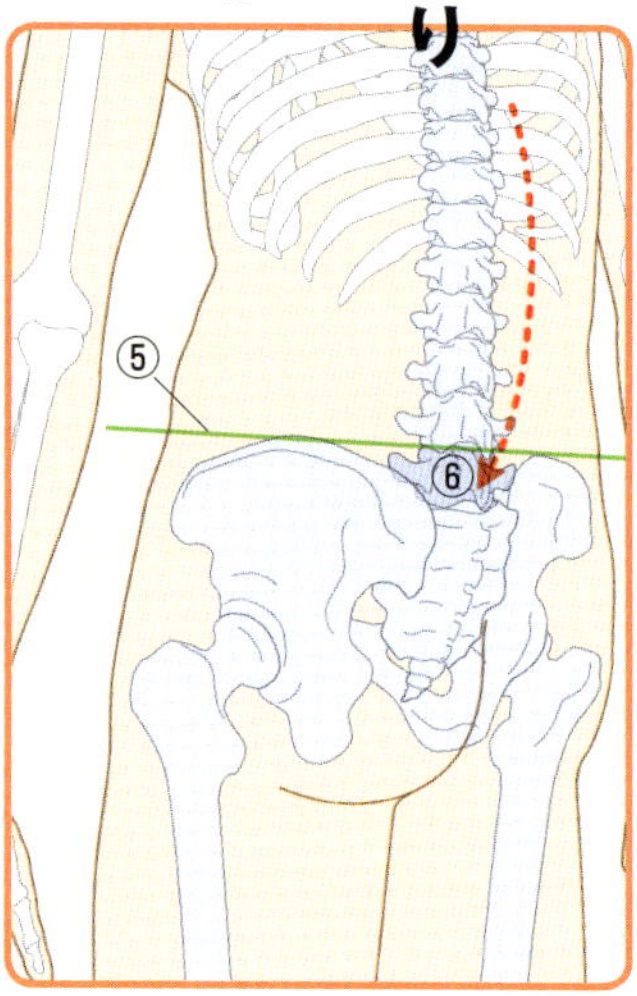

骨盤の後傾により、腰椎４、５番のあいだを通る⑤ヤコビー線にあるべき空間がなくなる。腰椎の生理的湾曲が維持できなくなるとともに腰椎自体の機能も低下するため、いちばん下の⑥腰椎５番で体を支えることになる。

4 腰椎４番と仙骨にも影響し周囲の筋肉が血行不良に

腰痛発生

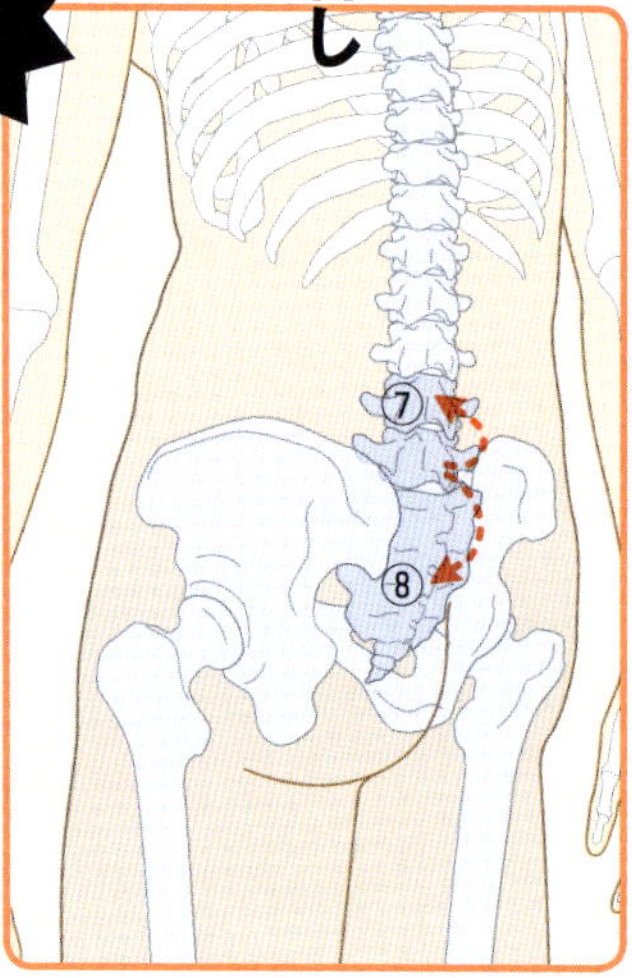

腰椎５番が硬直して動きが制限されると、上下にある⑦腰椎４番や⑧仙骨にも影響する。また、ここから、それぞれに付着している筋肉にも硬直を連鎖させ、血行不良から虚血性の痛みに。

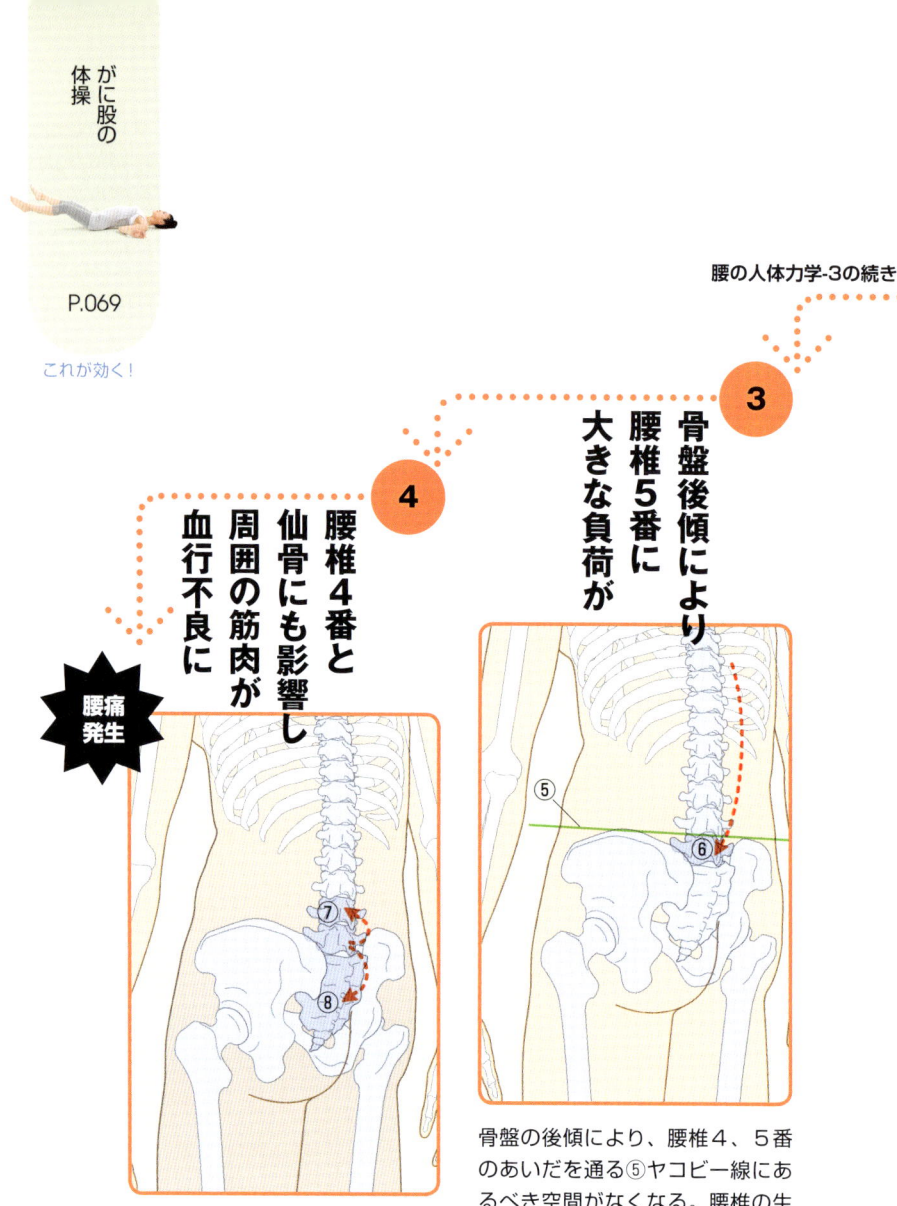

がに股の体操

腰椎4、5番と弱った内転筋を刺激する

長時間座る日々が続くと、骨盤から太ももにかけての筋肉が衰え股関節が固くなっていく。この体操で硬直した筋肉や関節を刺激し、活力を取り戻す

極まれば
朝晩1回で
OK!

1 あお向けになり 肋骨を持ち上げるイメージで腕を上げていく

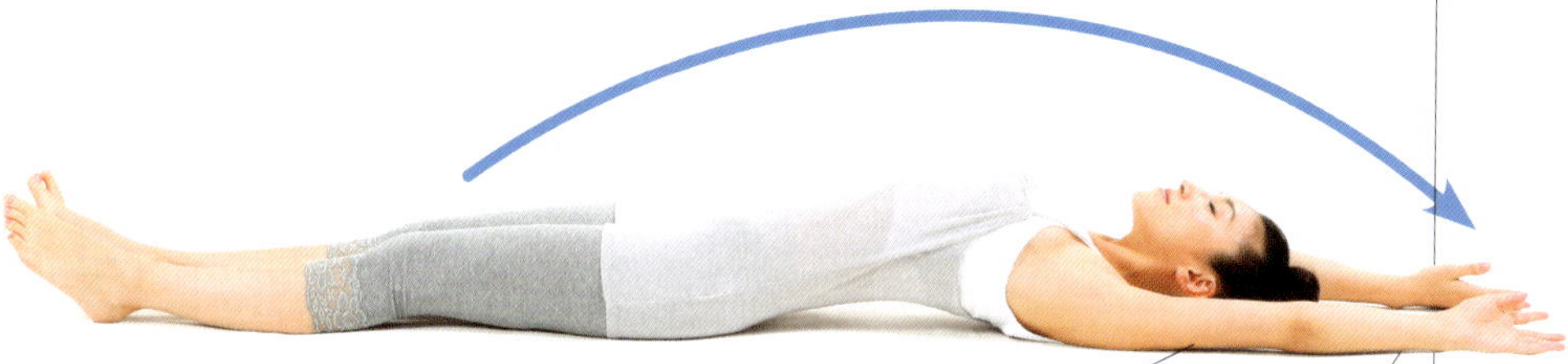

腕を左右に少し開くと上がりやすくなる

手の甲が床につくのがベスト

2 ひじと手の甲を床につけたまま 指先が目の高さくらいになるまで下ろす。手のひらを外に向ける

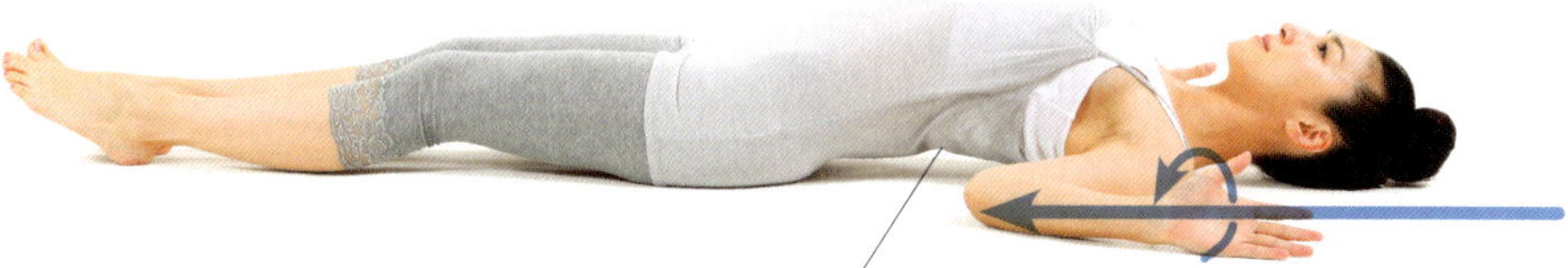

肩甲骨がしぜんに寄る

次ページへ続く

3 脚を大きく開き なるべく床からひざを離さないようにして がに股になる

できない人は?

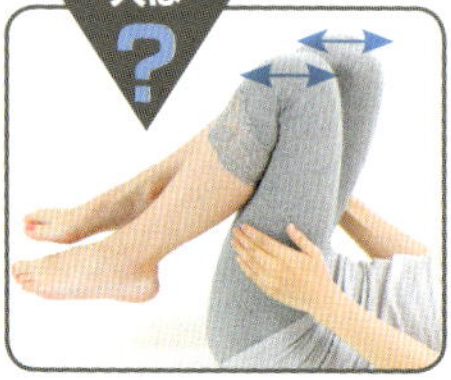

股関節が固い人は、ひざを抱えて小さく前後左右に動かすと股関節がゆるんでくる

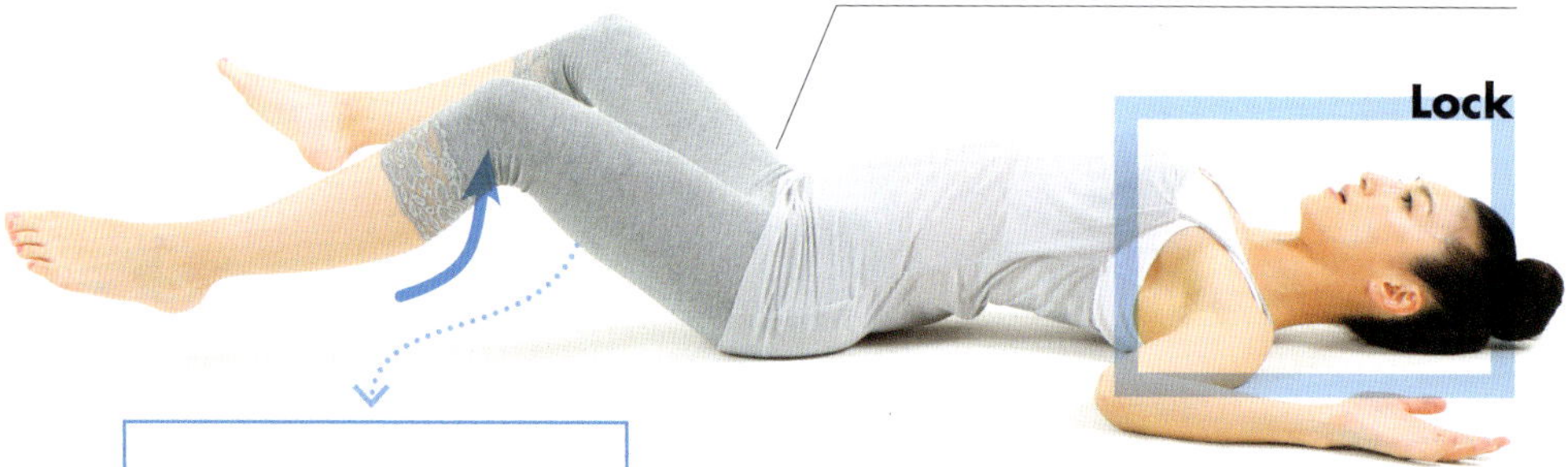

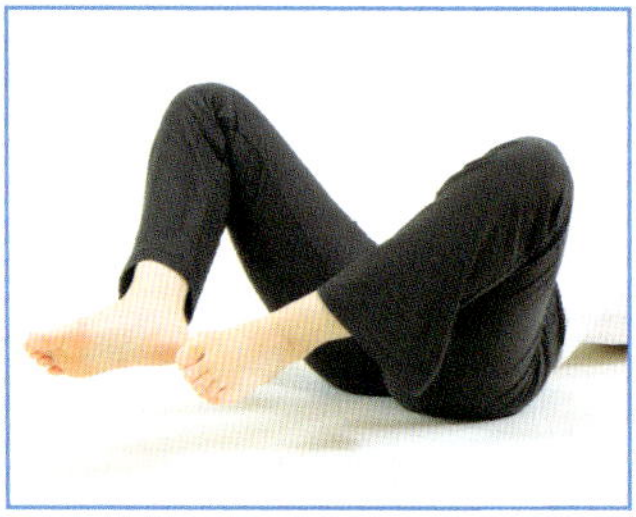

できない人は?

開き具合に左右差がある場合は、やりにくい側を重点的におこなうとゆるんでくる

4 ひざを外側に開き 遠回りさせながら上げていく

外から回すことで股関節がゆるみ、腰に力が集まりやすくなる

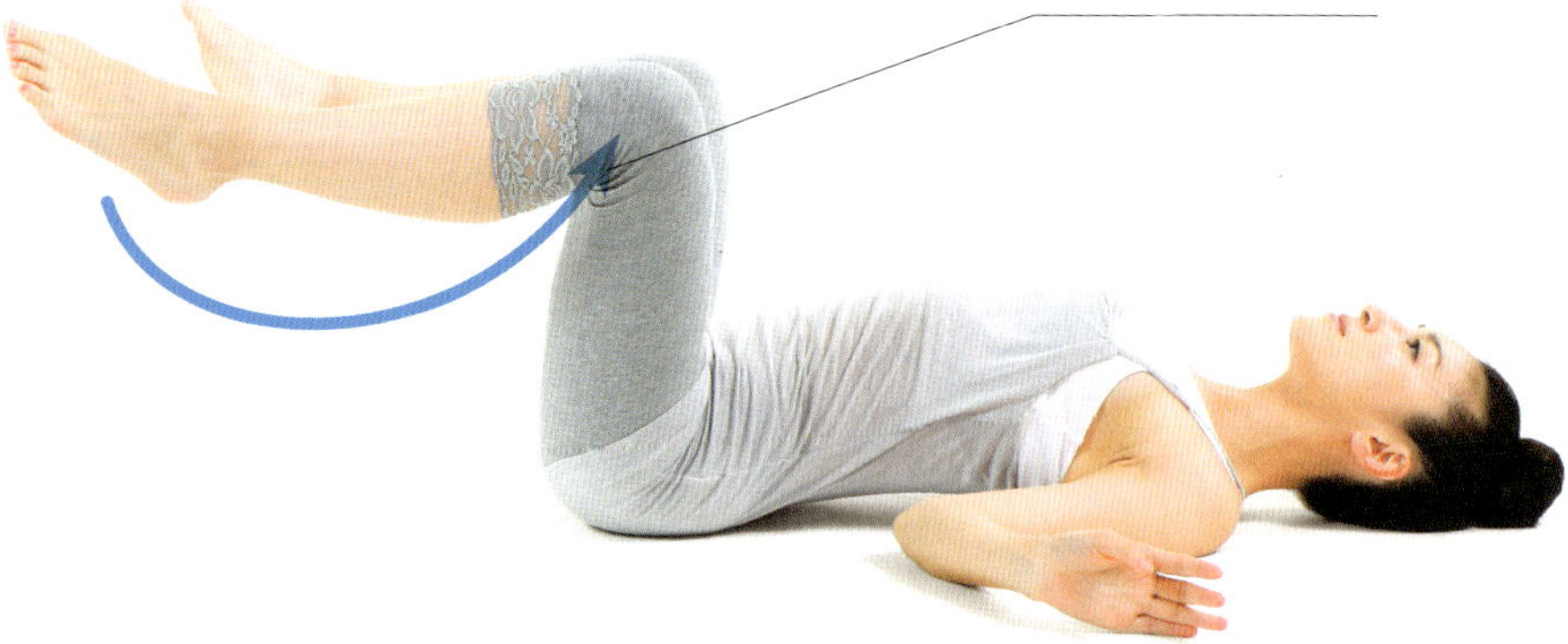

5 上げたひざを胸に近づけたら少し戻す。このとき脚の重みを腸骨で感じられればOK

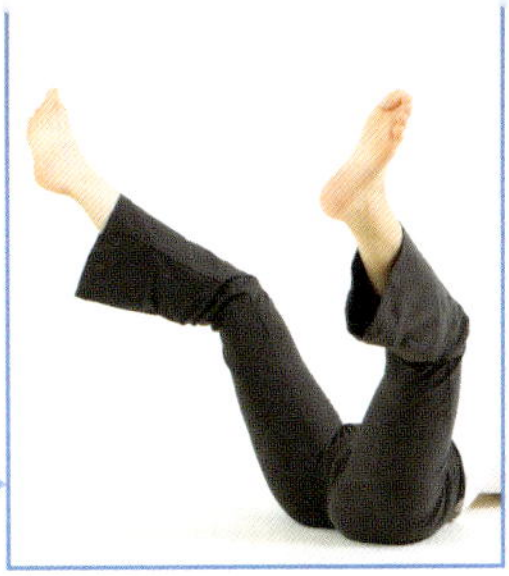

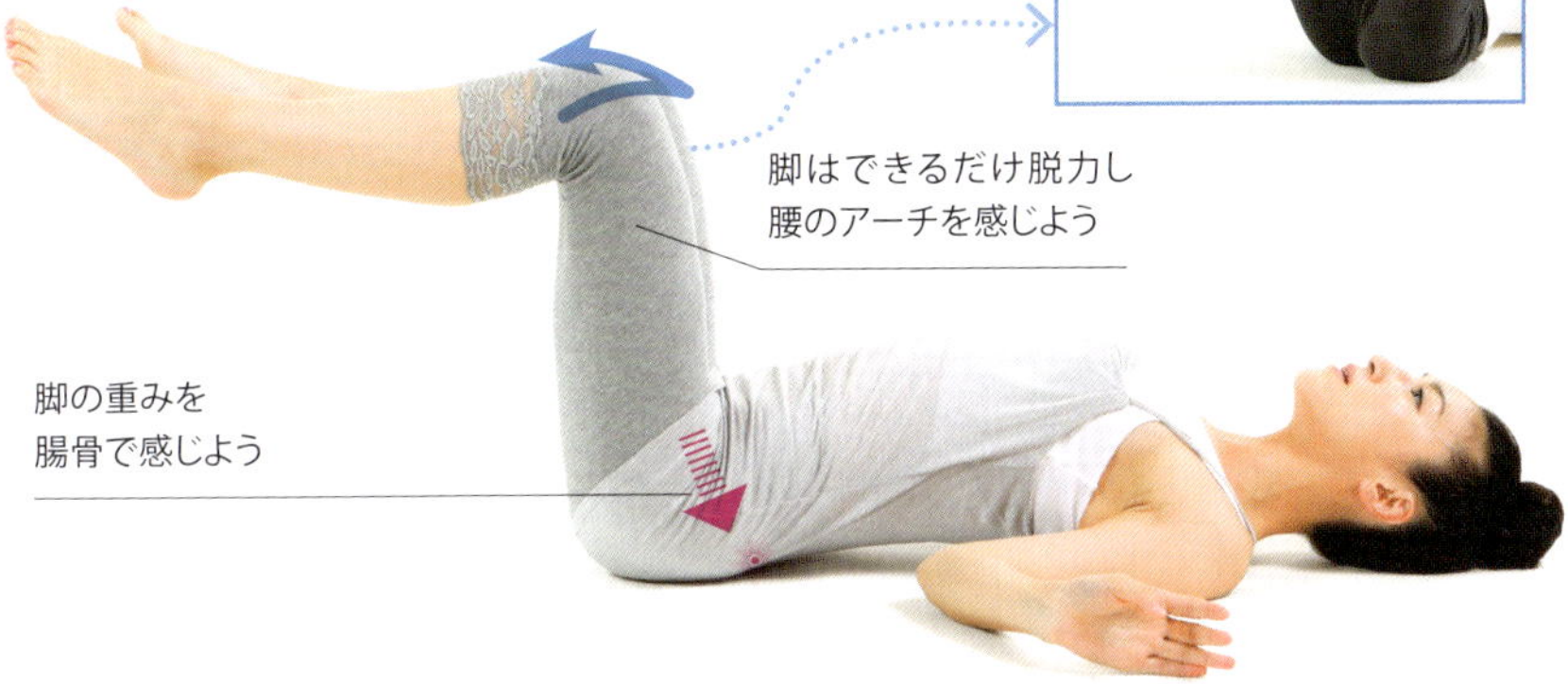
脚はできるだけ脱力し
腰のアーチを感じよう
脚の重みを
腸骨で感じよう

6 腸骨で重みを感じたまま ゆっくり下ろしていき、最後にはさみ込むように脚を閉じる

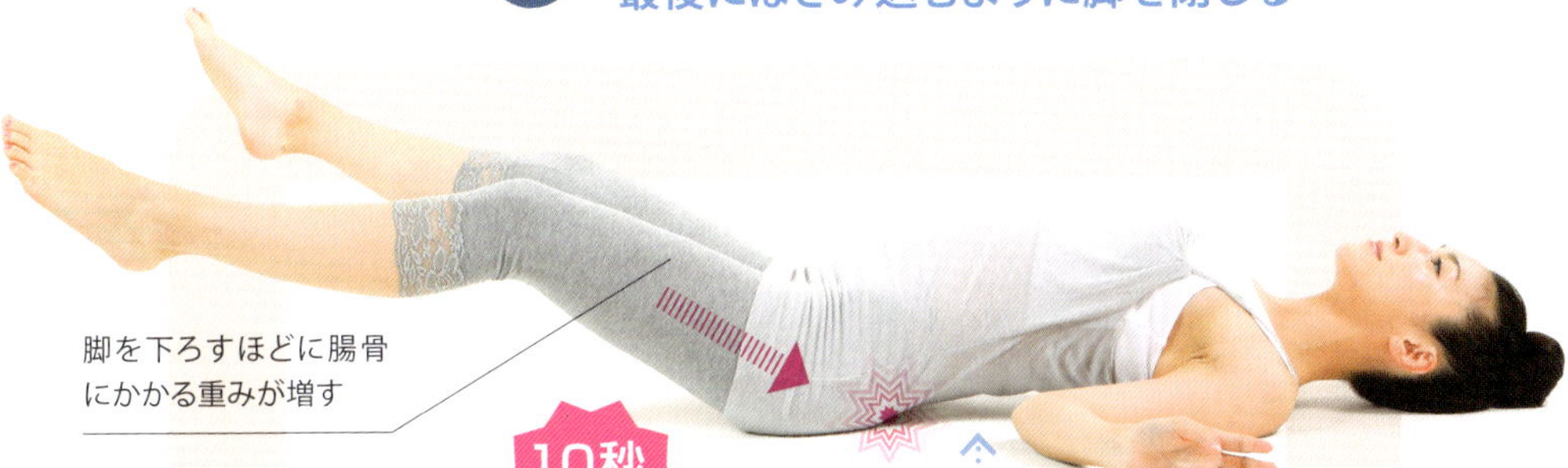
脚を下ろすほどに腸骨
にかかる重みが増す
10秒
刺激

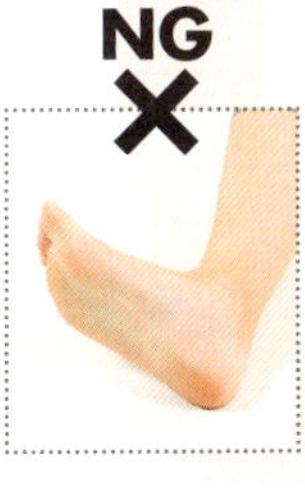
NG
×

足首を固めたり、ひざを伸ばしすぎたりすると体の連動が途切れる。なるべくゆるめよう

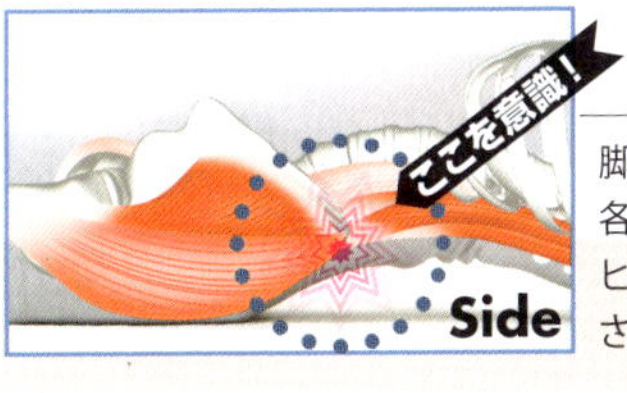
ここを意識！
Side

脚が下がるにつれ各殿筋がはたらいてヒップアップが強調される

7 終了後、下腹部に大きく息が入ればOK

腰のあたりが汗ばんだり熱くなったりすることが感じられるのも、目安のひとつ

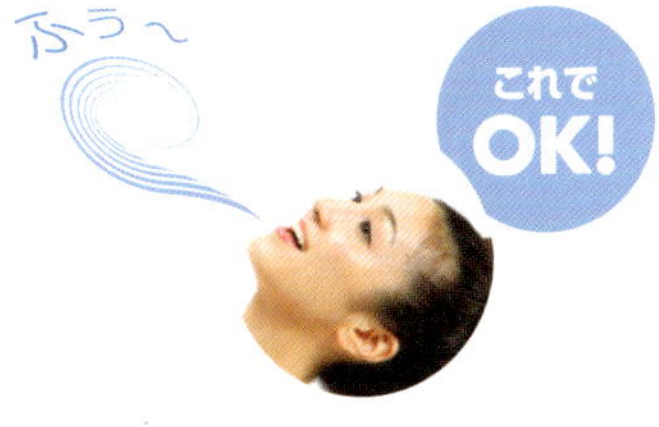
ふう〜
これで
OK!

ときおり、しびれる感じがする

医学的には、おもに神経が圧迫されることでもたらされる症状と診断されます。とくに多いのが、椎間板ヘルニアや背骨の変形から、背骨を通る脊柱《せきちゅう》管と呼ばれる大きな神経の通路が圧迫され、しびれるケース。この場合は悪化すると日常生活に支障をきたすため、病院でしびれや麻痺を訴えるとＭＲＩによる詳細な画像診断を勧められます。

そのため基本的にしびれが生じたときは、一度受診して手術が必要な症状か確認すべきですが、画像からは異常が見当たらないことも。これは、静止状態の体を撮影した画像から判断したことが大きいのではないかと思います。

人体力学を用いて調べると、腰椎の可動性の低下、もしくは画像診断では異常を見つけるのが難しい仙骨からきている可能性があることがわかります。

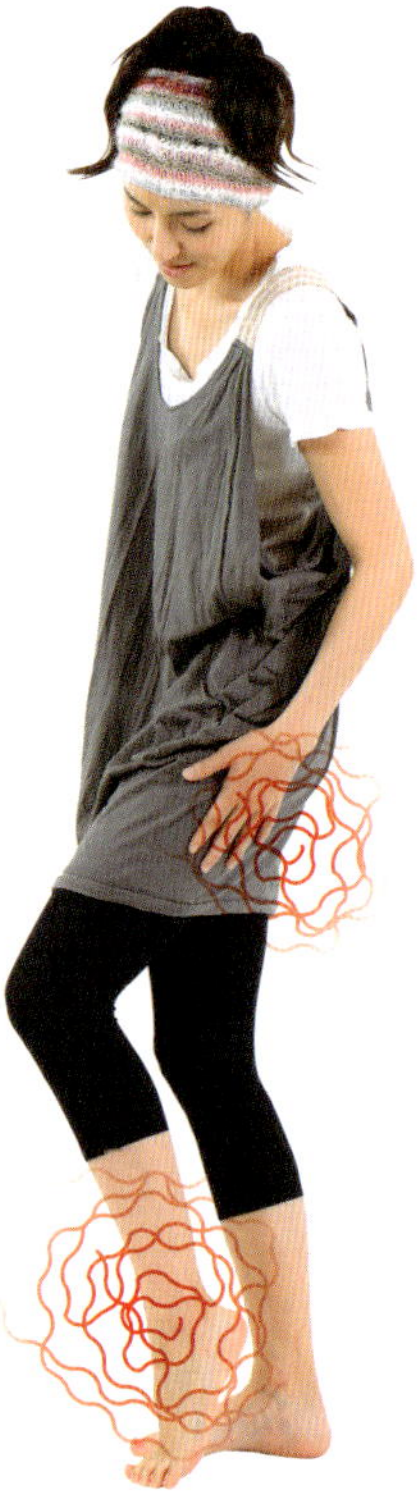

1 腰椎5番が出ると腰椎全体のはたらきが鈍る

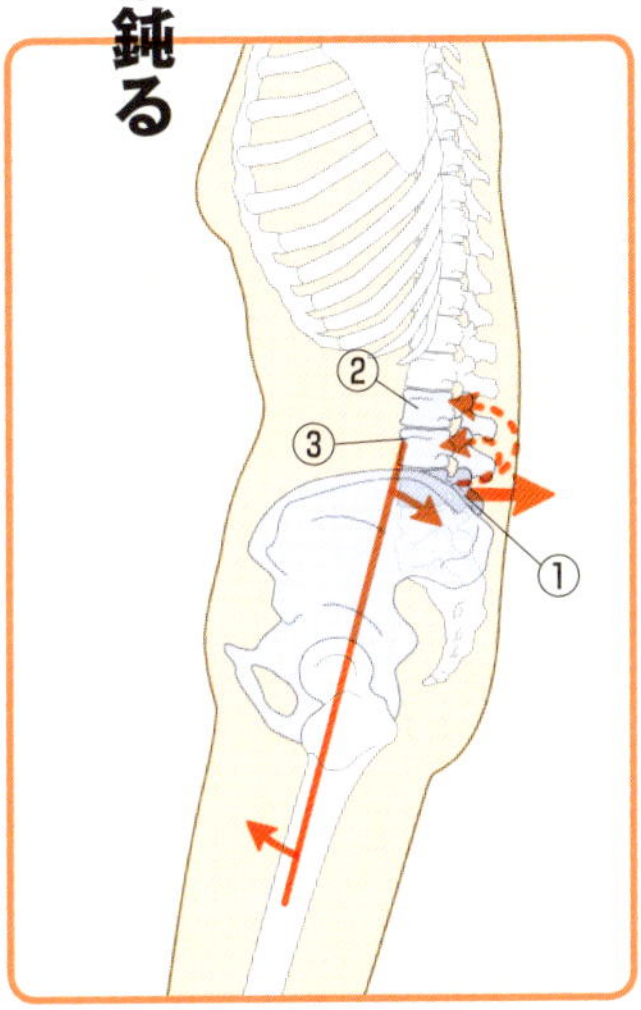

長時間座って痛む状態が続くと、骨盤の後傾から①腰椎5番が出っ張ったままになる。すると、すぐ上にある②腰椎3番、③腰椎4番にも負荷がかかり硬直。動きも鈍くなり、腰全体のはたらきが悪くなる。

2 腰椎で上半身を支えられず大・中・小殿筋が硬直

次ページへ

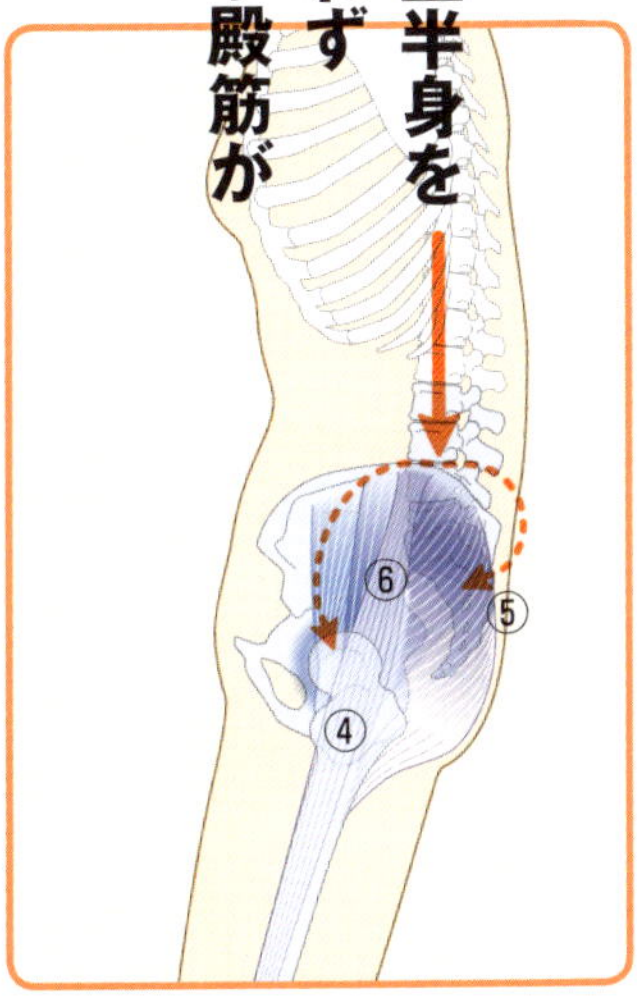

腰から柔軟性が失われると、上半身の重みを腰椎で支えるのが困難になる。すると骨盤がさらに後傾し、④股関節や⑤仙骨で支えるように。弱っている⑥大・中・小殿筋にいっそうの負荷がかかり、やせ細ってくる。

3

股関節のこわばりが梨《り》状《じょう》筋に影響

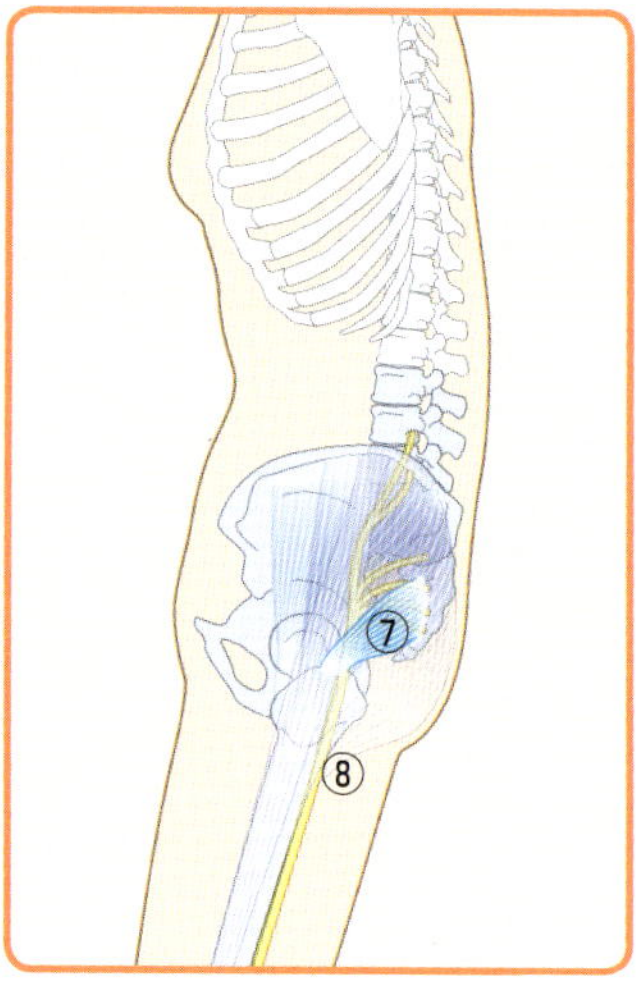

大・中・小殿筋は、股関節の内転、外転の動きを担う。これらがはたらかなくなると、仙骨と股関節を結んでいる⑦梨状筋にも影響する。梨状筋の硬直は⑧坐《ざ》骨《こつ》神経を刺激することもあり、ここからしびれが生じることも。

4

骨盤の後傾から姿勢が悪化

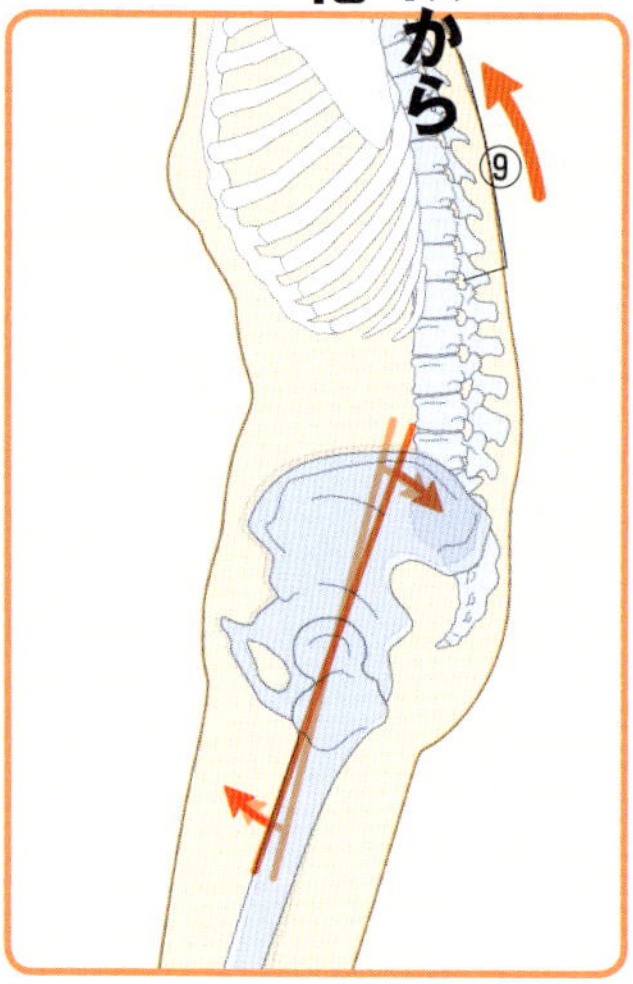

骨盤の後傾がひどくなると、重心は後ろ寄りになる。この状態で生活するために、⑨胸椎を使って上体を前に移動させる。すると椎骨全体が弓なりになり、背中の曲がった老人のような姿勢へと変わっていく。

逆転の体操
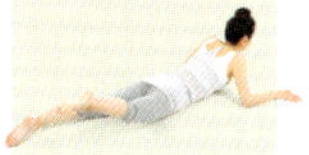
P.076
これが効く！

5

脊柱《せきちゅう》起立筋群にもストレスがかかり痛む

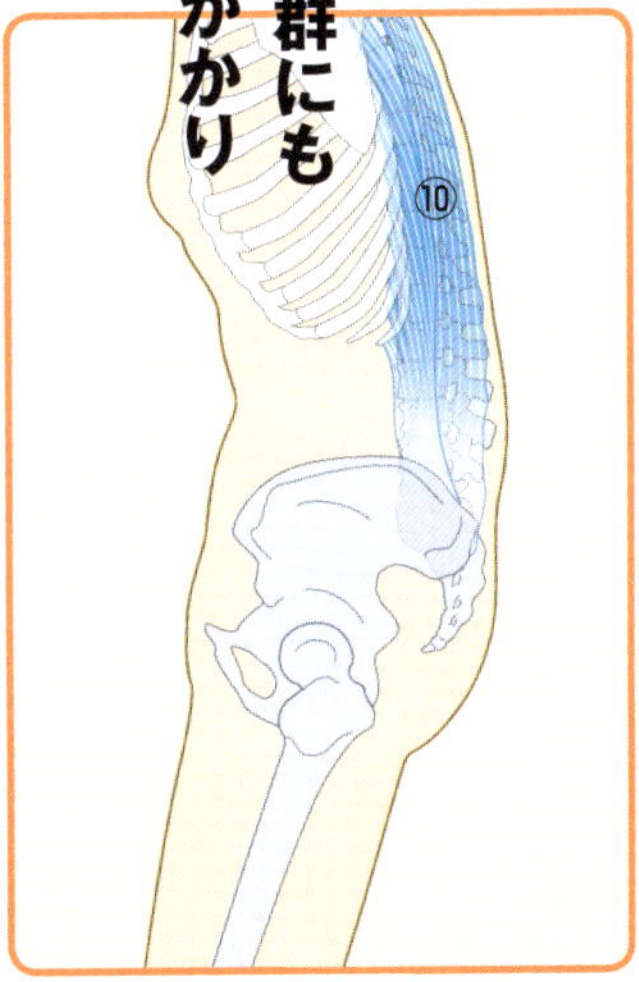

前屈したことで⑩脊柱起立筋群にストレスがかかり、動きが制限されて血行不良による痛みが生じる。この段階なら「蒸しタオル法（P064参照）」などによる刺激で解消できる場合もあるが、放っておくと痛みは増す。

6

仙骨に強いストレスがかかり神経にも影響

腰痛発生

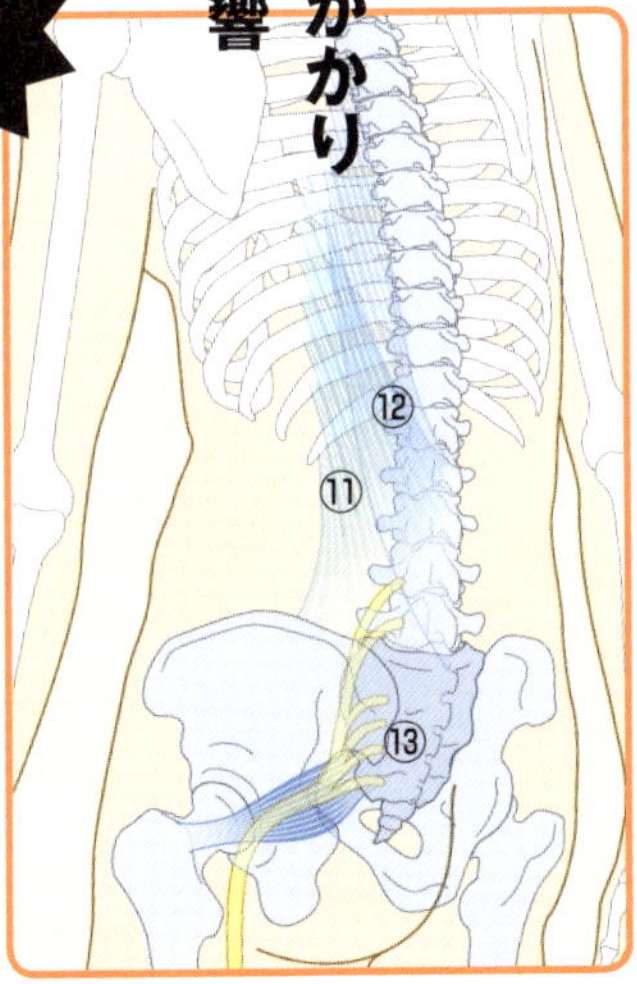

梨状筋や⑪腰腸肋《ようちょうろく》筋、⑫胸最長《きょうさいちょう》筋は、⑬仙骨孔《せんこつこう》の２番から４番に付着している。筋肉の硬直と姿勢により仙骨に大きなストレスが加わり、ここから出ている神経にも影響を与えて、しびれに至る。

DVDに収録

逆転の体操

極まれば朝晩1回でOK!

衰えた中殿筋を刺激する

腰まわりの筋肉や関節が「動かない」人は
上半身の力を利用して活力を与えるのが効果的。
続けることで、硬くなりやせ細った中殿筋が刺激され、だんだん蘇ってくる

1 うつぶせになり床をすべらせるように腕を上げていく

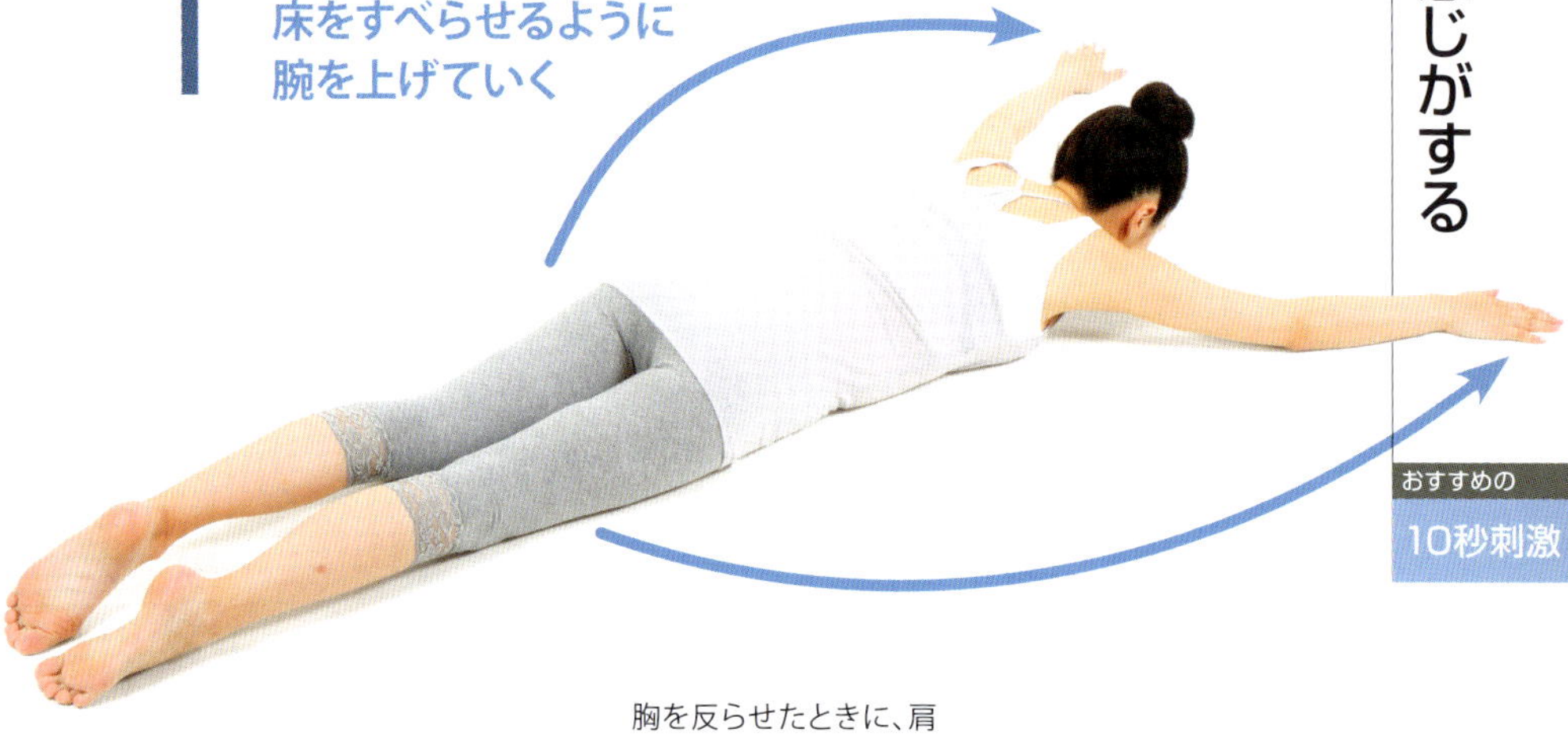

2 ひじから指先までを支えに軽く胸を反らせる

胸を反らせたときに、肩甲骨が少し寄った感じがあればOK

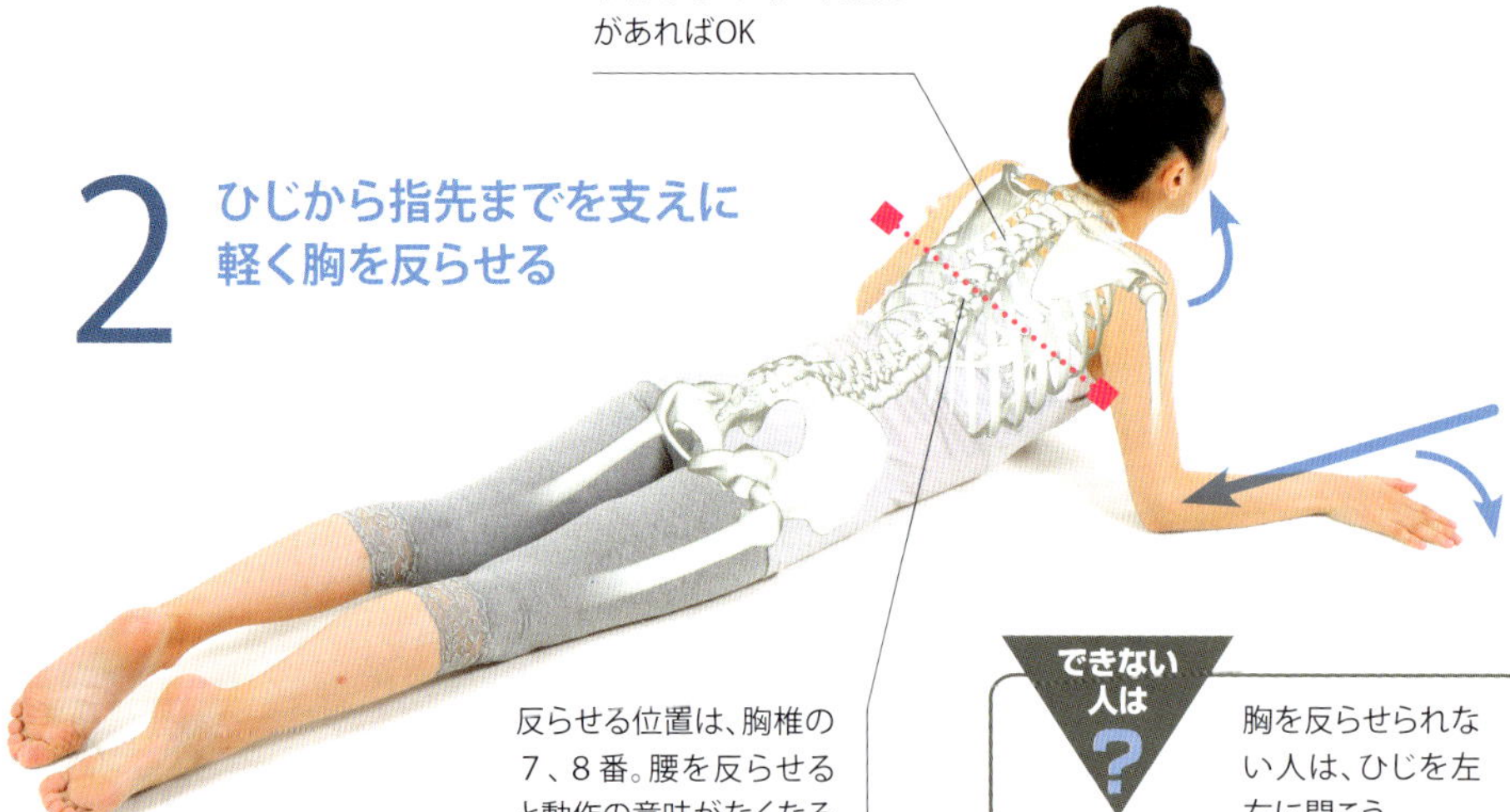

反らせる位置は、胸椎の7、8番。腰を反らせると動作の意味がなくなる

できない人は?

胸を反らせられない人は、ひじを左右に開こう

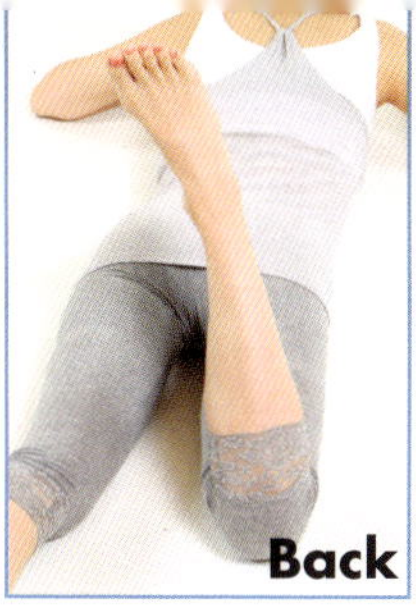

股関節の固い人ほど、つま先が内に入る

3 右のひざを曲げる

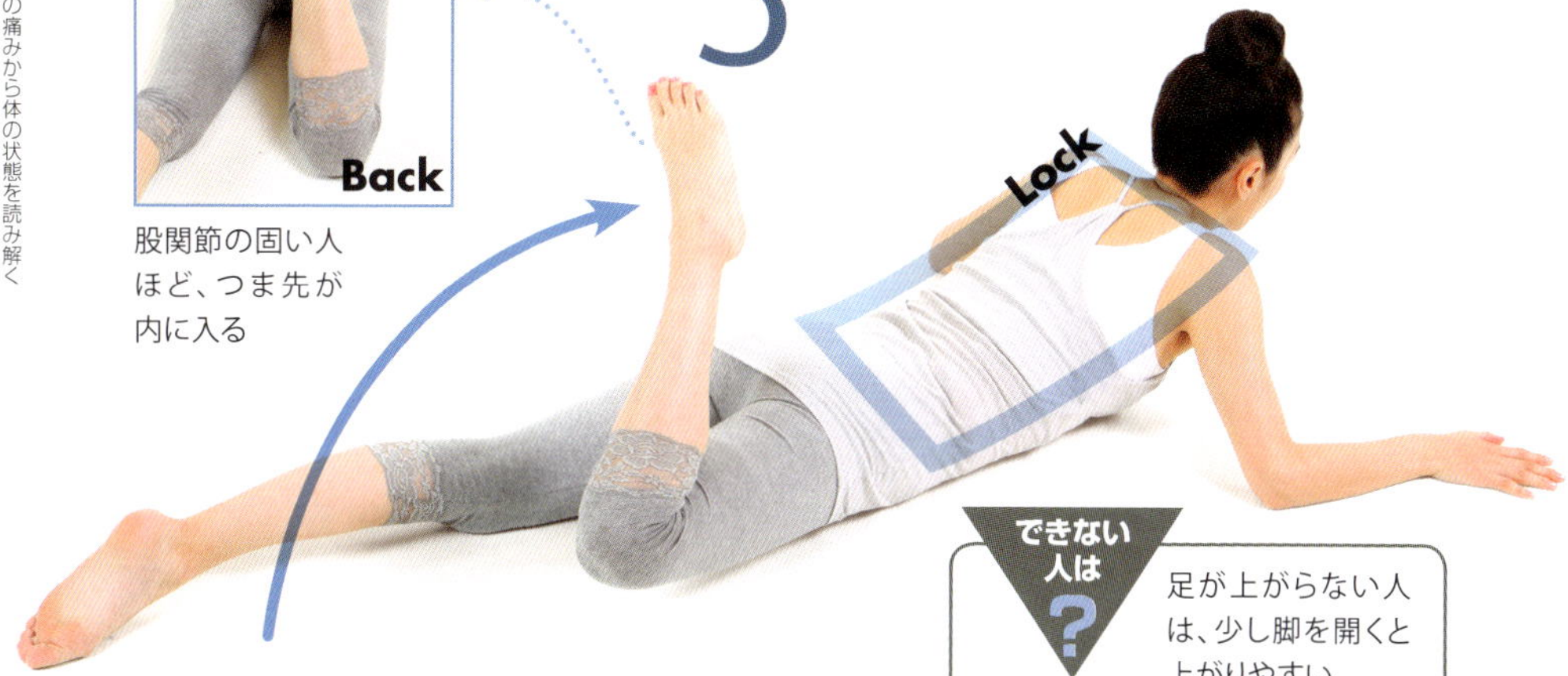

できない人は？

足が上がらない人は、少し脚を開くと上がりやすい

4 曲げた脚を床から離し少し脚を開きつつ斜め上方向へグッと伸ばす

10秒刺激

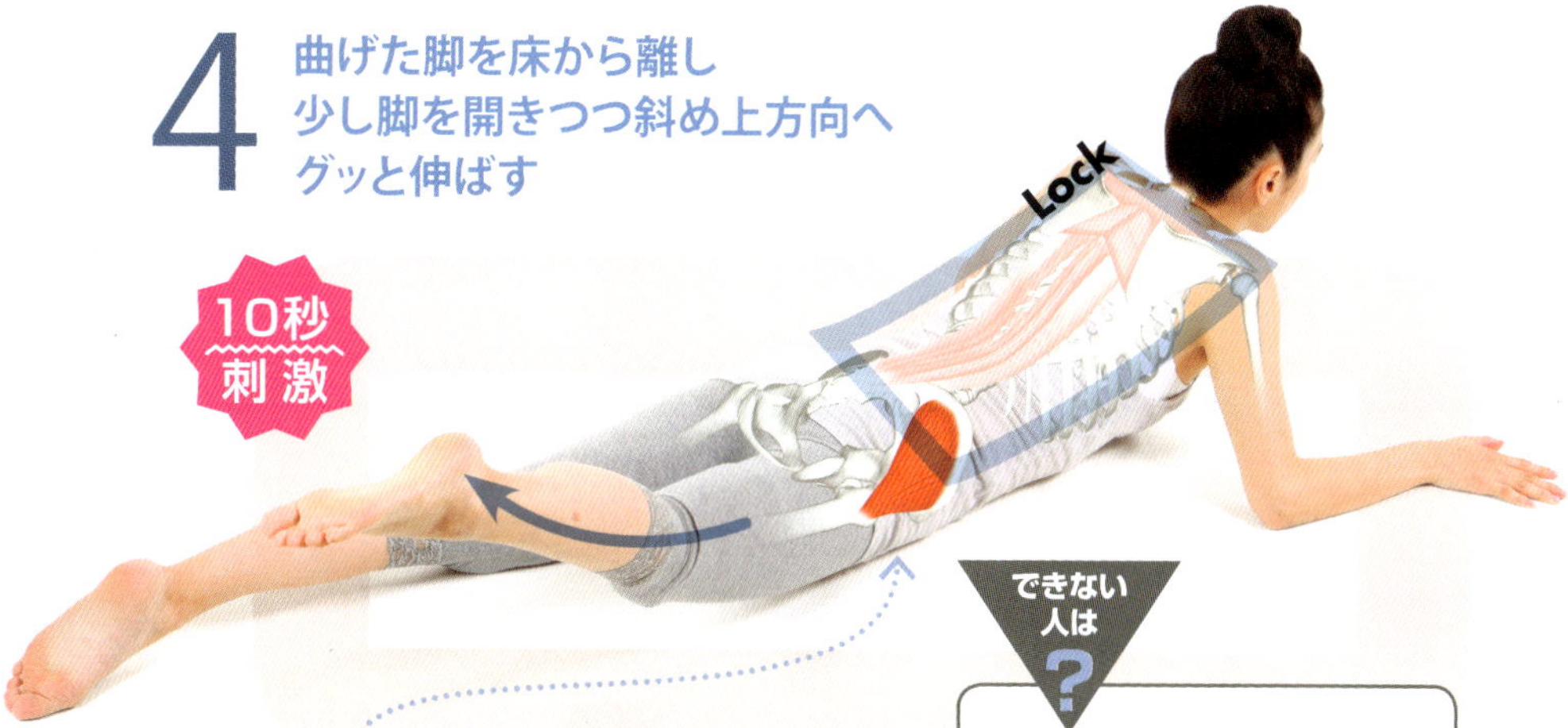

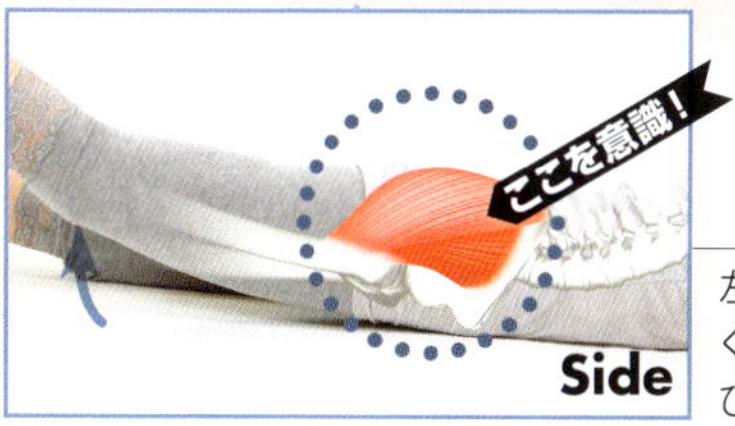

左右の腰はなるべく接地させ、腰はひねらない

できない人は？

ひざを伸ばしたときに脚が浮かない、あるいは胸が落ちる人は、「腰を強くする体操（P142参照）」でまず腰をゆるめよう。大腿《だいたい》二頭筋がつる人は腸骨の動きが悪い。「腰のめざまし体操（P058参照）」や、「こうもり様体操の複合体操（P100参照）」でゆるめよう

5 脚をゆっくり下ろしてから腰の力をゆるめる。反対側も同様に

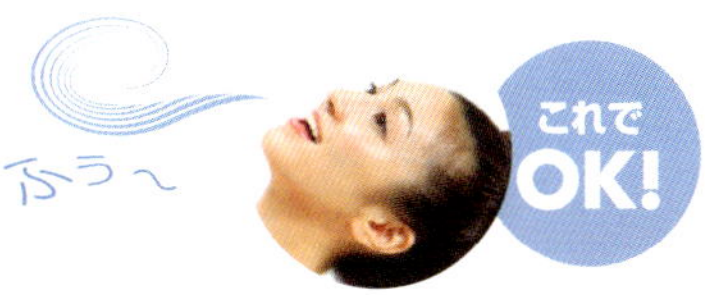

ぎっくり腰になりそうで不安

西洋医学では、椎間板や椎間関節に大きな刺激が加わる、あるいは刺激で飛び出たヘルニアが神経を刺激する、などが原因と考えられています。

しかし現代人の多くは、日常生活で腰に強烈な負担をかけ続ける動きからは縁遠いはず。にもかかわらず発症する人が多い理由は、腰の筋肉にあります。

骨は筋肉で守られていますが、筋肉がはたらかないと動作の衝撃を骨で受けることに。するとどんな動きも、ぎっくり腰を起こしかねない危険な刺激となりうるのです。

人体力学で体の構造を読み解けば、なぜ腰の筋肉がはたらかなくなったのかという根本原因まで突き止められます。

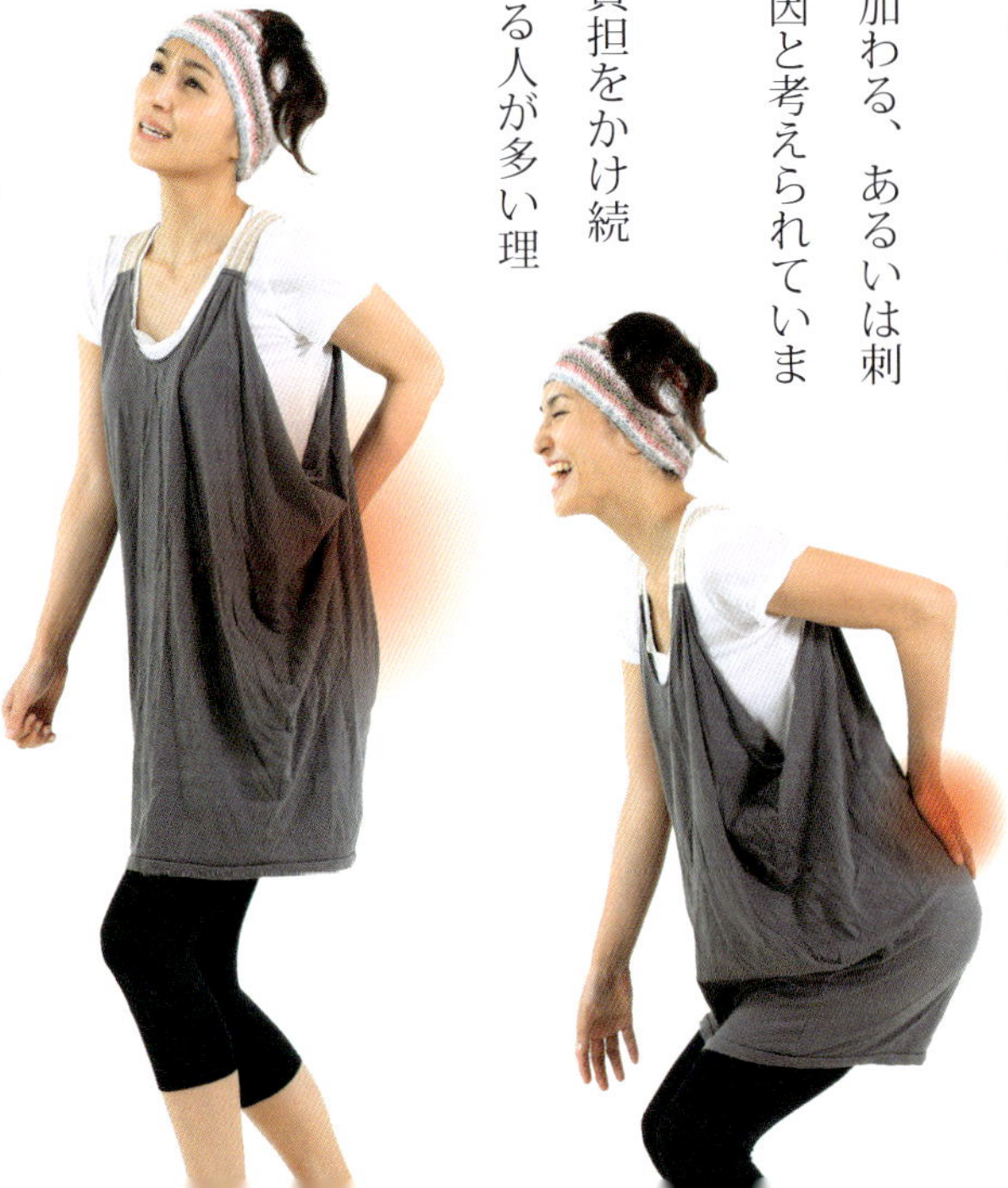

1 心理的ストレスから大脳が緊張し胃に影響する

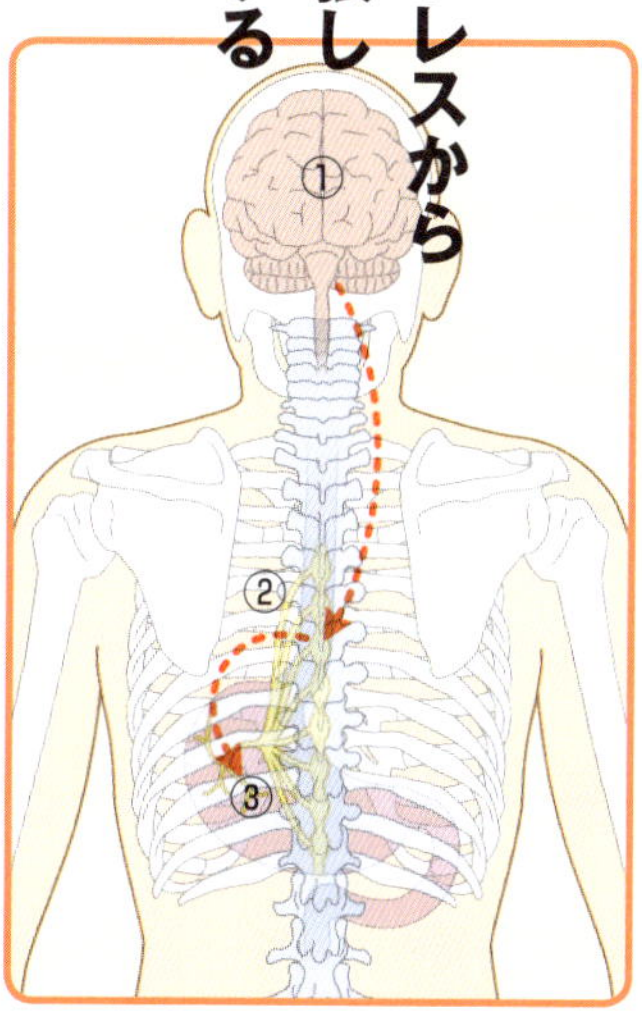

心理的なストレスが重なると①大脳が緊張していく。すると②自律神経のバランスがくずれ、③胃に悪影響があらわれやすくなる。

2 胃の硬直が周囲に広がり腹直筋の力がなくなる

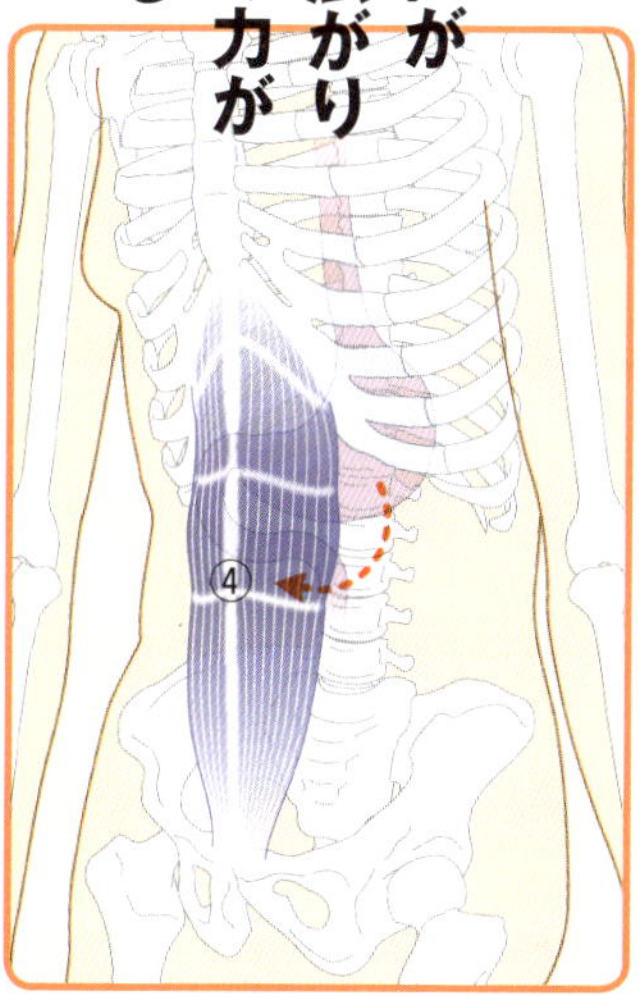

胃へのダメージは神経を介し、腹部全体へと広がっていく。胃潰瘍《かいよう》など胃に深刻なダメージが加わるとさらに悪化し、直下にある④腹直筋の力が抜け始める。

次ページへ

3 季《き》肋《ろく》部《ぶ》周辺の筋肉が弱くなる

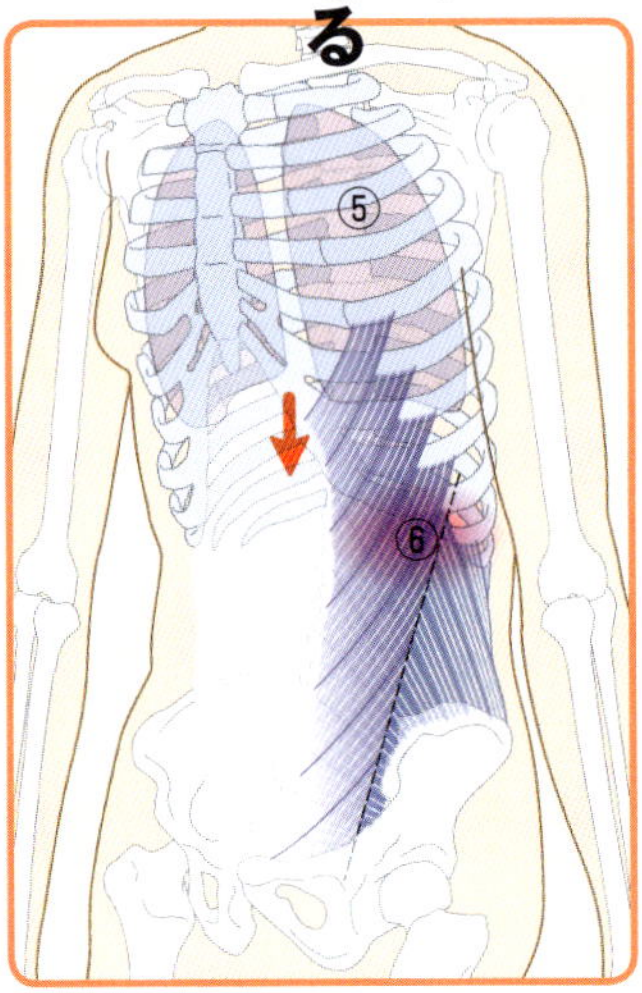

また、心理的ストレスから息を吸う力が弱くなり、⑤肺の動きが悪くなる。すると肋骨全体が下がって肋骨のすぐ下あたりの⑥季肋部が詰まり、体をひねる動作や倒す動作（内腹斜《ふくしゃ》筋・外腹斜筋）がスムーズにおこなえなくなる。

4 肋骨の可動性が悪くなって骨盤に影響

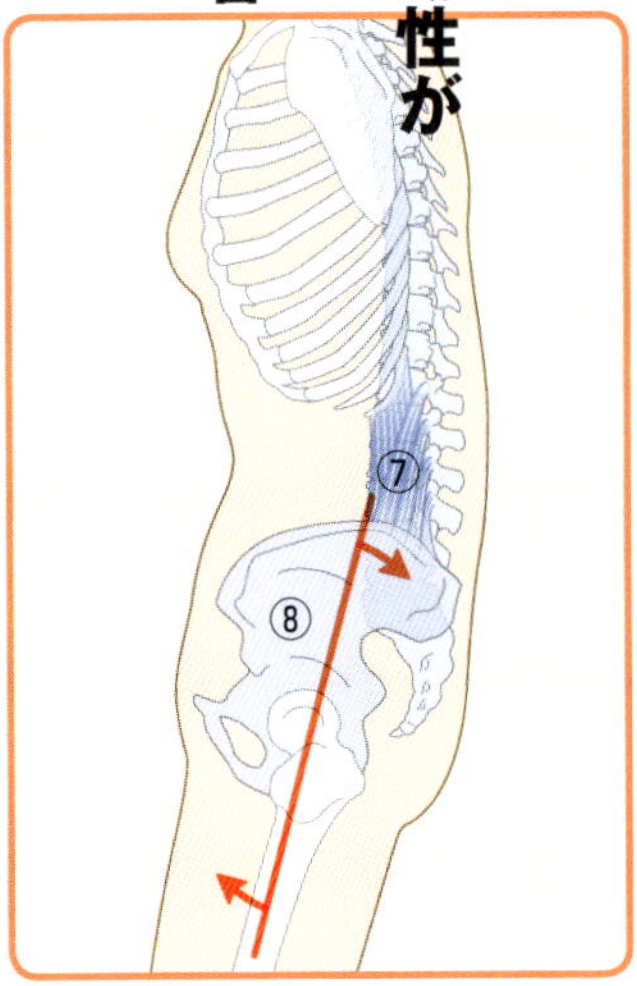

体幹の動きが制限されると肋骨の可動性が悪化し、これにより肋骨と腸骨稜《ちょうこつりょう》を結ぶ⑦腰方形《ようほうけい》筋が硬直して、腸骨が動かなくなっていく。すると⑧骨盤が後傾し、全体的に動きが硬くなる。

※猛暑が直接的に体を硬直させることで、ぎっくり腰に似た症状が生じる
※内臓疲労（食べすぎ）や猛暑の影響で呼吸器に負担がかかることでも同様の症状が出る

腰椎の捻転体操

P.082

蒸しタオル法
深息法《しんそく》

P.064
P.085

整体スクワット

P.146

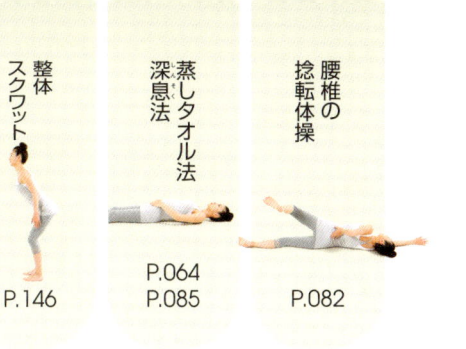

これが効く！

5 呼吸の弱まりが下後鋸《かこうきょ》筋にも影響し下丹田《しもたんでん》にも連鎖

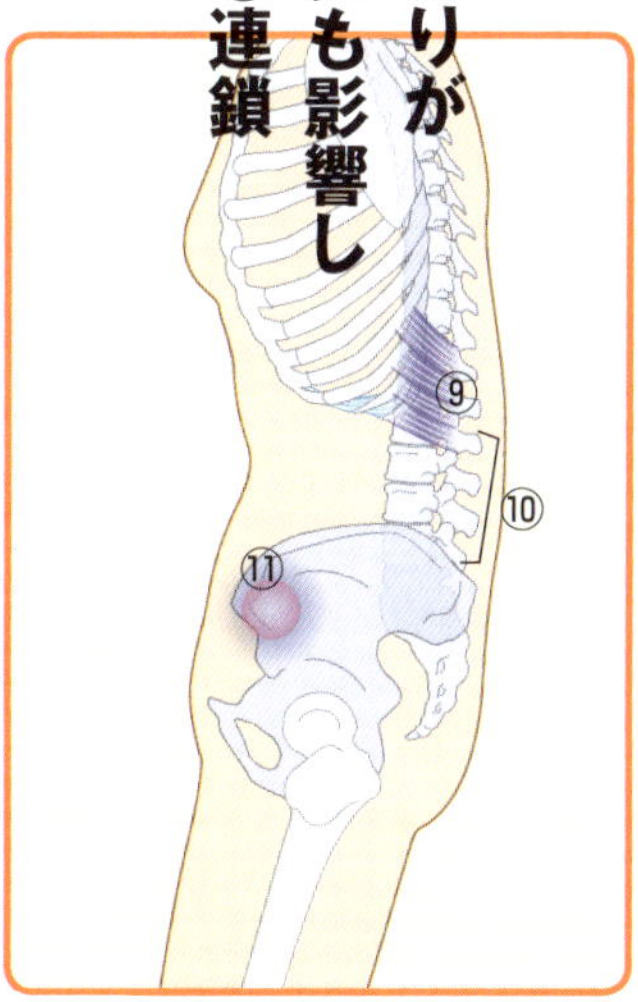

呼気が弱まると、横隔膜《おうかくまく》をサポートする⑨下後鋸筋にさらに負担がかかり硬直し始める。この筋肉は胸椎の１２番から腰椎２番とつながっているため、⑩腰椎3～5番にも負担がかかる。その呼吸の制限から⑪下丹田に呼吸が入らなくなり弛緩《しかん》する。

6 さまざまな要因が重なり腰は機能不全に

腰痛発生

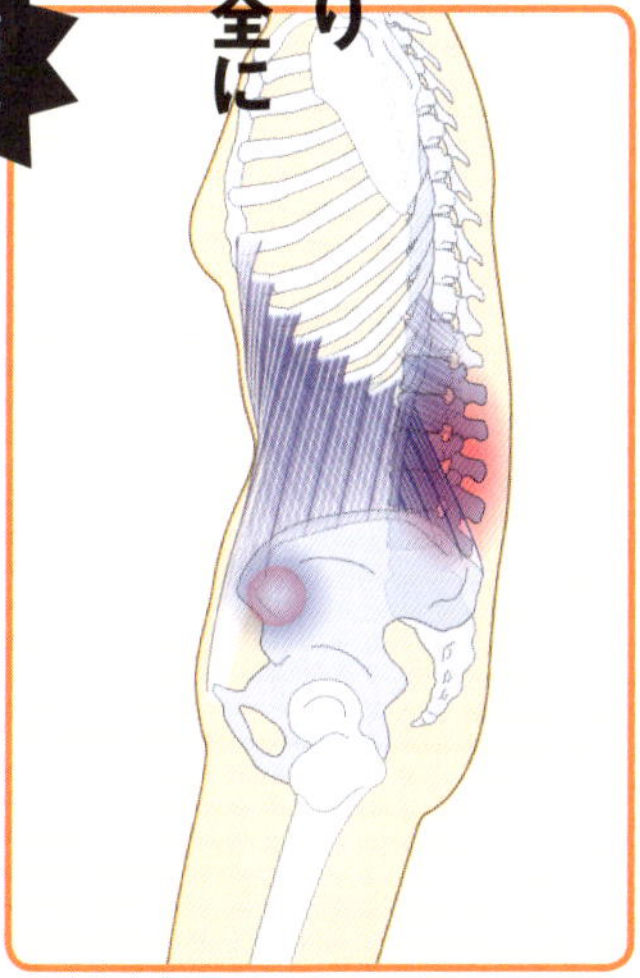

腹直筋から力が抜ける、体幹の動きが制限される、下丹田の弛緩、腰椎への負担が重なって耐えきれなくなり、突然激しい痛みに襲われる。

腰椎の捻転体操

活力を失った腰に力を呼び戻す

ぎっくり腰を何度か経験した人なら、その予兆を感じ取れる。
これは腰から力が抜けてきたことで察知できるもの。
少しでも危険を感じたら、この体操で力を取り戻そう

極《き》まれば
朝晩1回で
OK!

1 あお向けになり右手を上げ 左のひざを床にすべらせるようにして大きく開く

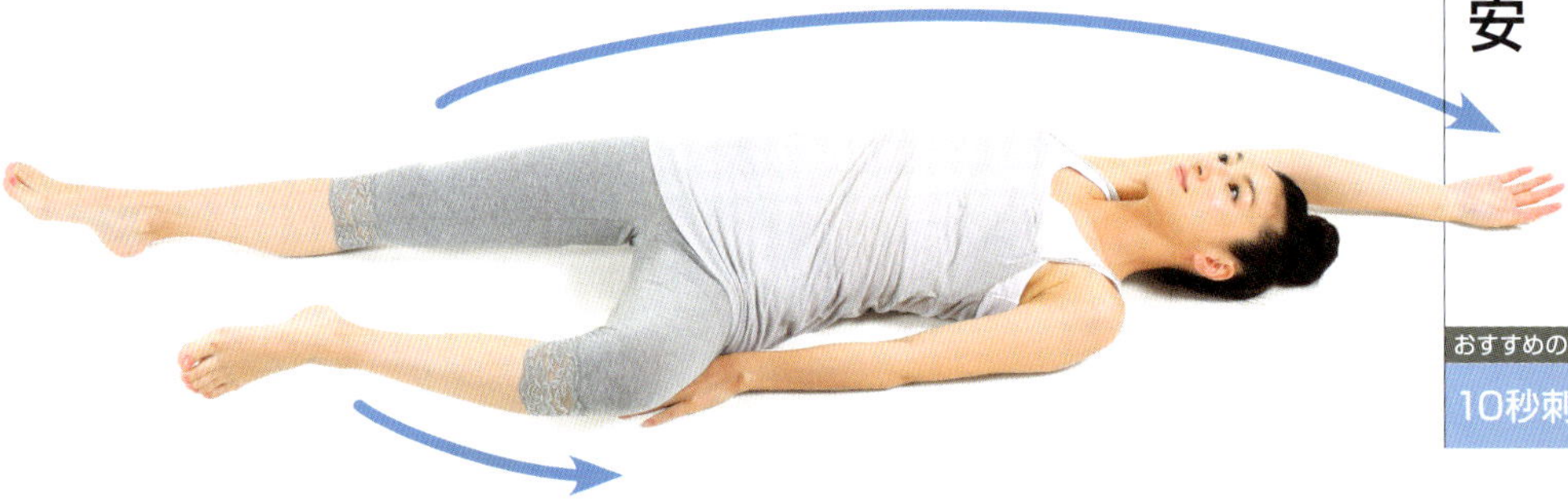

2 ひざを内側に倒し その動きにつられるように腰をひねる

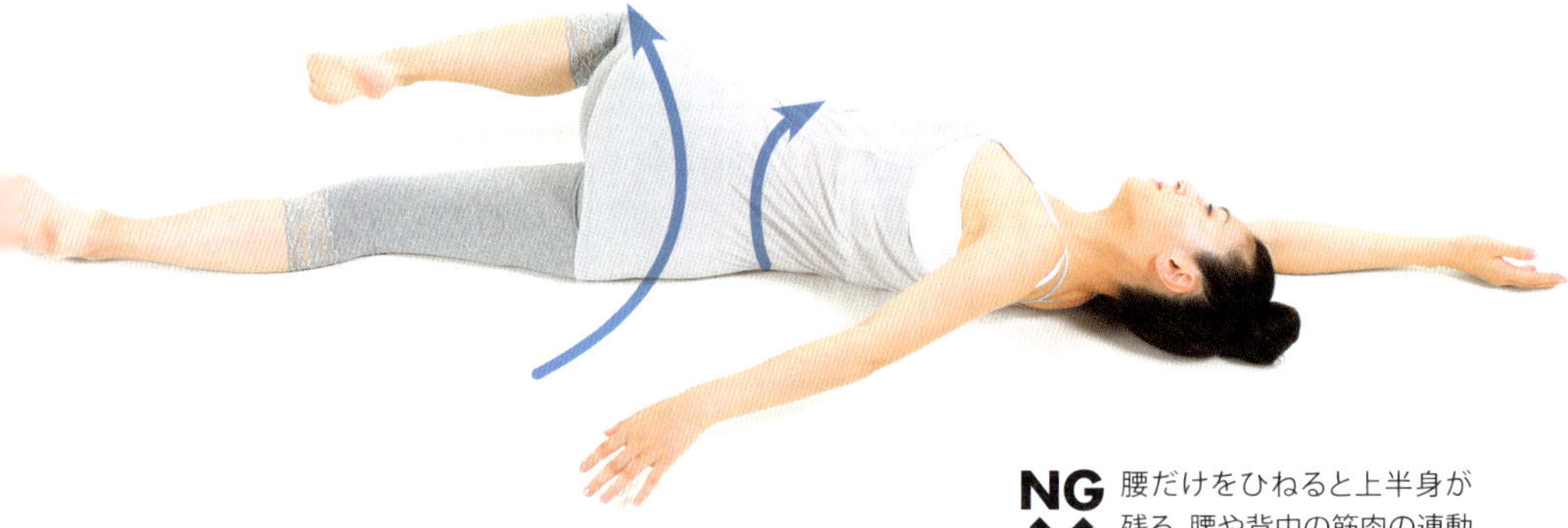

NG ✕ 腰だけをひねると上半身が残る。腰や背中の筋肉の連動を意識しよう

3 左手で腰椎のあたりを押し出っ張っている骨を探す

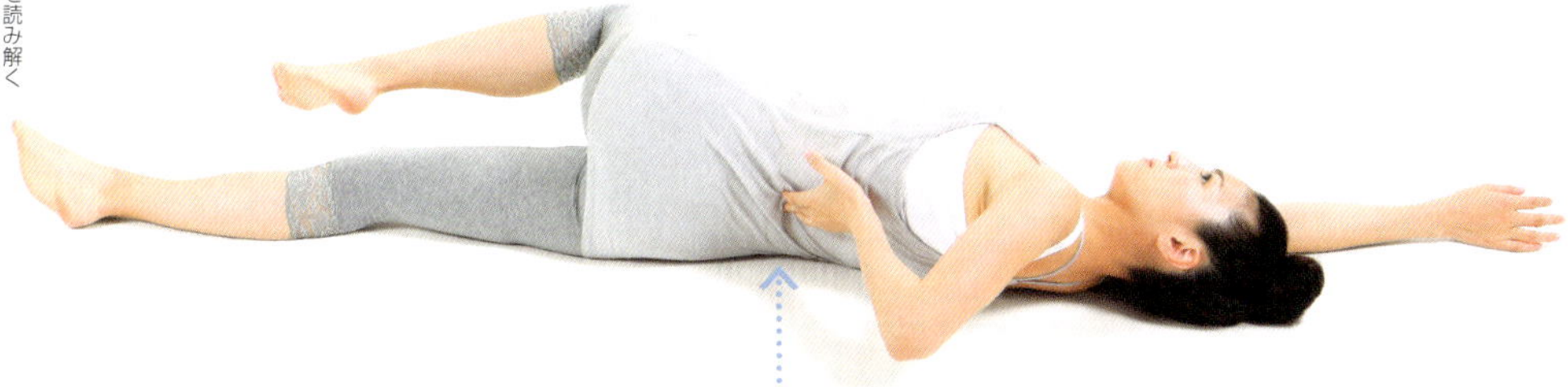

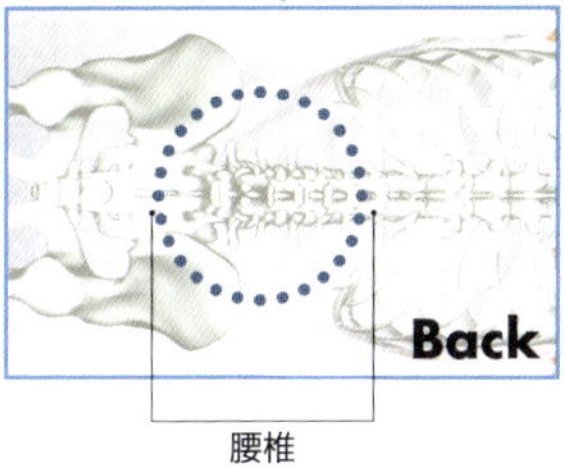

4 右のひざを浮かせゆっくり後ろへ伸ばしていく

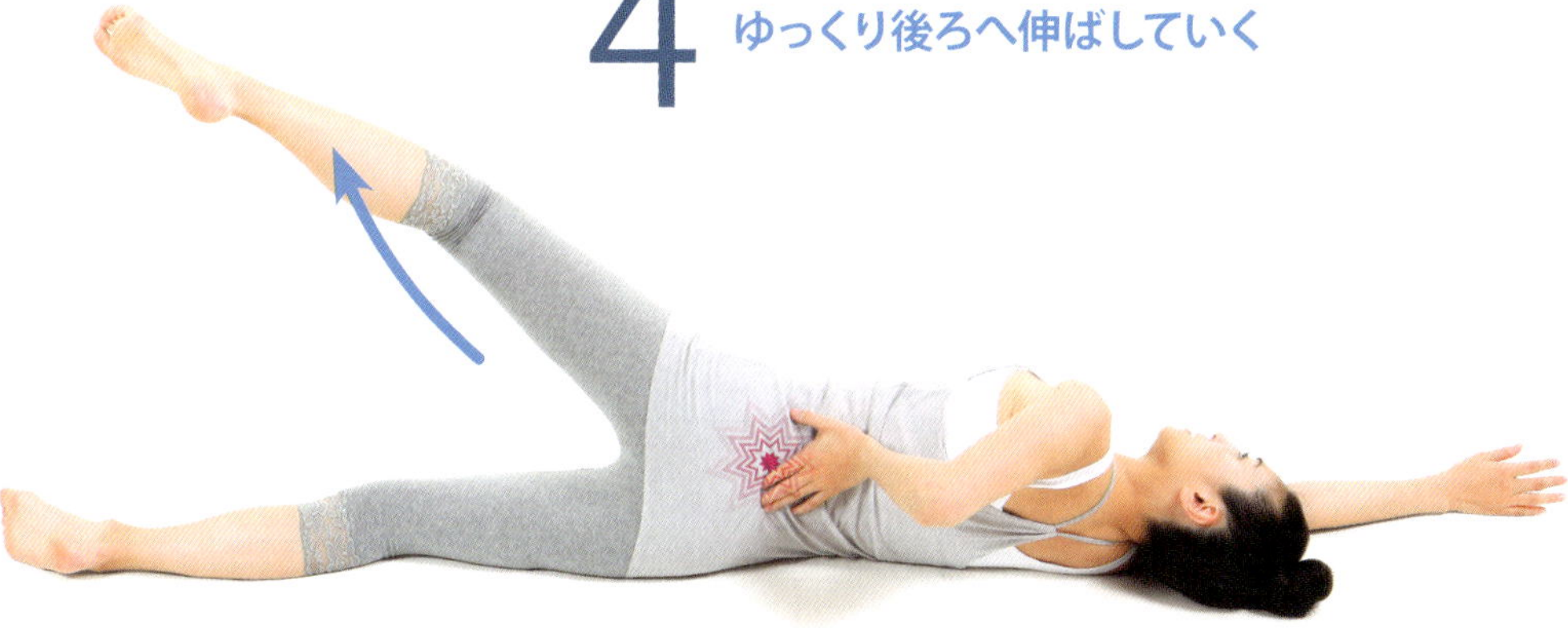

できない人は？

体が安定しない人は、接地する右腕と右脚を動かして安定させよう

次ページへ続く

5 腰椎のアーチが強調されていき、出っ張った腰椎が引っ込んだら浮かせている脚を上下、前後に小さく動かす

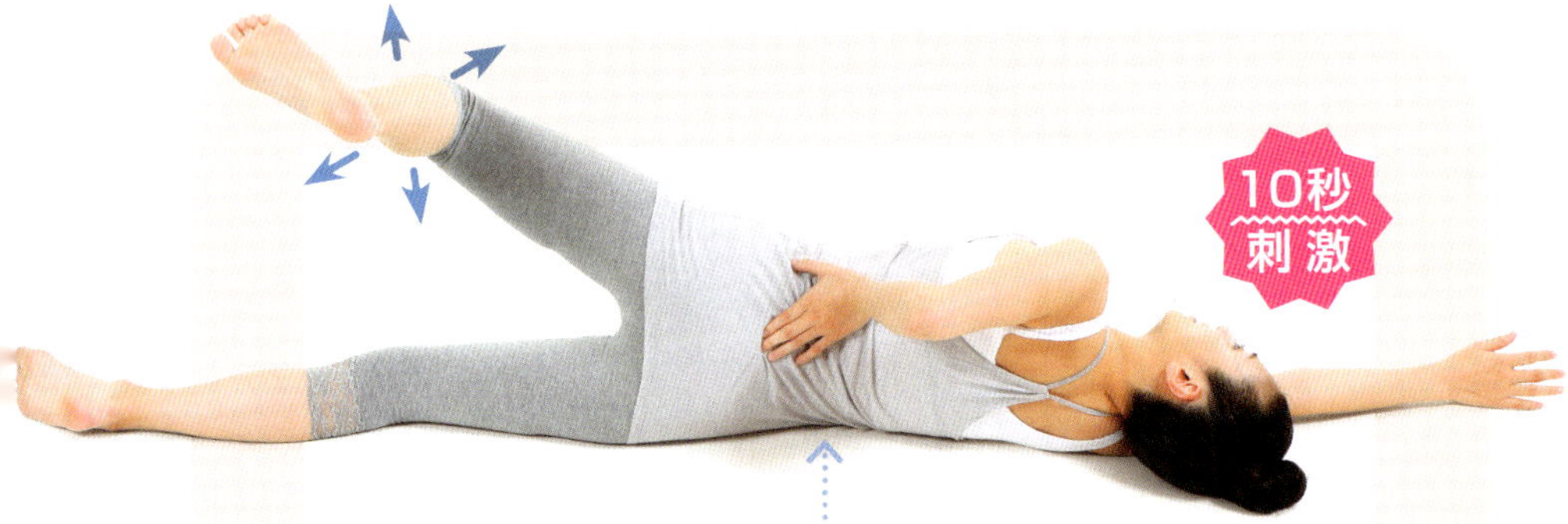

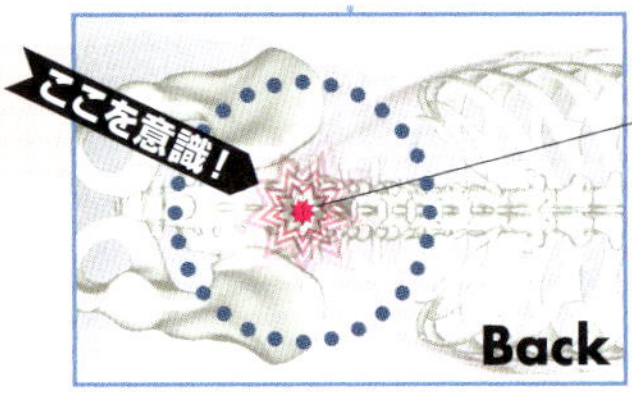

腰椎が引っ込んだら、そこに力の集まりを感じながら、脚を上下左右に小さく動かす

できない人は？

腰椎の感覚がわからないときは、ひざを下げていき、引っかかる部位を見つけてから脚を動かしてみよう

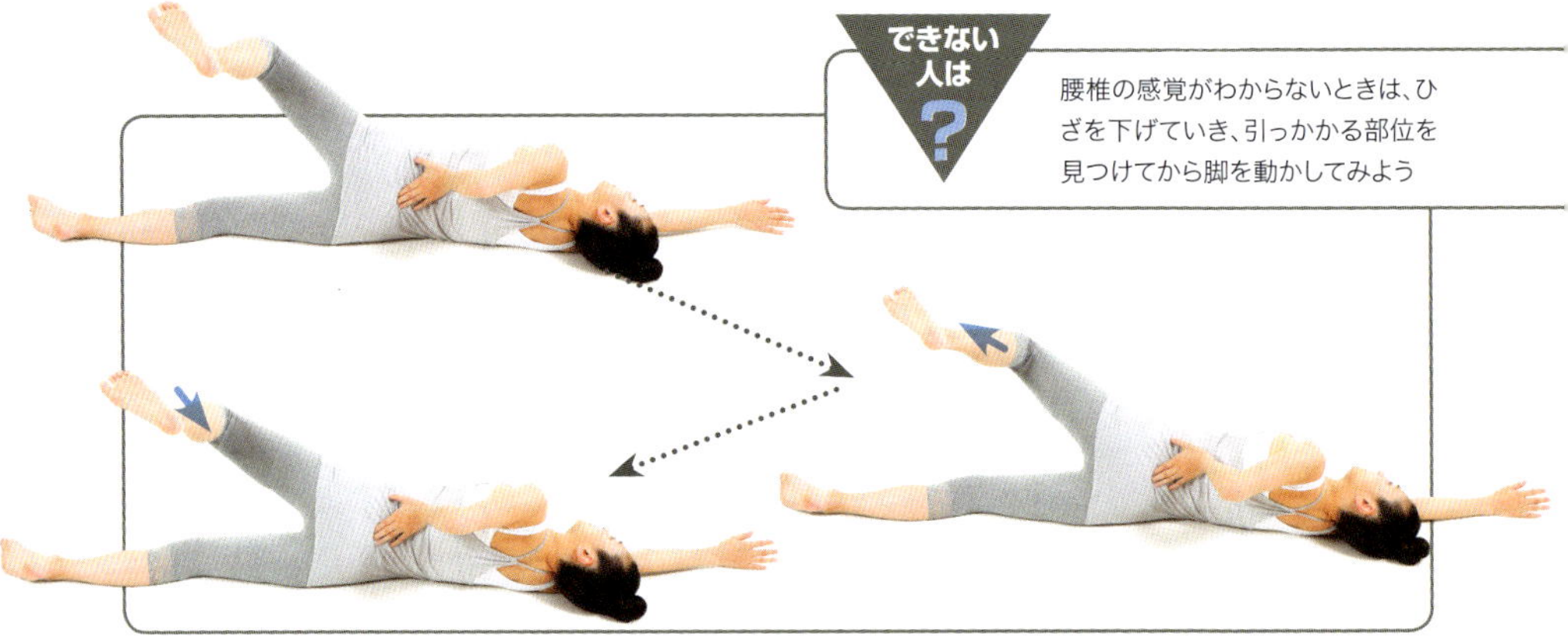

6 脚をゆっくり下ろし、下腹部に大きく息が入ればOK。反対側も同様に

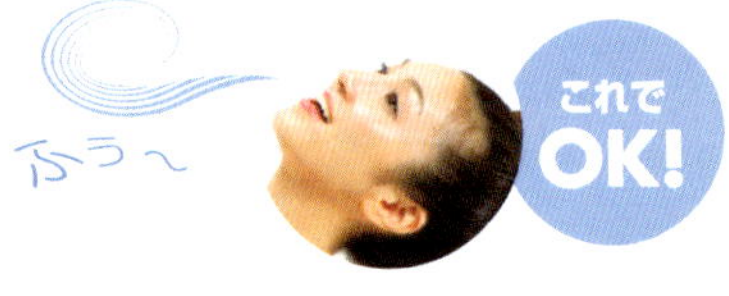

深い呼吸を入れて腰を蘇らせる

深息法《しんそく》

どうしても できない人は ？

腰が弱ると呼吸が浅くなり、下腹まで使った呼吸ができない。
下腹の動きを取り戻し、深い呼吸をすることで下丹田《しもたんでん》を刺激し、腰を蘇らせる。
腰にまつわる、すべての症状に効果的

1 あお向けになり、お尻の下に手を入れて腰にアーチをつくる

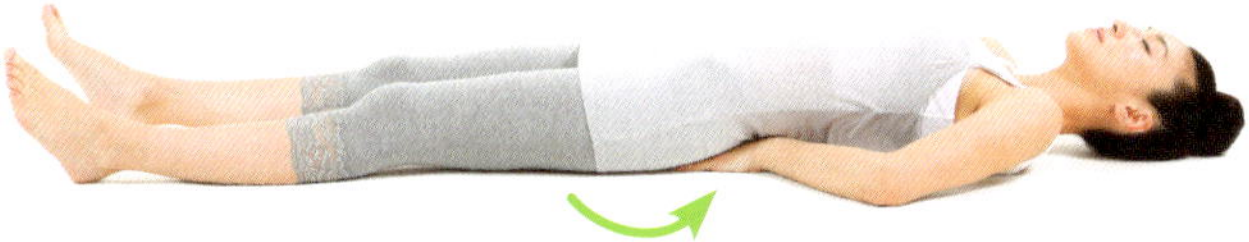

2 下丹田（恥骨から指3本分上）に指先を当て大きく息を吸い込む。4～5回大きく呼吸する

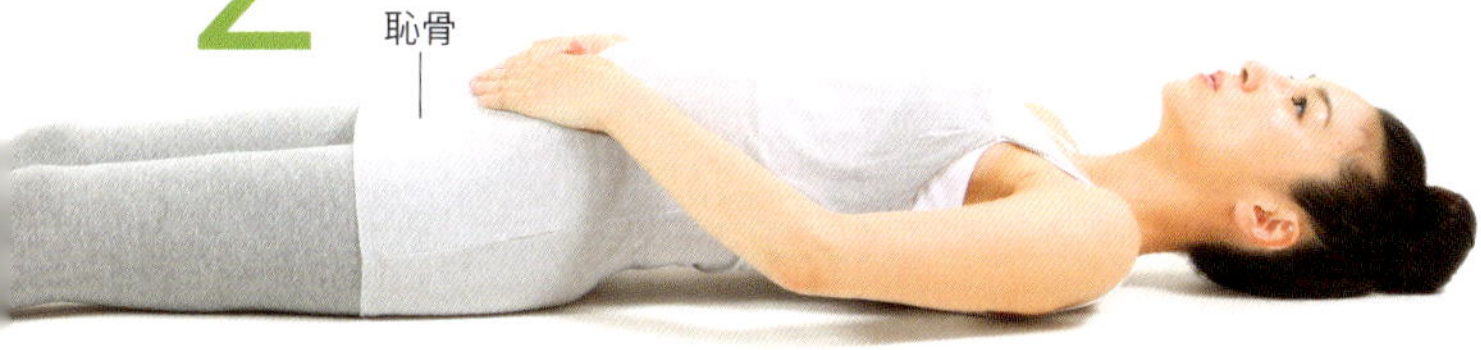

3 息を吐ききってから、下腹を70%～80%ほどふくらませる。胸のあたりで浅く呼吸して耐え苦しくなったら大きく息を吸う

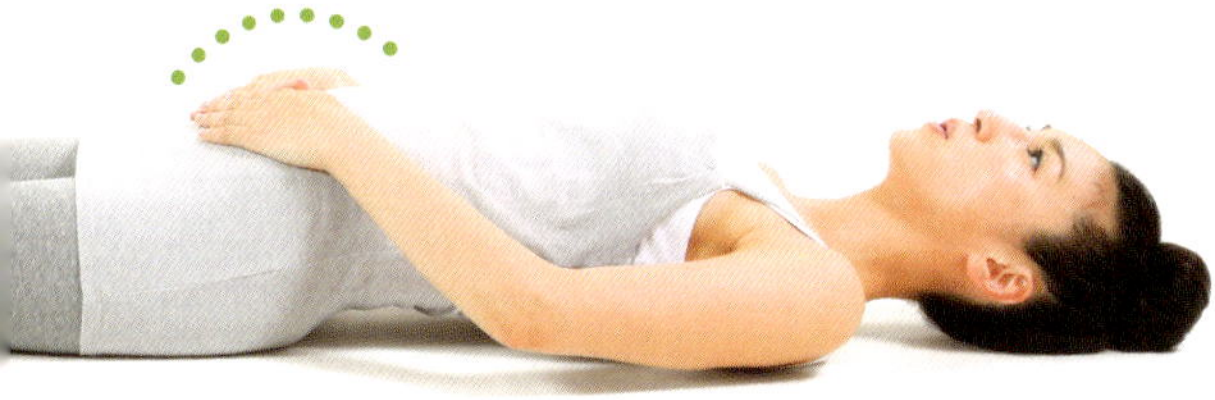

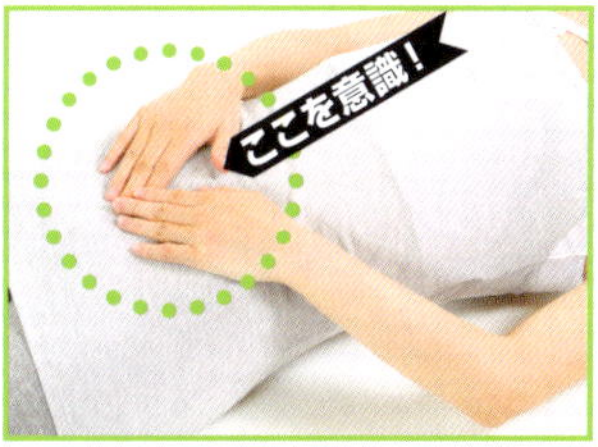

浅い呼吸を繰り返すことで、ふだんは意識することの少ない下腹部が刺激される。うまくいくと、そこまで呼吸が入る感覚で深く息が吸えるようになる

とにかく痛くて 何もできない人は ？

蒸しタオル法

（P064参照）

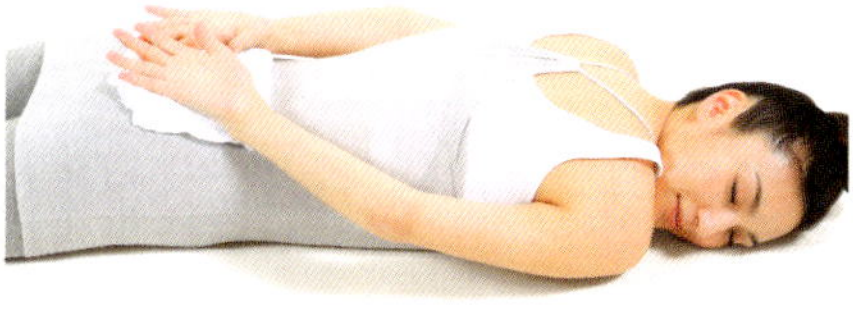

左右どちらかが痛む

体の左右どちらかの筋肉を酷使したときにも起こりますが、椎間関節から生じることも多い症状です。背骨どうしをつなぐ椎間関節は、左右に1つずつついています。一方の状態が悪くなると、左右どちらかに体を傾けたときに痛むことがあるのです。自己診断するなら、左右斜め後ろに体を反らせるのが効果的です。痛みが生じたら、椎間関節からの痛みである可能性が高いと思っていいでしょう。

椎間板か椎間関節のどちらかに原因があるということまで診てくれる医師なら、それぞれの原因を緩和させる運動療法を指導されることもあります。

人体力学では、体になぜ左右差が生じたのかまで読み解いていきます。ただし、そのルートは人によってそれぞれ異なるので、ここでは現代人に多い腕の使いすぎから起きる左右差を例として紹介します。

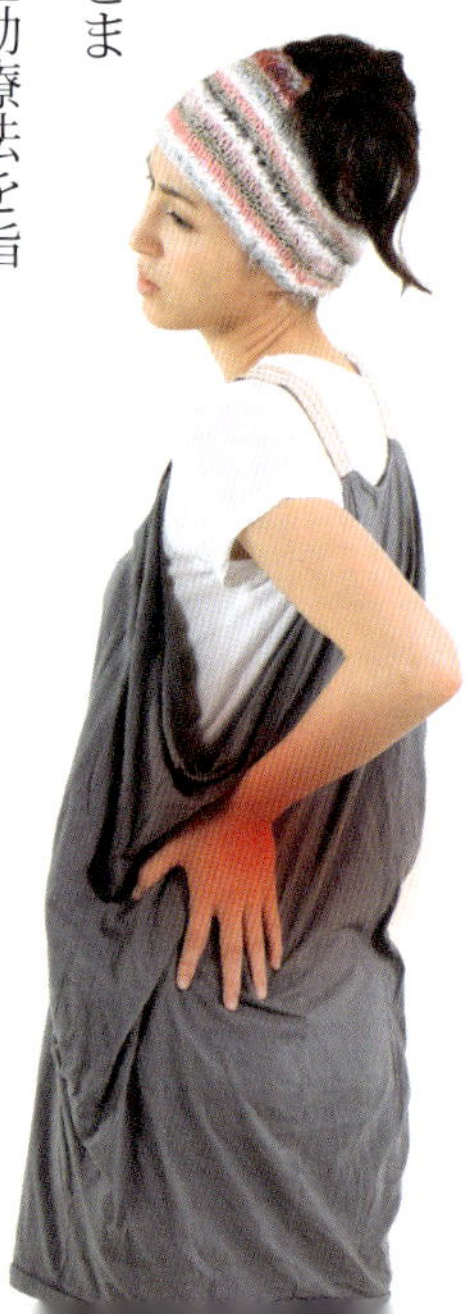

発生のメカニズム 6

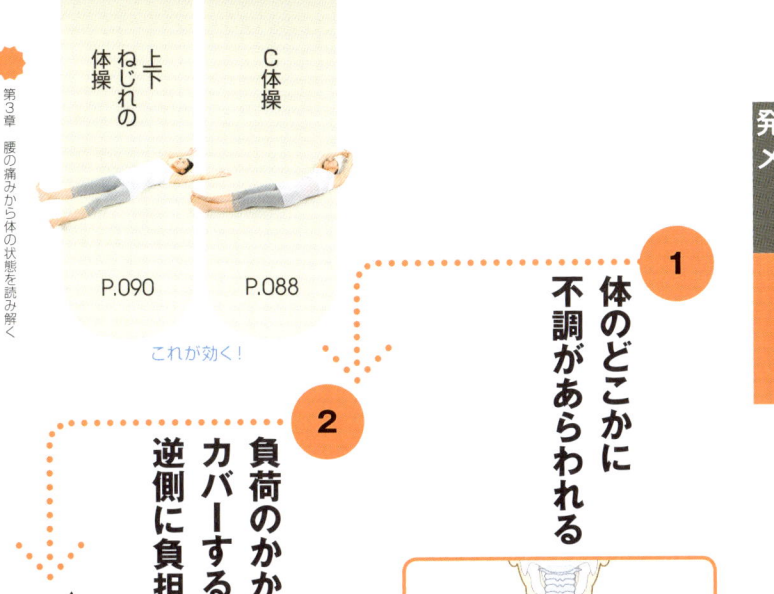

1 体のどこかに不調があらわれる

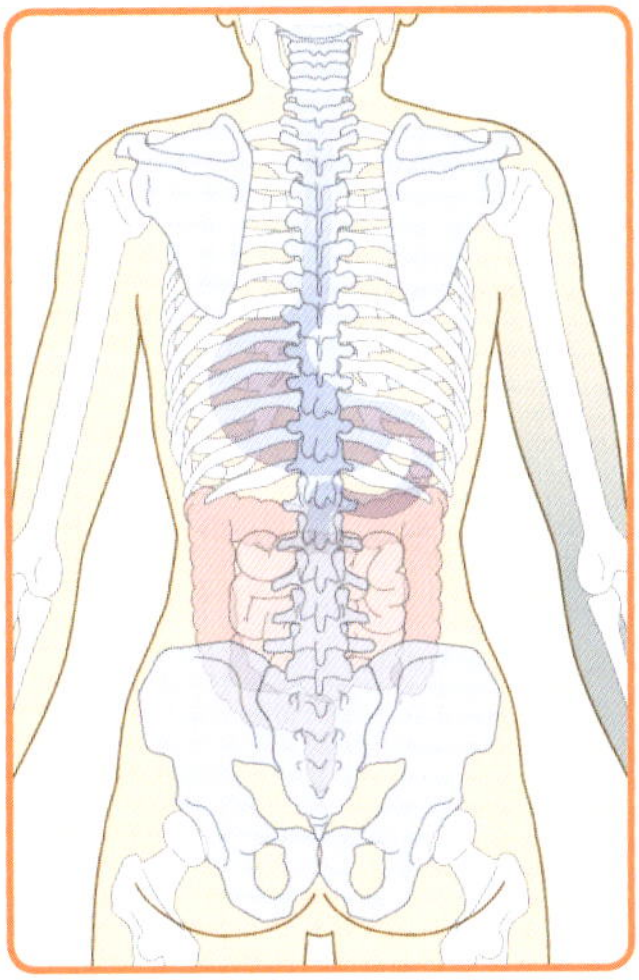

腕を使いすぎる、もしくは満腹になるまで食べて胃腸を使いすぎるなどすると、体の片側だけに負担がかかる。すると同じ側にある臓器が、圧迫されたり血流が悪くなったりして、負担がかかる。

2 負荷のかかった部位をカバーすると逆側に負担がかかる

腰痛発生

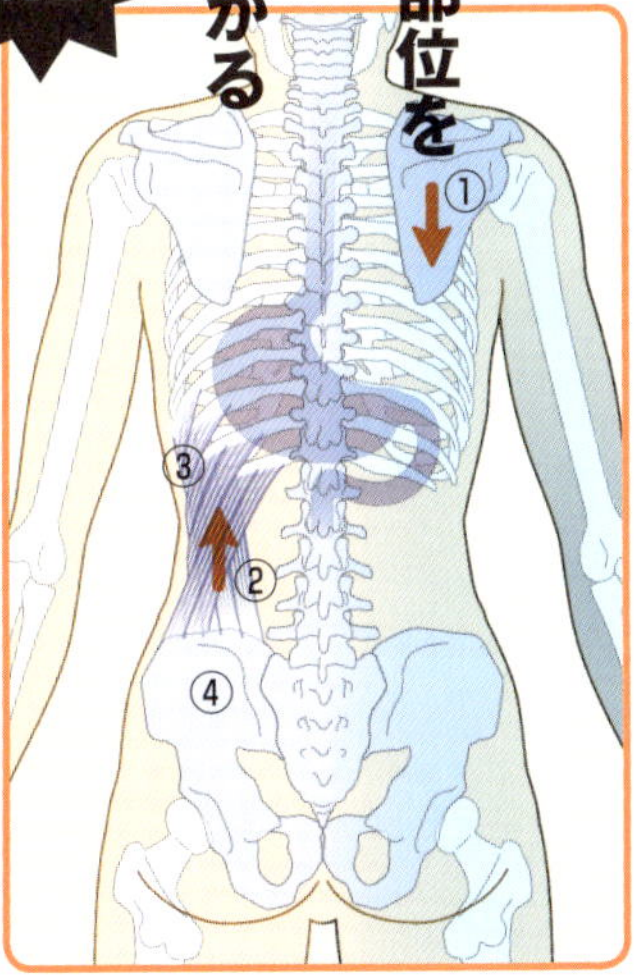

右腕の使いすぎなら右の①肩甲骨が下がり、このバランスを取るために左の②内腹斜《ふくしゃ》筋や③外腹斜筋、④腸骨あたりで引っ張り上げる。支えた部位にも負担がかかり続けて疲労し、しだいに硬直していく。

これが効く!

C体操 P.088

上下ねじれの体操 P.090

DVD
に収録

肋間《ろっかん》やリンパ節を刺激する

C体操

極まれば朝晩1回でOK!

体の側面を大きく伸ばすと体に生じた左右差を緩和できるため痛みが消える。ほかにも、呼吸器が弱って生じる肋間の硬直やわきの下で滞ったリンパの流れを改善させられる

1 あお向けになり左手首をつかむ

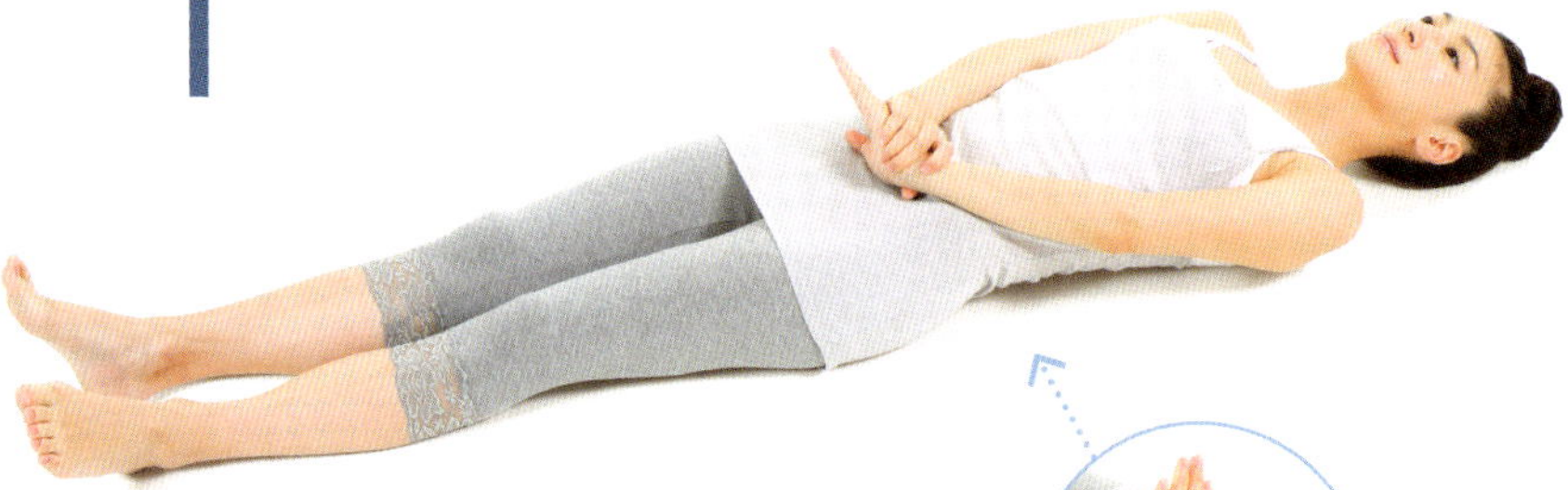

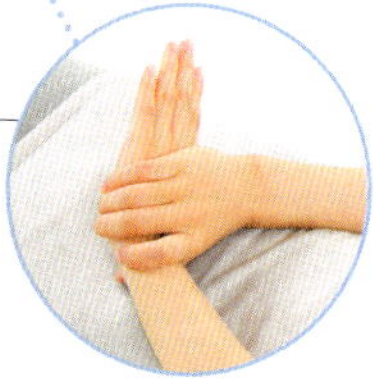

手のひらを下に向けて、手の甲をつかんでもいい

2 ひじを軽く伸ばしたまま、手を上げていく

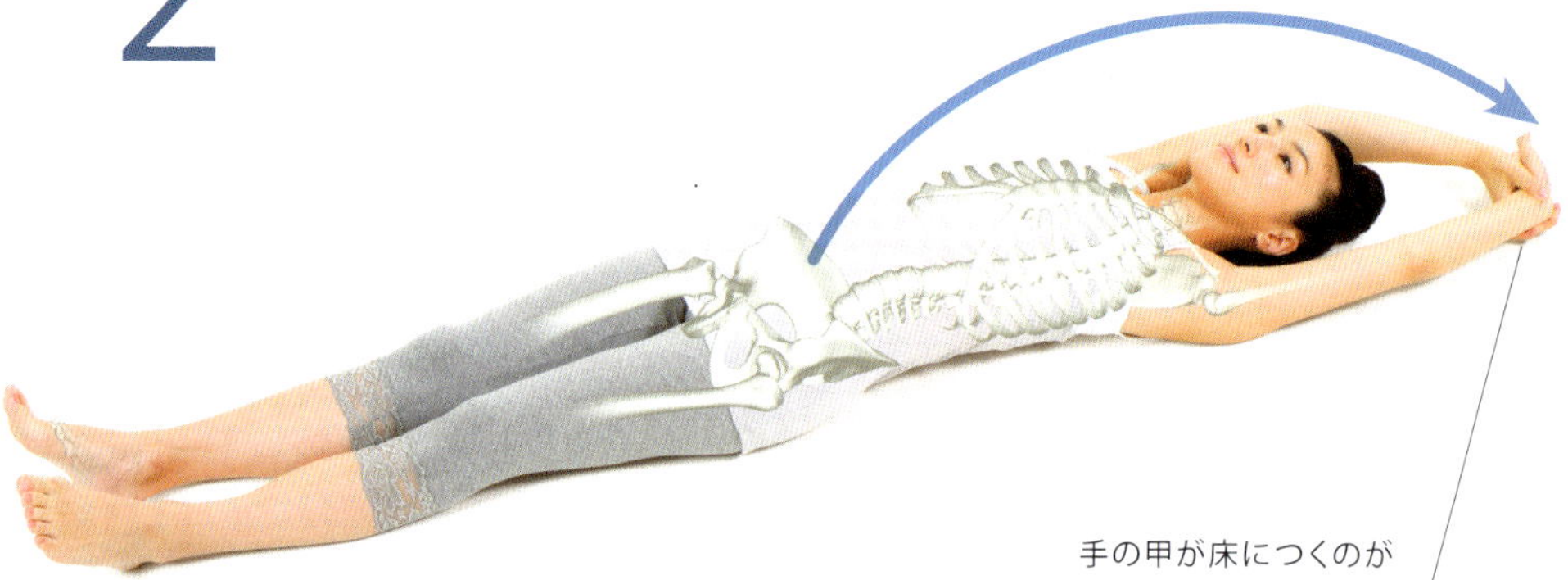

手の甲が床につくのがベスト

できない人は?

腕が上がらない人は、片腕ずつ上げてから手首をつかむとうまくいく

3 つま先を重ねて脚をかかと方向へ伸ばす。腕も軽く伸ばしていく

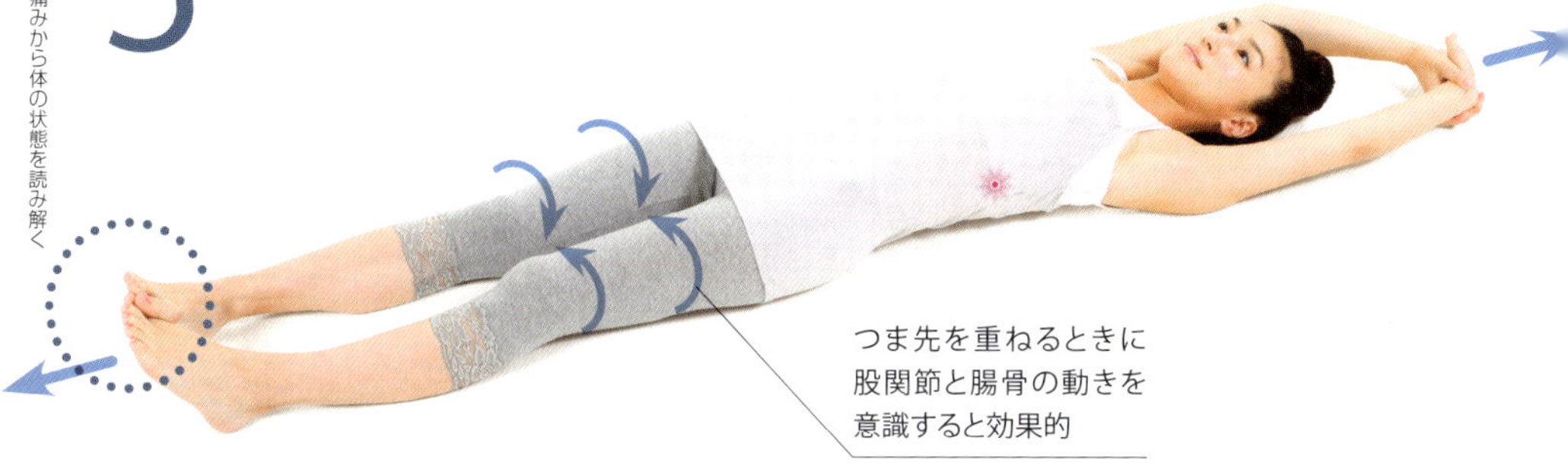
つま先を重ねるときに
股関節と腸骨の動きを
意識すると効果的

4 逆Cの字を描くように右方向へ体を曲げ、左の肋間を伸ばす。これ以上曲がらないところで静止

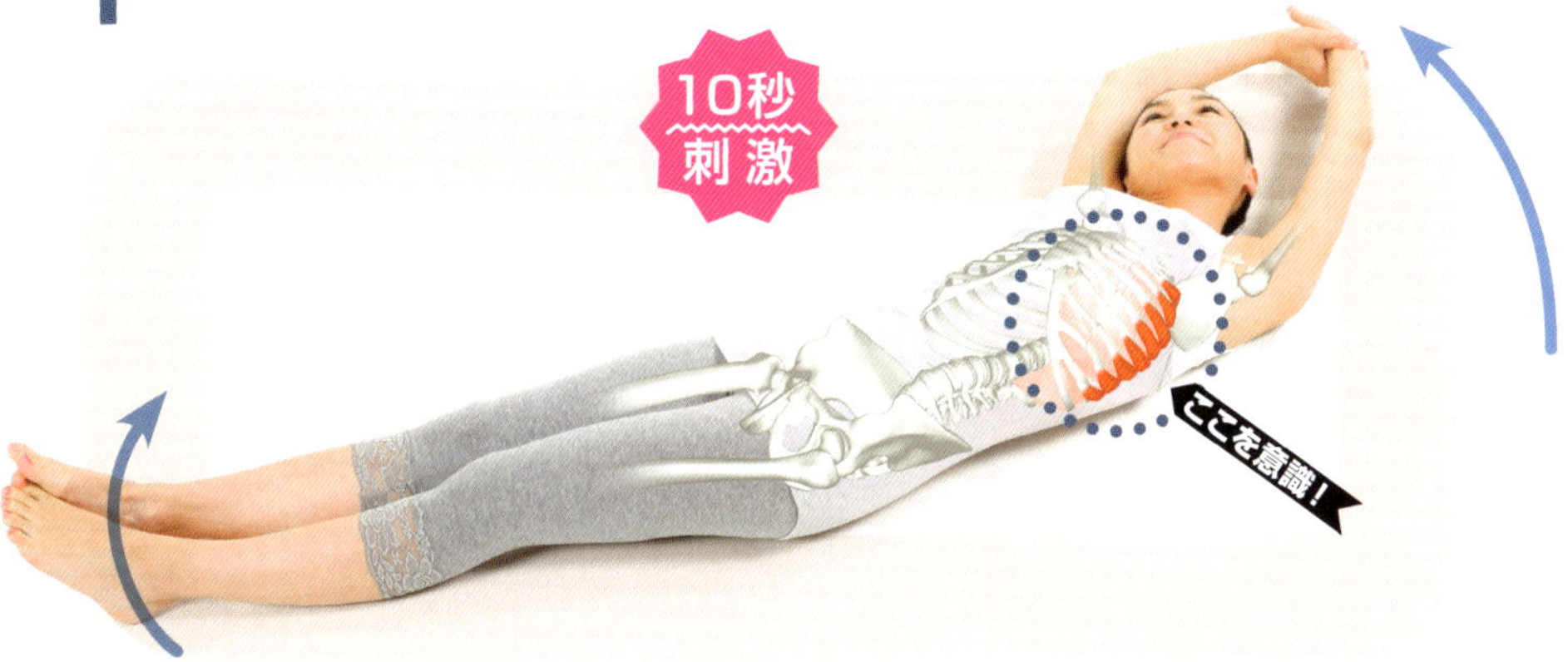
10秒
刺激
ここを意識！

5 姿勢を戻してから肋間の力を抜く。下腹部に大きく息が入ればOK

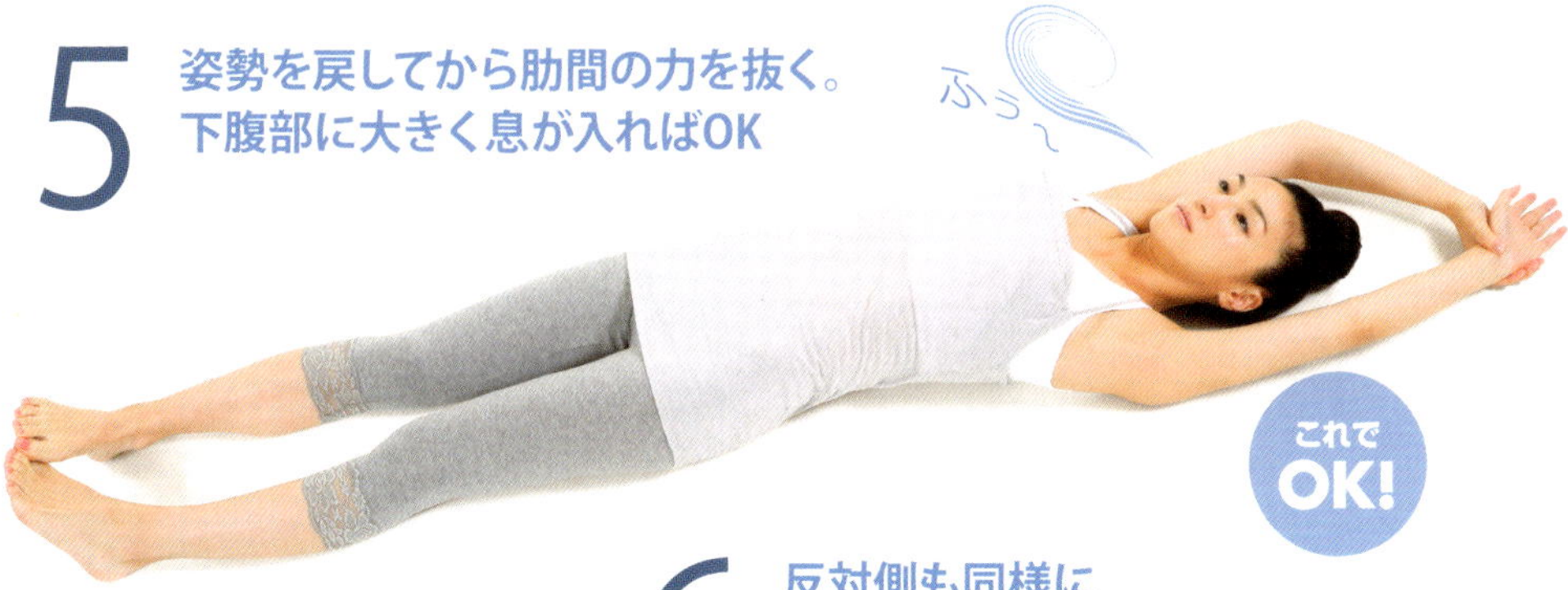
ふぅ〜
これで
OK!

6 反対側も同様に

椎骨のまわりをゆるめる

上下ねじれの体操

腰椎、胸椎、肩甲骨、股関節と、体を動かすのに重要な部位を
効率よく刺激できる。全身を大きく伸ばすだけなので
就寝前後などに習慣化させやすい

1 あお向けになり肋骨を持ち上げるイメージで両手を上げ左腕、左脚を伸ばす

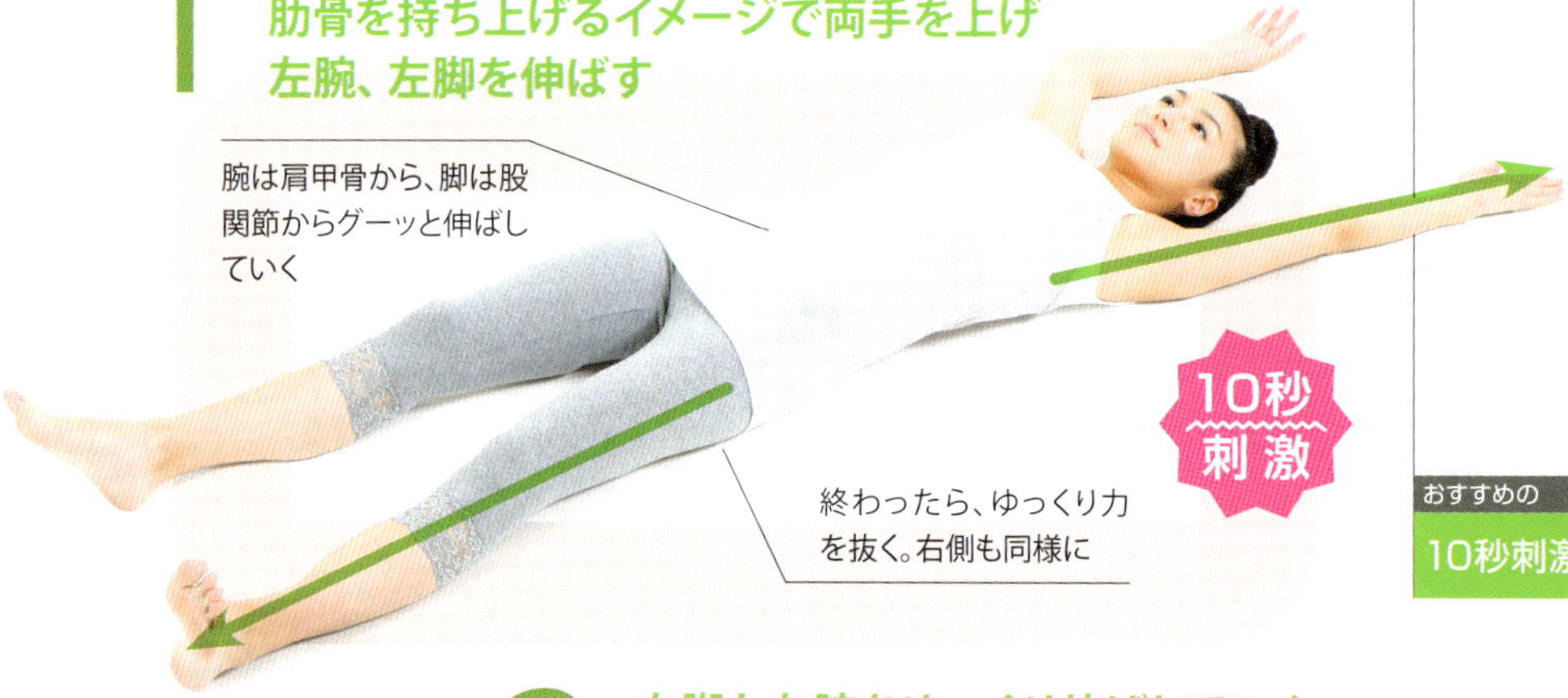

腕は肩甲骨から、脚は股関節からグーッと伸ばしていく

終わったら、ゆっくり力を抜く。右側も同様に

2 右脚と左腕をゆっくり伸ばしていく。反対側も同様に

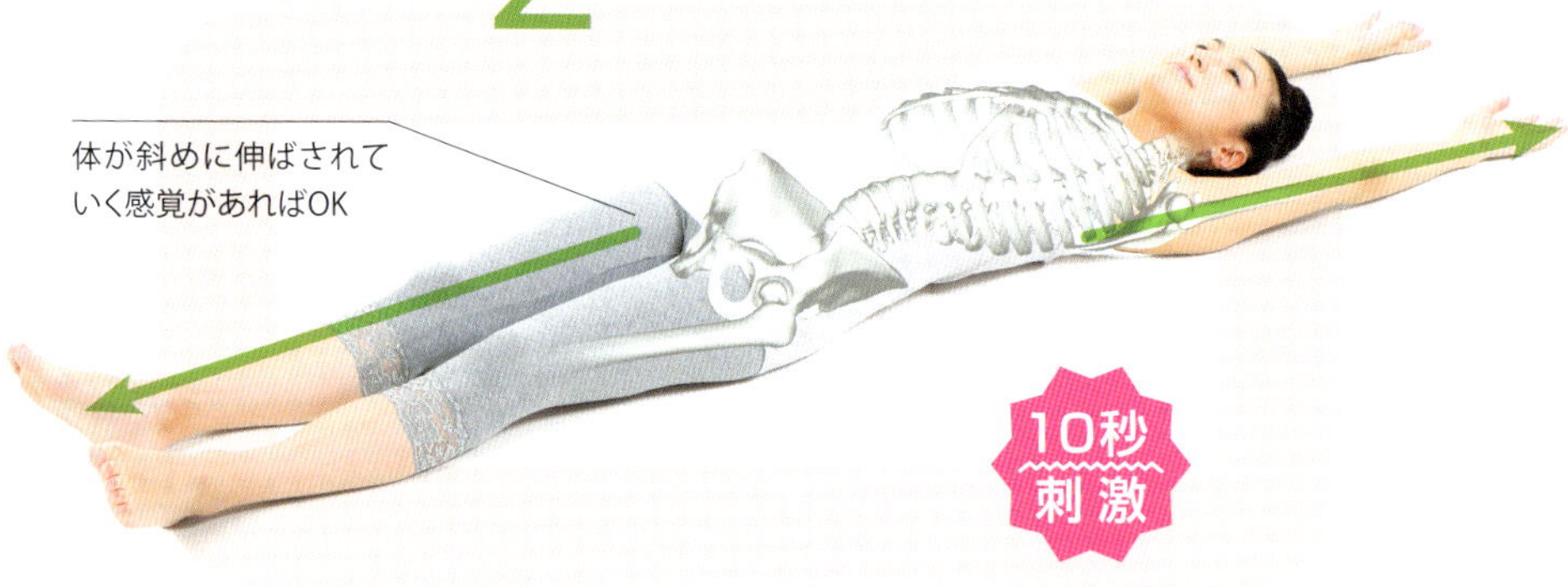

体が斜めに伸ばされていく感覚があればOK

3 終了後、下腹部に大きく息が入ったらOK

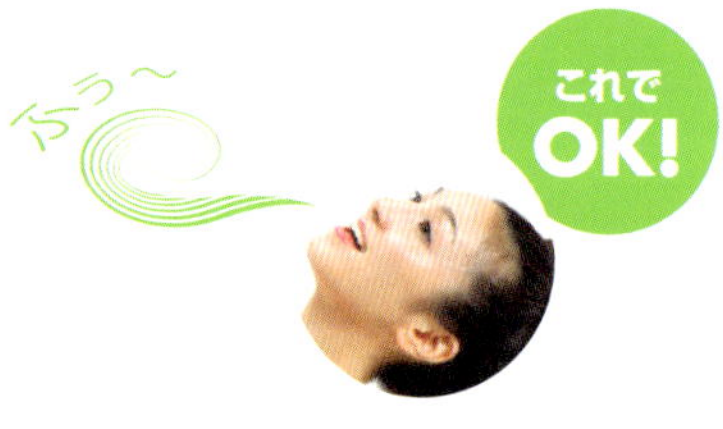

腰の人体力学 7

夜中や明け方に痛む

一般的な整形外科では、痛みが生じた時間帯で腰痛の種類を判断することはありません。しかし、ひとつだけ注意してもらいたいことがあります。

24時間以上、弱まることなく強い腰痛が続き、夜中も激しい痛みで眠ることすらできないときは、内臓や骨に大きな異常が生じたおそれがあります。ガンの転移や伝染病、ほかにも回復しようがないほど深刻なダメージを臓器に負っていたら、回復させるのは困難です。すぐに病院でくわしく調べてもらうことをおすすめします。

このように、たいへん危険なケースもありますが、あまり大きな痛みではない、もしくは強い痛みでも時間とともに弱まるようなら、寝ているあいだの体の変化が原因と思われます。

人体力学では、違った見方をします。その経路を見ていきましょう。

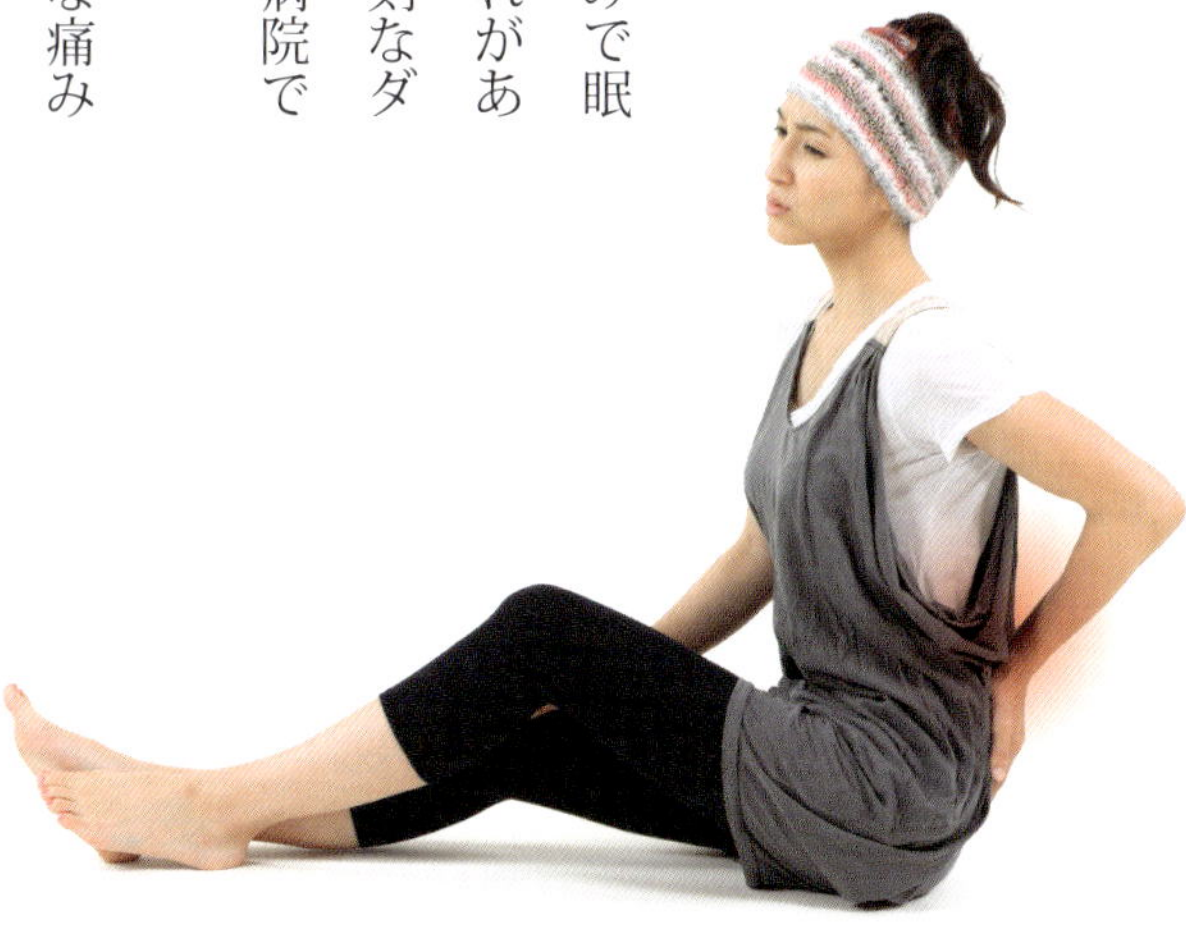

発生の
メカニズム

7

夜中や明け方に痛む

1 部分疲労により緊張が抜けない

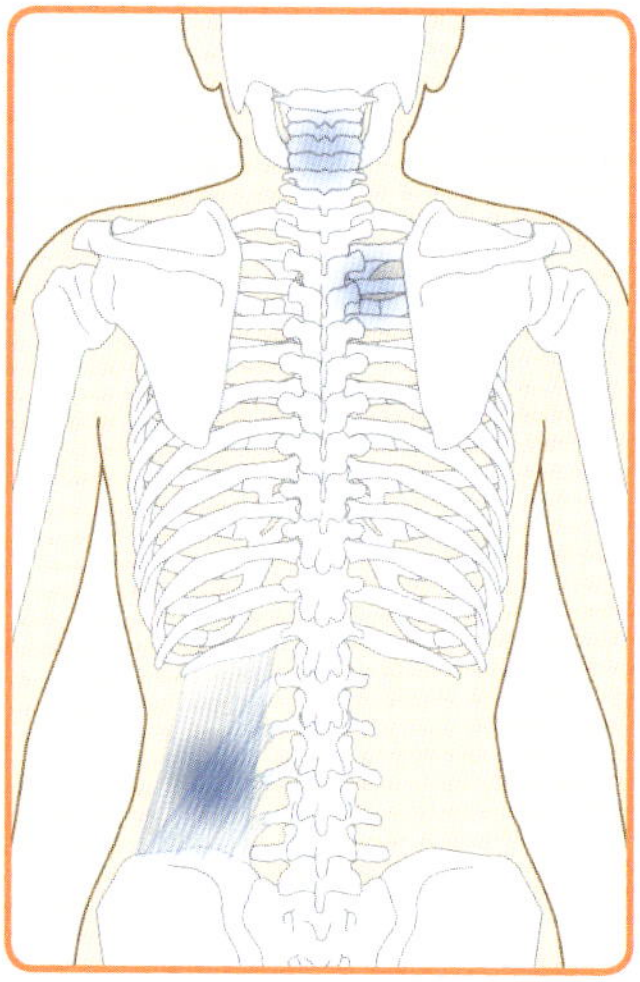

同じ姿勢や同じ動きばかり続けると使われる部位が偏るため、特定の筋肉のみ疲労が溜まっていく。その状態で睡眠をとっても疲労や不調を解消しきれず、朝を迎えてしまう。

2 部分疲労がいっそう目立ち痛む

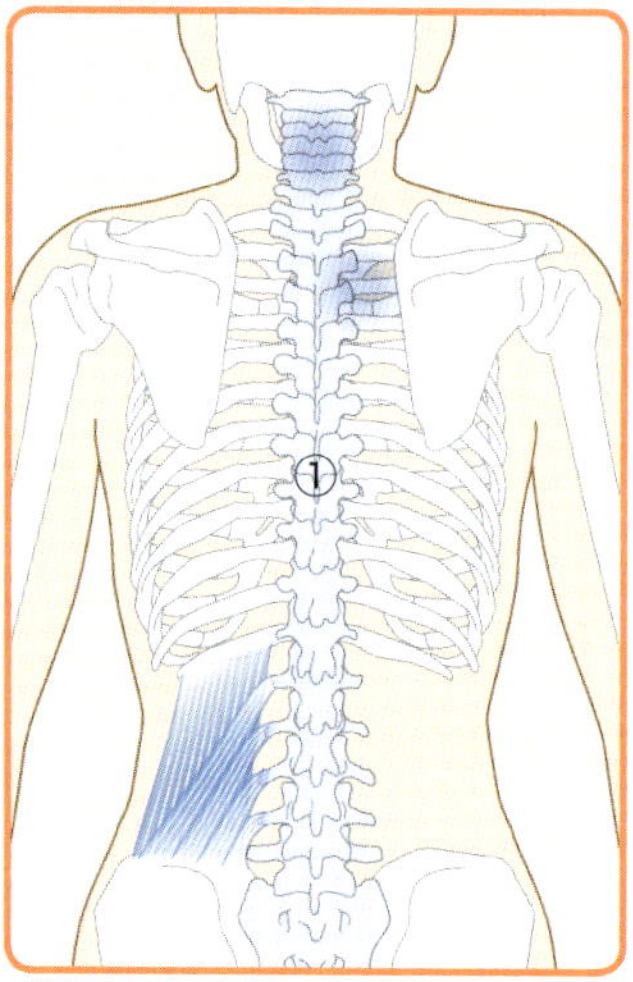

こうした生活を続けると疲労部位の硬直が悪化して激しく疲労し、①脊柱《せきちゅう》が硬直し始める。硬直した筋肉とゆるんだ筋肉の格差から血流が悪くなり、疲労物質が溜まって痛みの原因となる。

ひざを抱えてのC体操

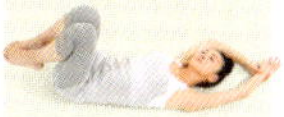

P.094

これが効く！

3 外気温が下がることで体の活動が低下

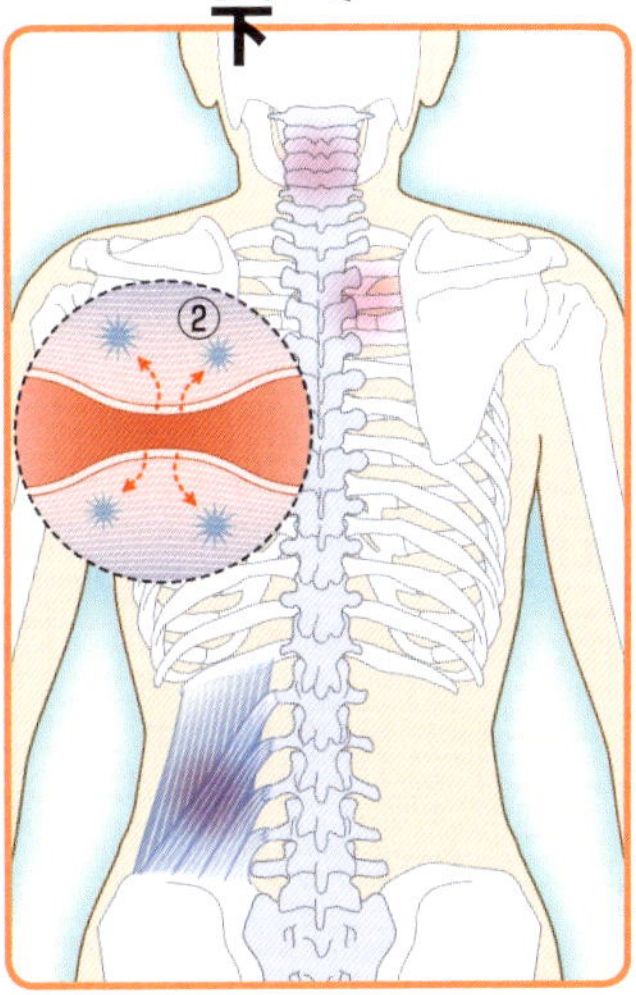

虚血性の痛みなどから自律神経のバランスがくずれ、睡眠の質がさらに悪化。こうして交感神経優位の状態が続くと、血管が収縮して血流の悪い部位が増え、②発痛物質が溜まっていく。

4 体内温度とのギャップが広まり痛みがいっそう激しくなる

腰痛発生

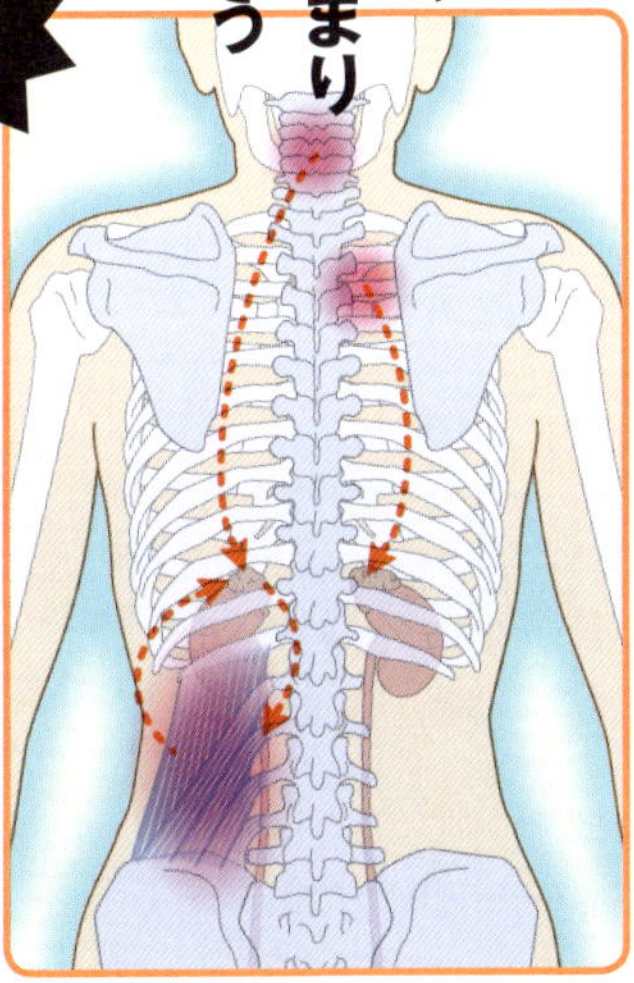

体がゆるむ睡眠時すら硬直し続けた筋肉の影響で、夜中にも痛むように。とくに午前4時前後は、外気との温度差から血流の悪い箇所が痛む。すると朝方に分泌されるはずの、抗ストレス作用のある副腎皮質ホルモンが分泌されにくくなり、さらに痛みが増幅される。

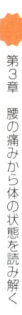

ひざを抱えてのC体操

こわばった 背中の筋肉を刺激する

極《き》まれば
朝晩1回で
OK!

デスクワーク中心の人や育児にたずさわる人は
肩が内巻きになりやすい。放っておくと背中は硬直するため
その改善にとくに有効。背中の筋肉を広範囲に刺激できる

1 あお向けになり脚をラクに伸ばして お腹のあたりで手首を持つ

手のひらを下に向け手の甲をつかむようにすると、極まりやすい

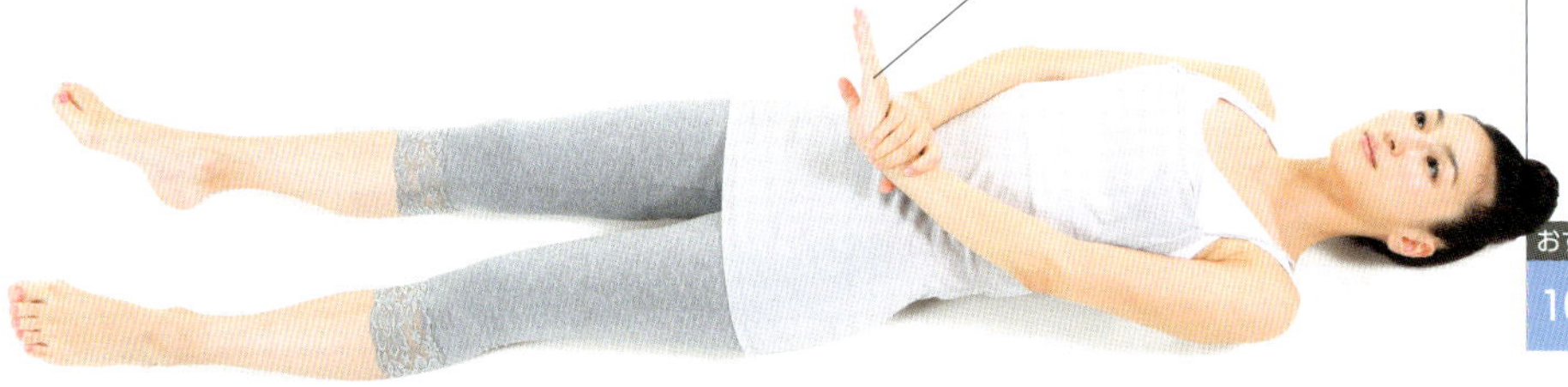

2 腕と脚を同時に上げ始める

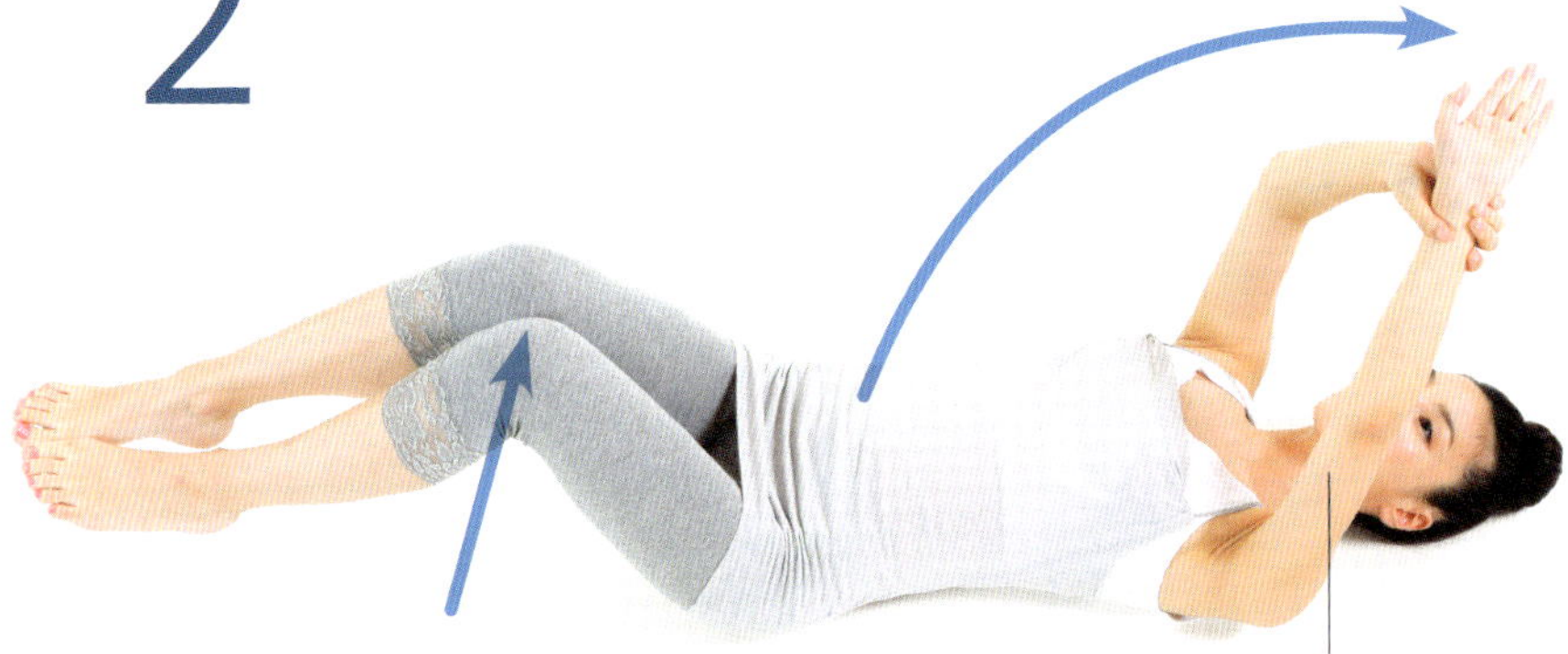

腕が上がらない人は、片腕ずつ上げてから手首をつかむとうまくいく

3　肋骨を持ち上げるイメージで腕をゆっくり上げていく

ひざを上げるのは腰にアーチをつくらないため。アーチがあるときは肋間《ろっかん》が伸び、ないときは背中の筋肉が伸びる

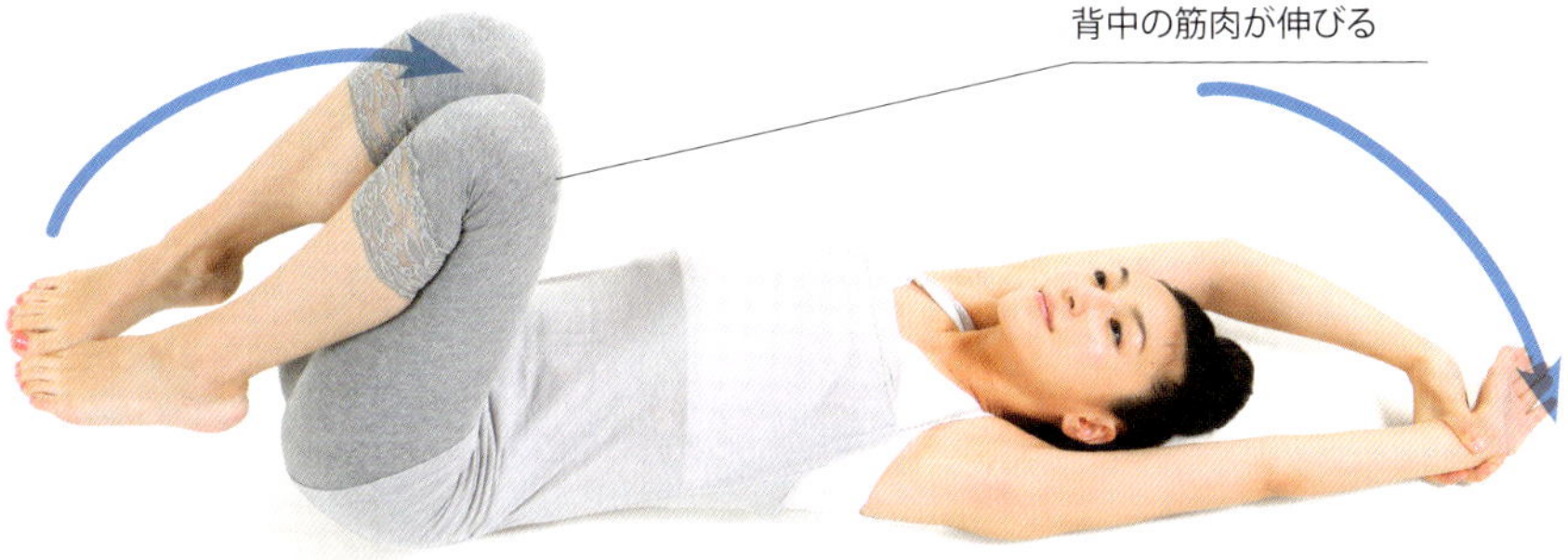

4　手の甲が床についたら、腕を少し伸ばす。背中を意識しつつ体を右に曲げていく

10秒刺激

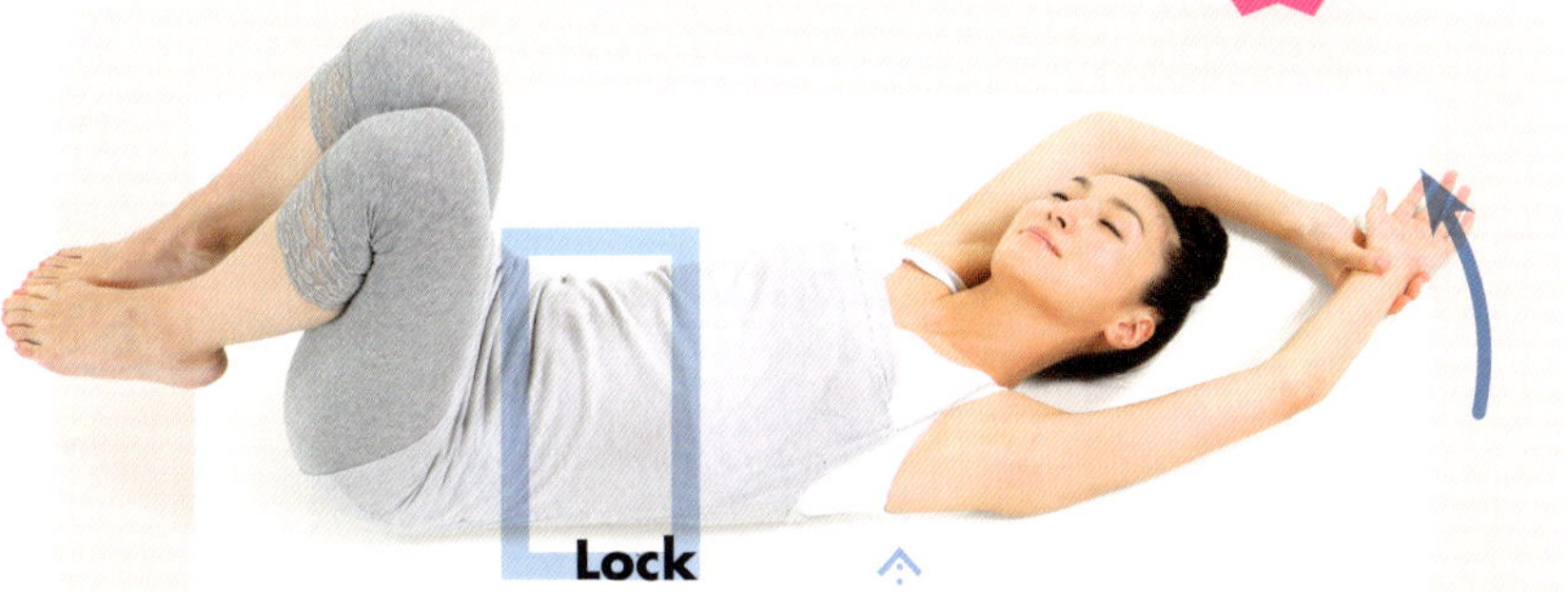

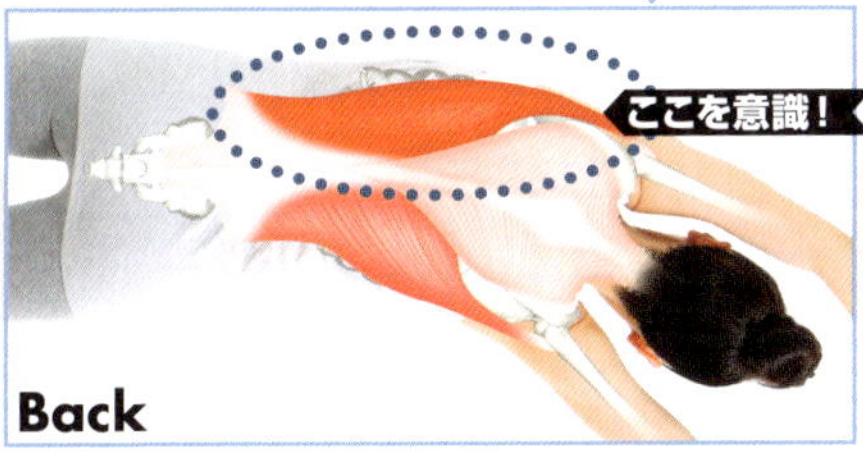

背中が気持ちよく伸びていることを感じよう

5　ゆっくり力を抜き、下腹部に大きく息が入ればOK。反対側も同様に

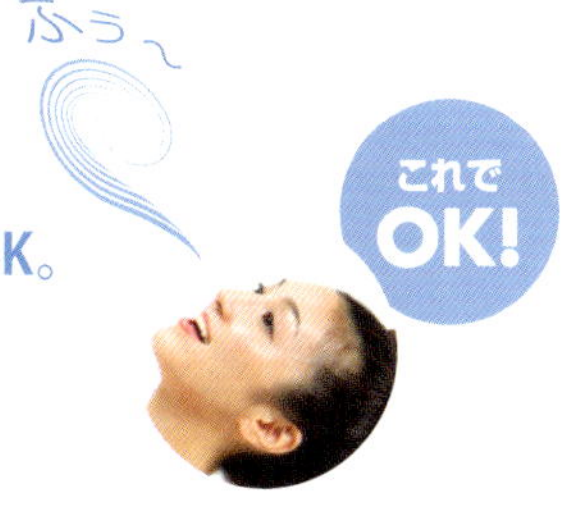

天候次第で痛む

体は天候に合わせて微妙に変化します。気温が下がれば冷えにより一時的に血流が悪くなり、筋肉に疲労物質が溜まりやすくなります。気圧が下がれば、体にかかっていた圧が小さくなるため関節などが膨張します。これらは本当に小さな変化ではありますが、弱った体だと大きく感じるのです。

体力が落ちて熱を上げる力を失っていれば、外気の冷えをそのまま受けて、ますます疲労物質が溜まりやすくなります。関節の状態が悪ければ、小さな膨張も大きな刺激となります。さらに、気圧の影響で脳からヒスタミンが分泌されて交感神経を刺激するため、心に余裕がなければ交感神経の優位性が高まって痛みを感じやすくなっていきます。

人体力学でも、同様の理由から痛むと診断し、そこから、なぜ体が天候の変化に適応できなくなるのかまで読み解きます。

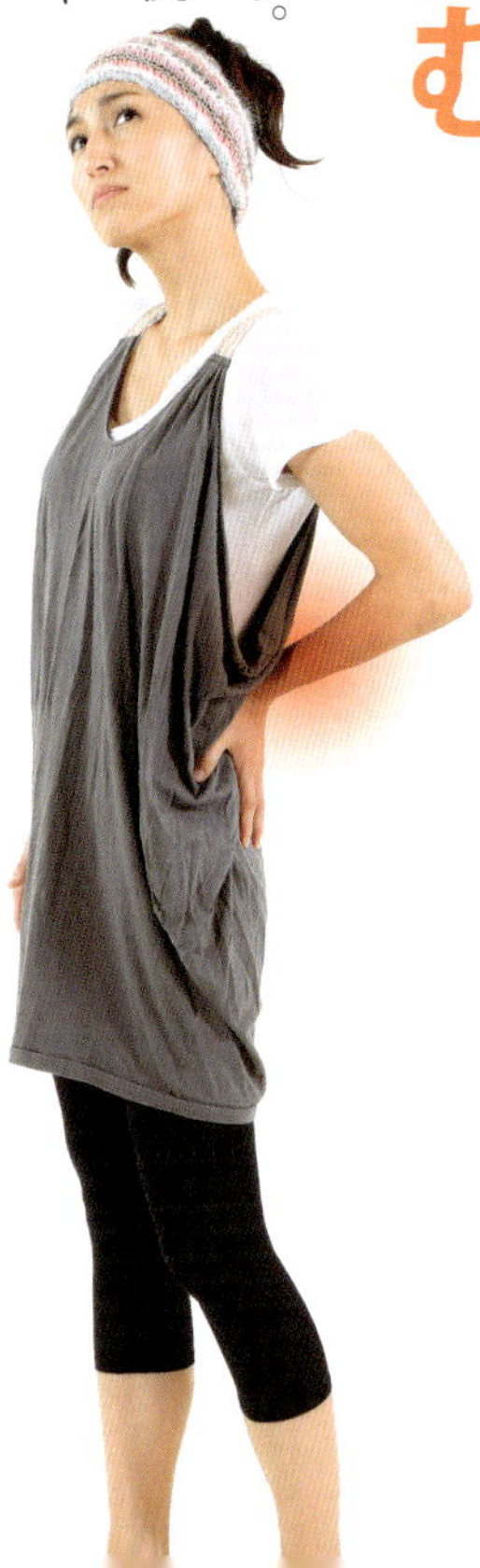

1 腕の使いすぎなどで呼吸器に負担がかかる

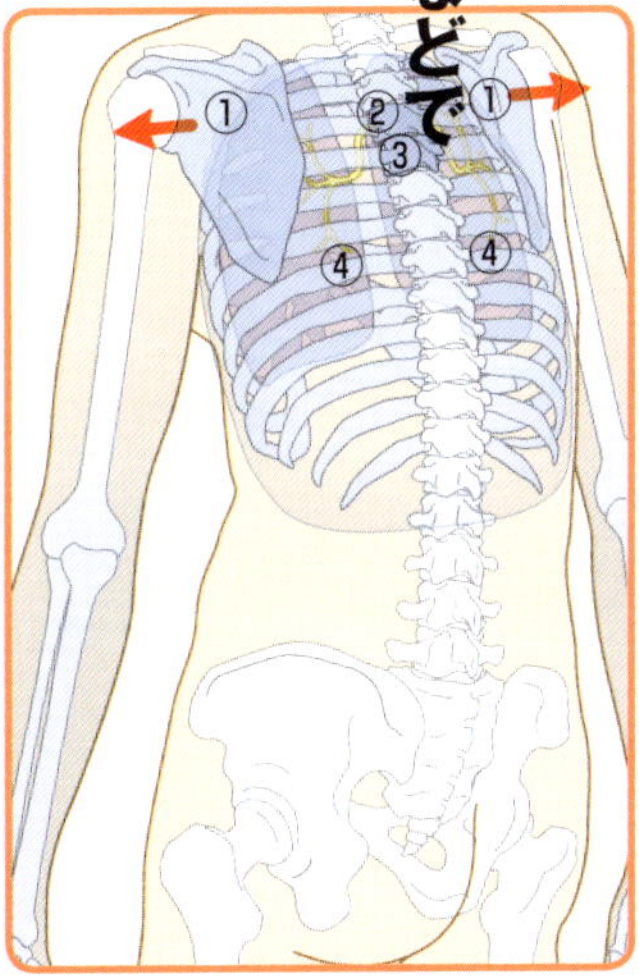

腕を使いすぎると①肩甲骨が外に流れ、前屈姿勢になる。このとき②胸椎３番、③胸椎４番の動きが制限されやすい。前屈姿勢は胸郭を狭めて④肺に負担をかける。また胸椎３番からも神経を介し肺に影響を与えるため、どんどん呼吸しにくくなる。

2 心臓と肺の機能が低下し汗腺に負担をかけることに

次ページへ

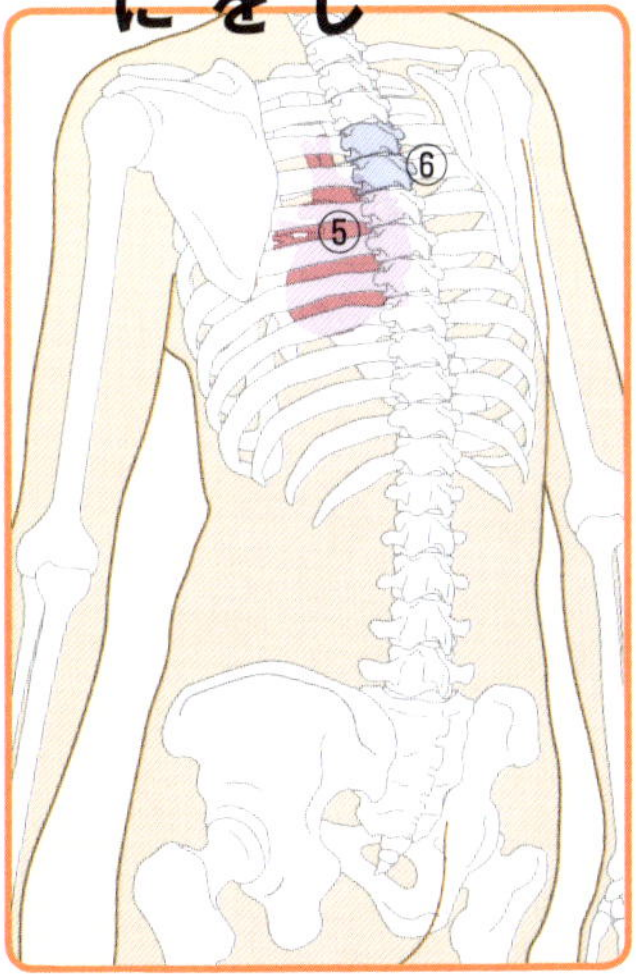

胸椎４番が硬直すると、神経を介して⑤心臓の機能が低下し血流が悪くなる。また胸椎４番の負担は直下の⑥胸椎５番にも影響を与える。ここが硬直すると汗の出が悪くなり、体温調節機能が衰えてしまう。

3 汗による水分排出が滞る。これが腎臓の負担に

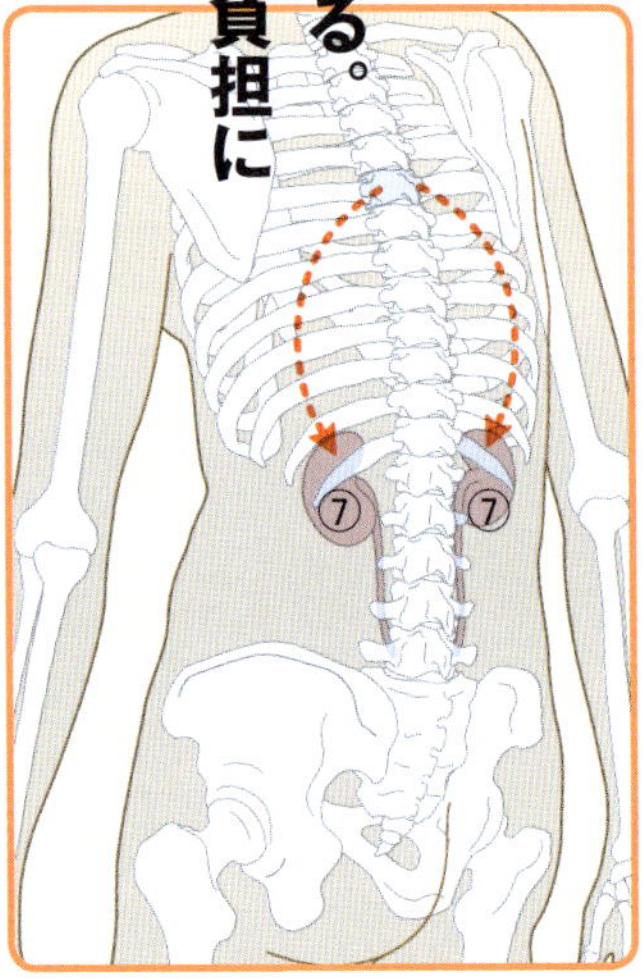

汗が出にくくなると尿で排泄《はいせつ》するため、その機能を担う⑦腎臓に負担が。また血流の悪化は、腎臓の血液をろ過する機能にも影響する。こうして腎臓は弱っていき、さらに体液の流れを悪くする。

4 前屈姿勢から肋骨が落ちて腰椎3番の機能が低下

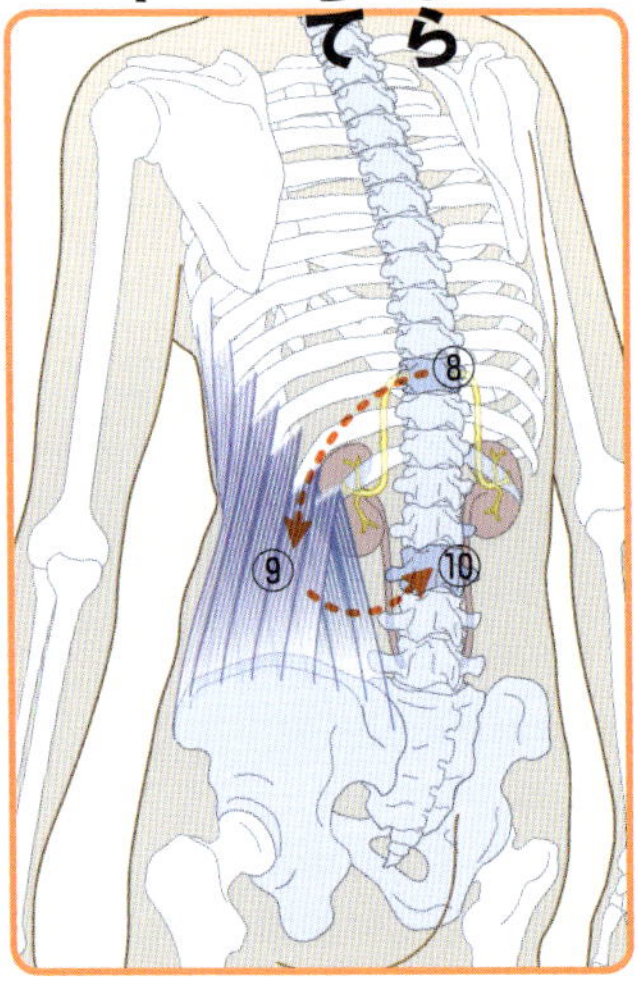

腎臓の負担は神経を介し⑧胸椎10番へ負担をかけ、この骨が浮かび上がった状態に。すると、より前屈が強調されるため、⑨内・外腹斜《ふくしゃ》筋にも負担がかかる。この部位の硬直は体をひねる動作を難しくし、動作の軸となる⑩腰椎３番にも影響する。

こうもり様体操の複合体操

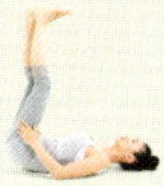

P.100

捻転側腹《そくふく》体操

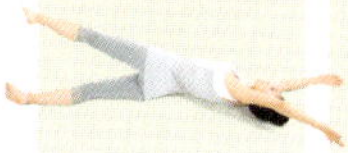

P.103

これが効く！

5 骨盤が後傾することで大腿《だいたい》二頭筋の負担が増す

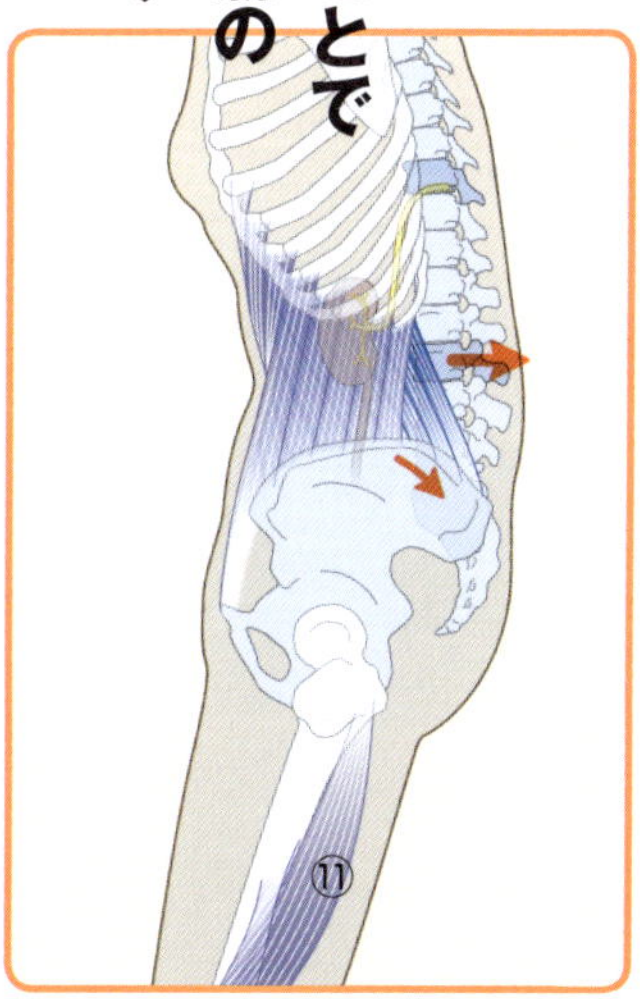

腰椎３番がサビついて浮き上がってくると、腰椎のカーブがなくなり骨盤が後傾する。すると上体の重さを腰で支えられなくなり、その下の⑪大腿二頭筋に負荷が。しだいに大腿二頭筋の伸縮が制限されていく。

6 湿度、気圧、気温の変動に対応できず痛みが生じる

腰痛発生

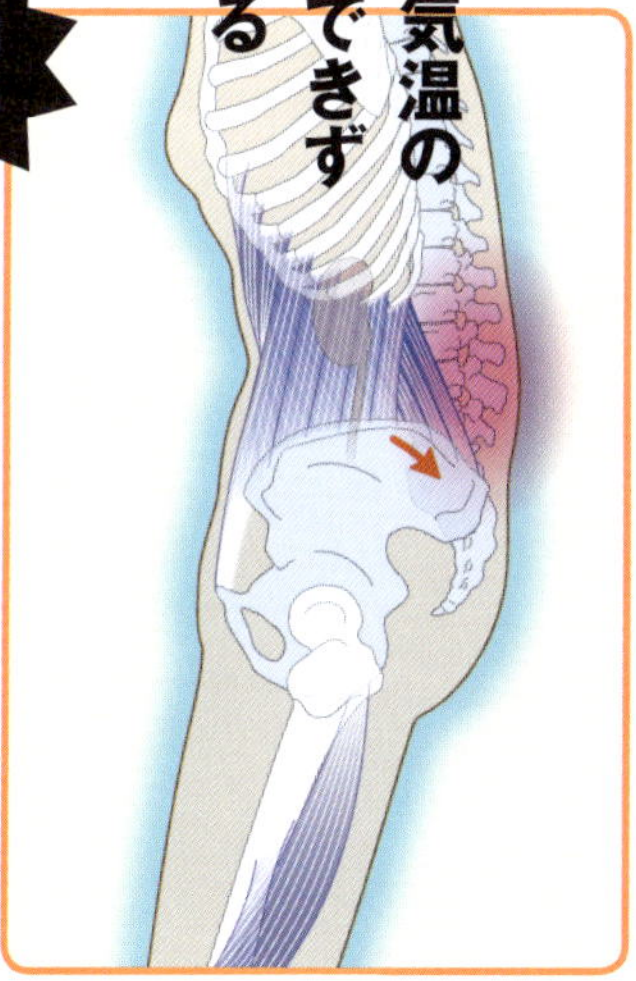

動きの制限、循環器機能の低下により、体は最低限にしか動かせなくなっていく。そのため対応力が低下し、気温、気圧（関節内に影響）、湿度（汗の出が悪くなる）の変化ですら順応できず、痛みが生じるようになる。

DVD
に収録

大腿《だいたい》二頭筋と腸骨を刺激する

こうもり様体操の複合体操

極《き》まれば
朝晩1回で
OK!

骨盤が後傾した人は、太ももの裏の大腿二頭筋も硬く弱くなるため歩幅が狭まりやすい。この体操は骨盤の挙上と太ももの裏を刺激する効果が得られるため、歩行もラクになる

1 あお向けになりひざを胸に近づける。ひざ裏を軽く伸ばすようにして脚を上げる

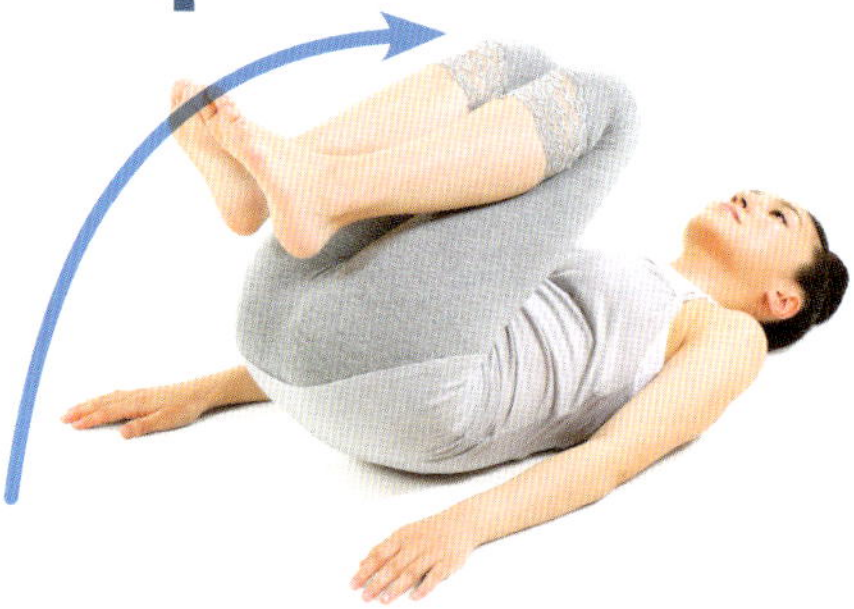

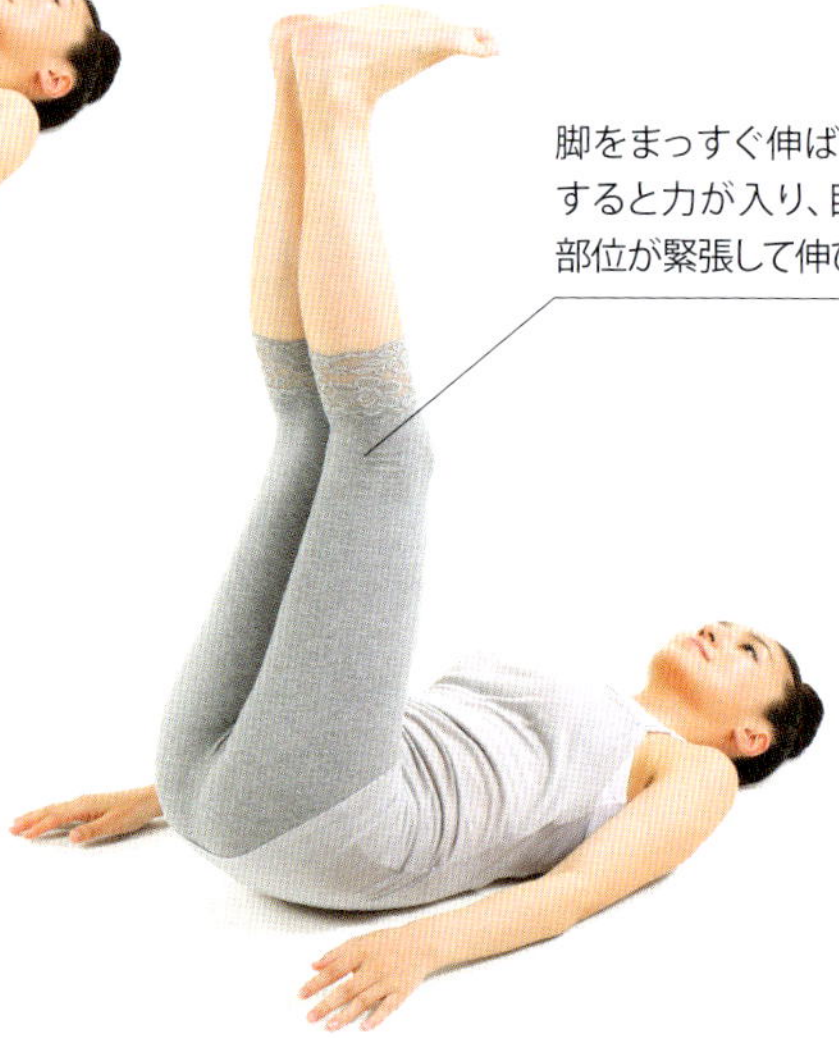

脚をまっすぐ伸ばそうとすると力が入り、目的の部位が緊張して伸びない

できない人は?

股関節の固い人は脚を上げにくい。脚を少し開くと上げやすくなる

2 上げた脚を一度胸の方向に寄せゆっくり戻す

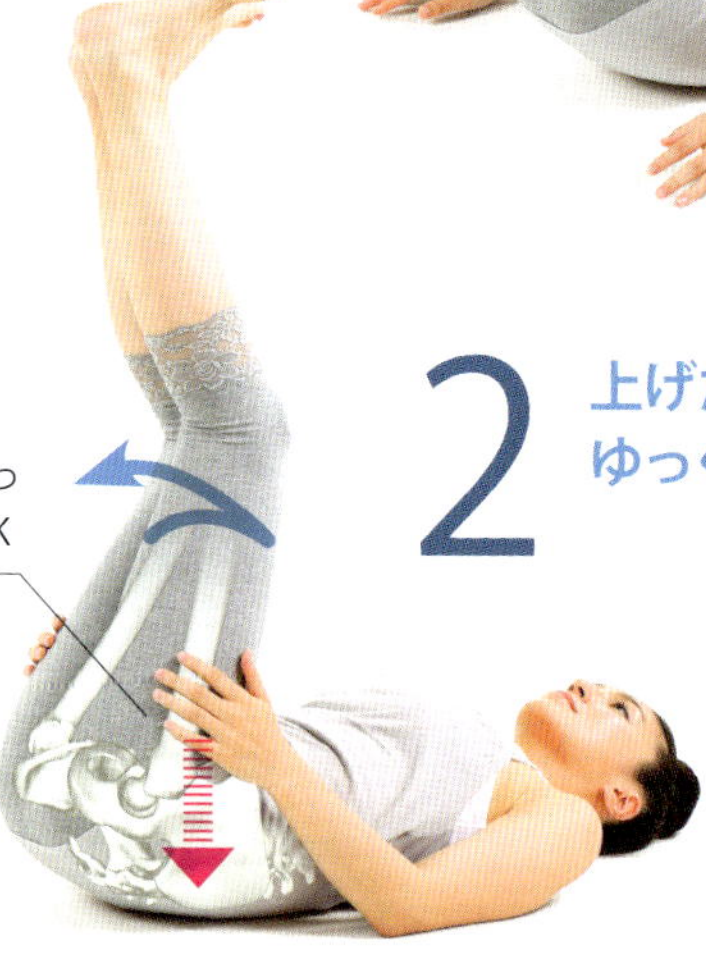

脚の重みが腸骨に乗った感覚を得られればOK

できない人は?

脚の重みを腸骨で感じられない人は、片ひざを抱え片脚ずつやろう

3 太ももの裏側を伸ばすようにして脚を左右交互にゆっくり小さく動かす

10秒
刺激

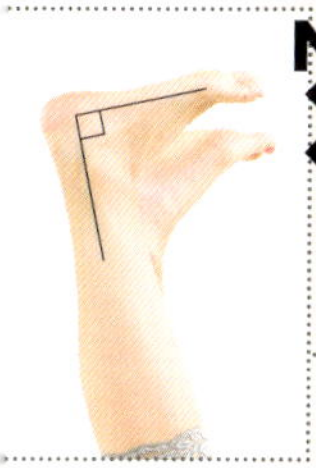

NG ×

かかとを意識して足首に力を入れると、大腿二頭筋が伸びない

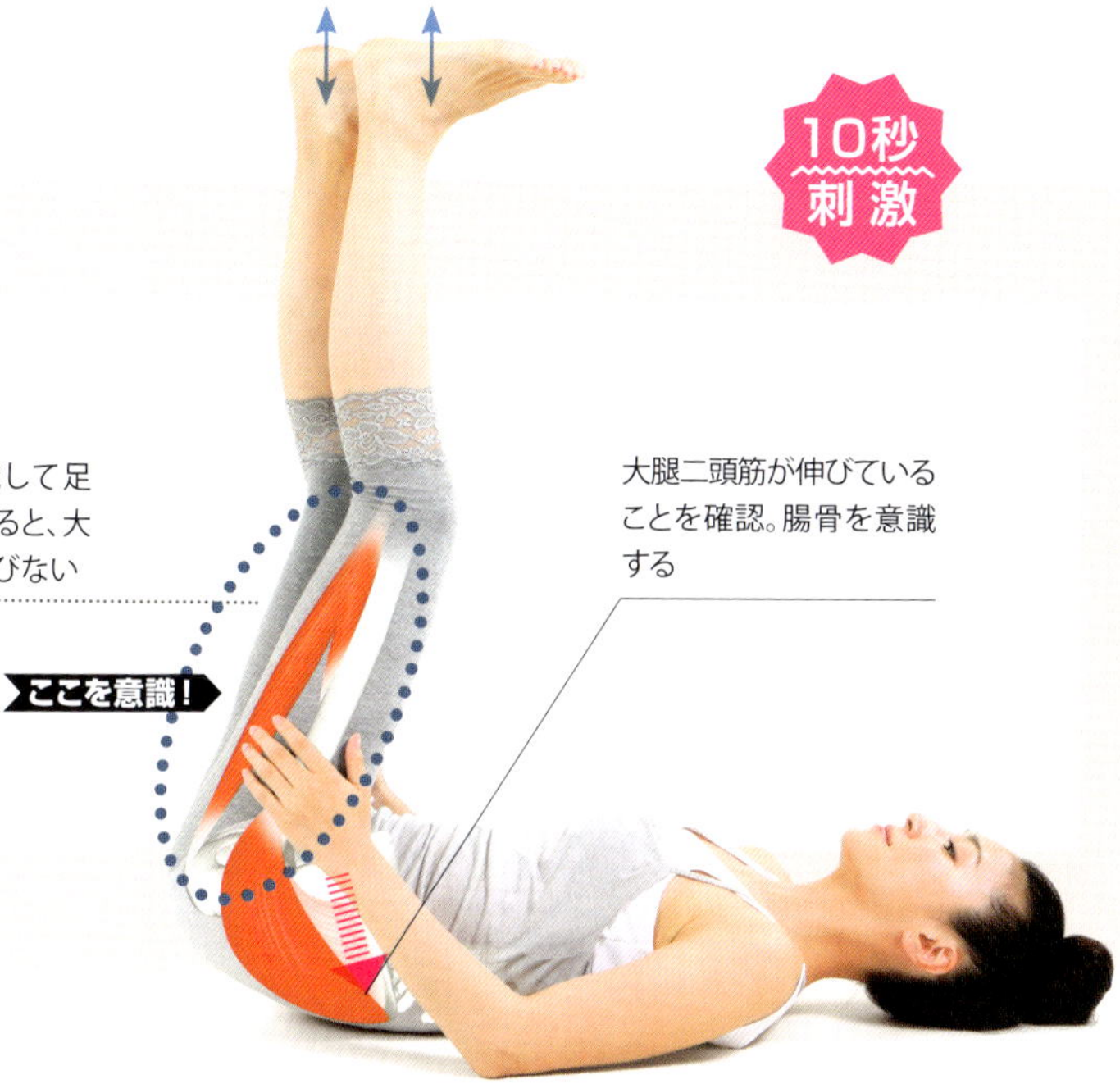

大腿二頭筋が伸びていることを確認。腸骨を意識する

4 脚の重みを腸骨で感じながらゆっくり脚を下ろしていく

できない人は？

腹筋で支えると、つらいうえに効果がない。片脚ずつ試して腸骨に乗る感覚をつかもう

肩によけいな力を入れると、体操後に痛むこともある。できるだけ力まないように

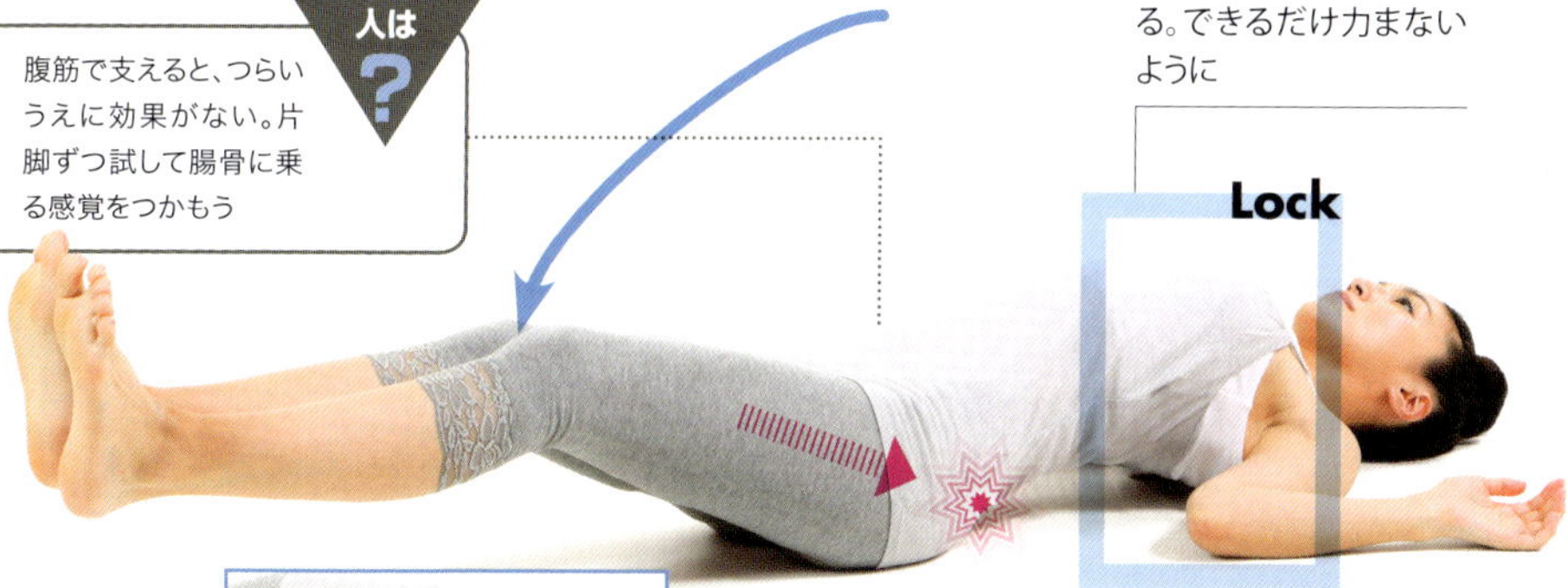

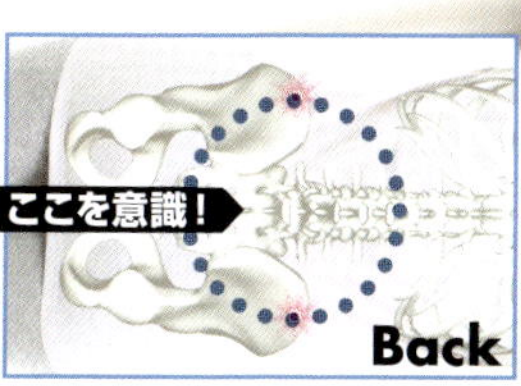

次ページへ続く

5 できるだけ、脚をゆっくり下ろしていく

ゆっくり下ろすほど脚の重みが腸骨にかかり極《き》まりやすくなる

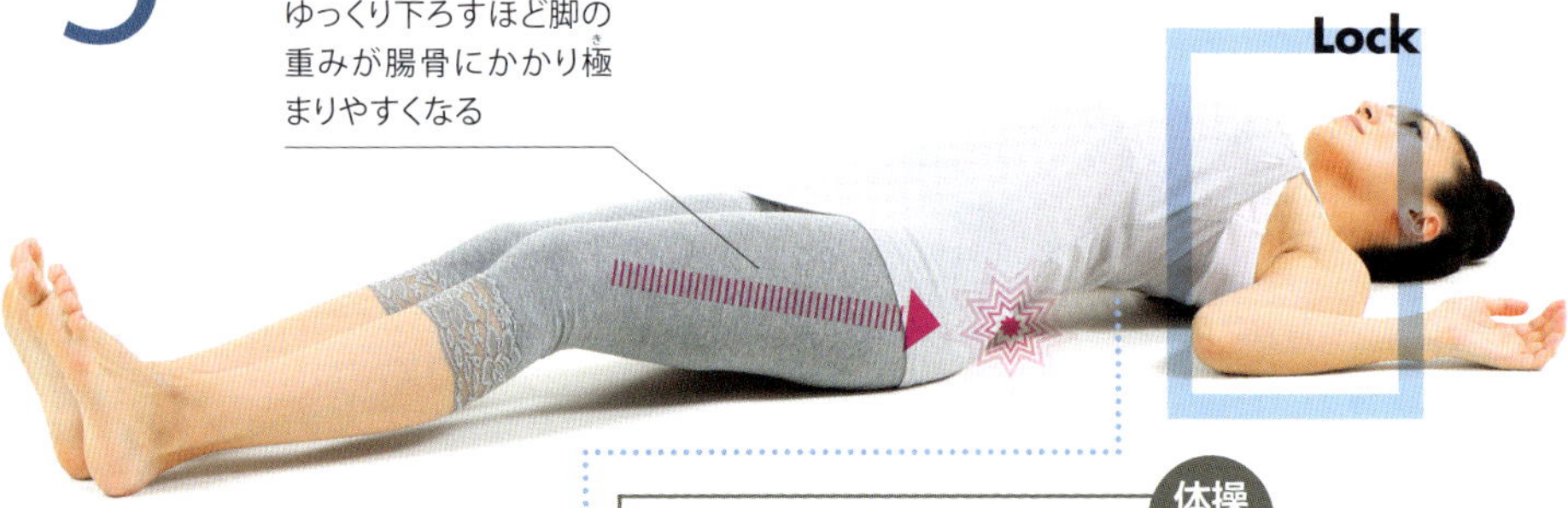
Lock

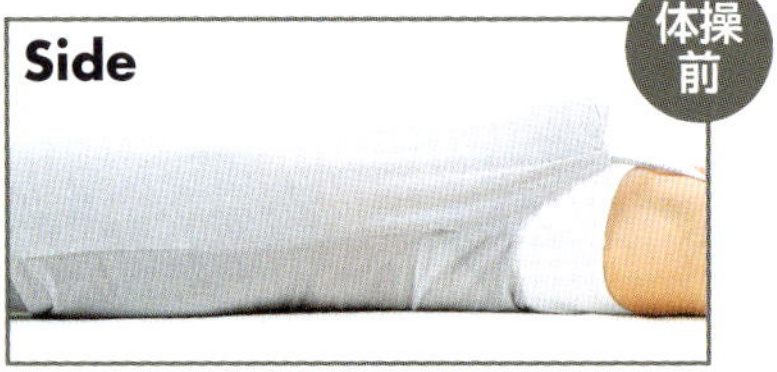
Side
体操前

体操前と体操後で腰のアーチは大きく変わる。体操後に立ち姿を見ると、かなりヒップアップしたことがわかるように

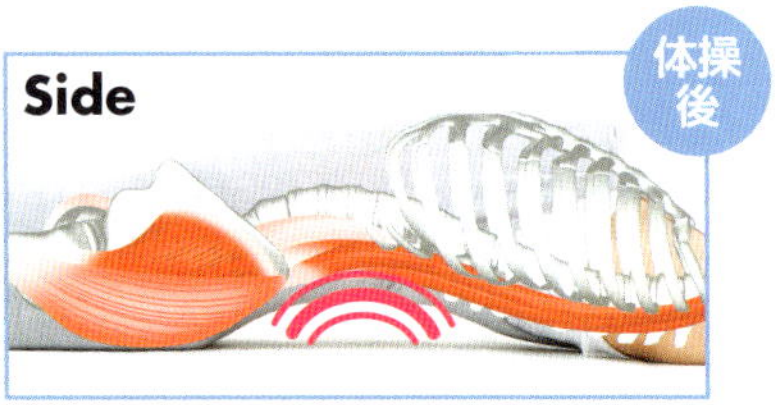
Side
体操後

6 下ろしたら腰から力を抜き 下腹部に大きく息が入ればOK

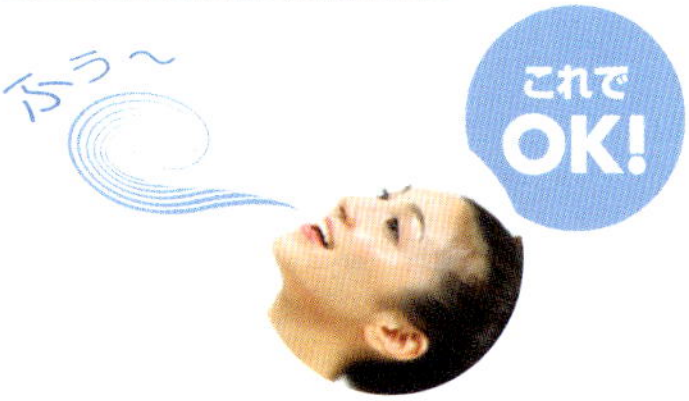
ふう～
これでOK!

"腹筋"の使いすぎにご用心

脚を下ろす動作で「脚の重みを腸骨で感じる」という説明がありますが、よくわからない人も多いでしょう。そこで、ぜひ試してほしいのが腹直筋、いわゆる"腹筋"に力を込めないこと。腹筋に力が入り続けると体は前かがみになり、腰の筋肉がはたらきません。しかも腹筋ばかりに意識が集中し、動作中は腰に負担がかかります。まず腹筋や太ももから力を抜いて、脚の重みを腰に乗せましょう。そして腰を反らしながら動くようにすると、実感しやすくなります。

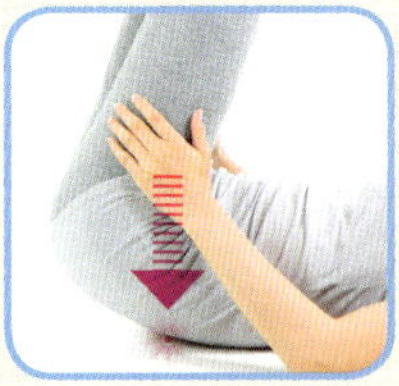

脚をリラックスさせると腸骨を感じやすい

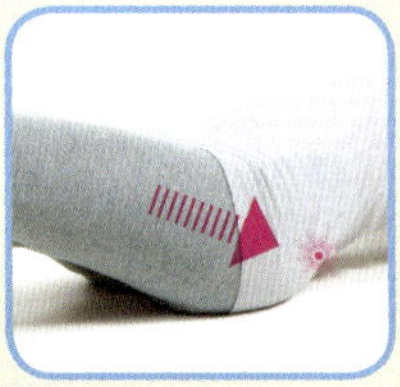

下ろすときは腰のアーチに意識を集中させる

天候次第で痛む…②

硬くなったわき腹の活力を取り戻す

捻転側腹《そくふく》体操

極まれば朝晩1回でOK!

わき腹には、腹横筋、内・外腹斜《ふくしゃ》筋など、ひねる動きや呼吸ではたらく筋肉があるため、ここにも不調があらわれやすい。体をひねると息が詰まる感じがする人にもおすすめ

1　あお向けになり右手を上げる。左ひざを大きく外回りさせながら上げる

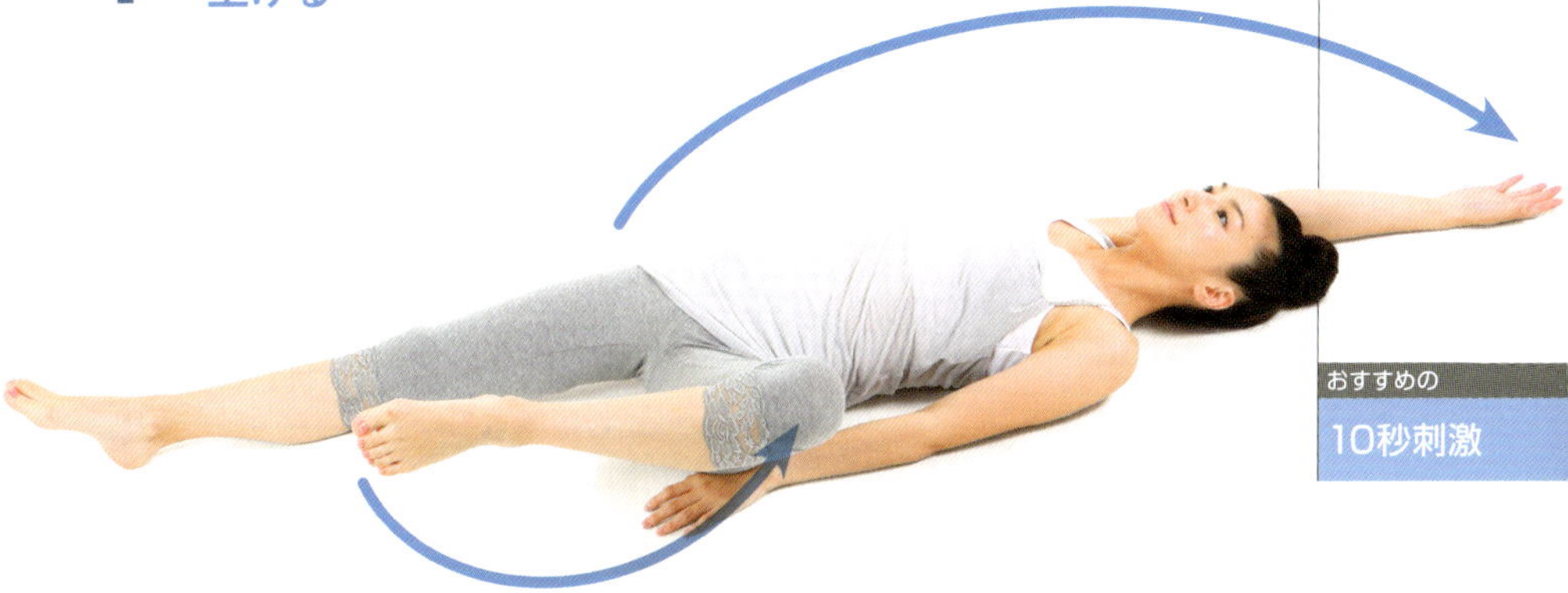

2　ひざを内側に倒す動きにつられるように腰をひねる

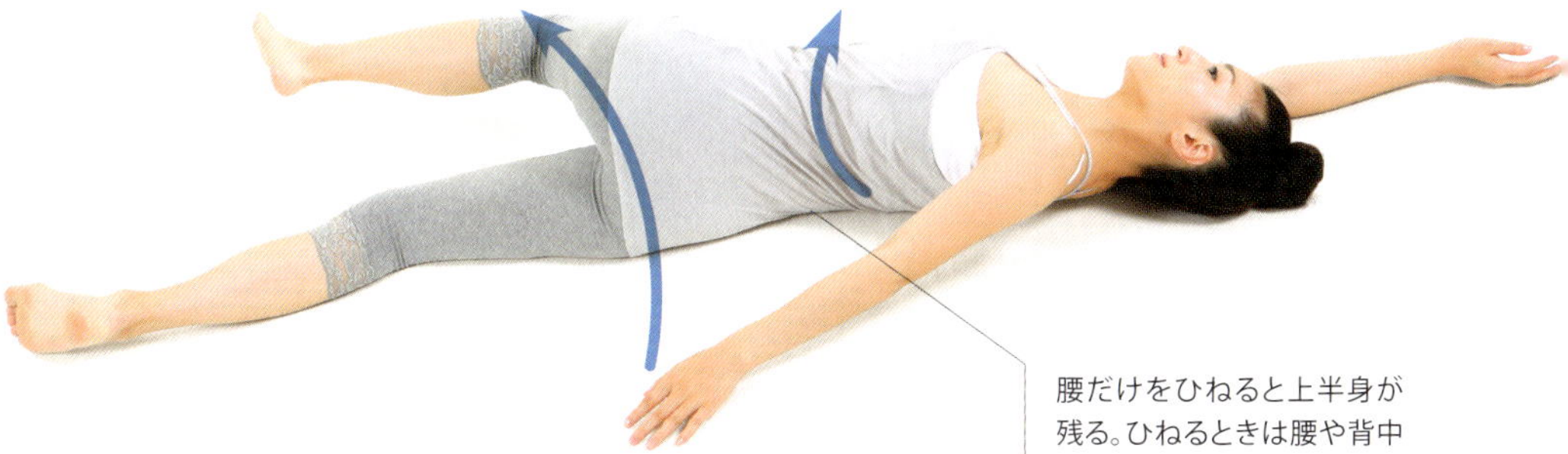

腰だけをひねると上半身が残る。ひねるときは腰や背中の筋肉の連動を意識しよう

次ページへ続く

3 左手を上げていき、左ひざを少し浮かせる

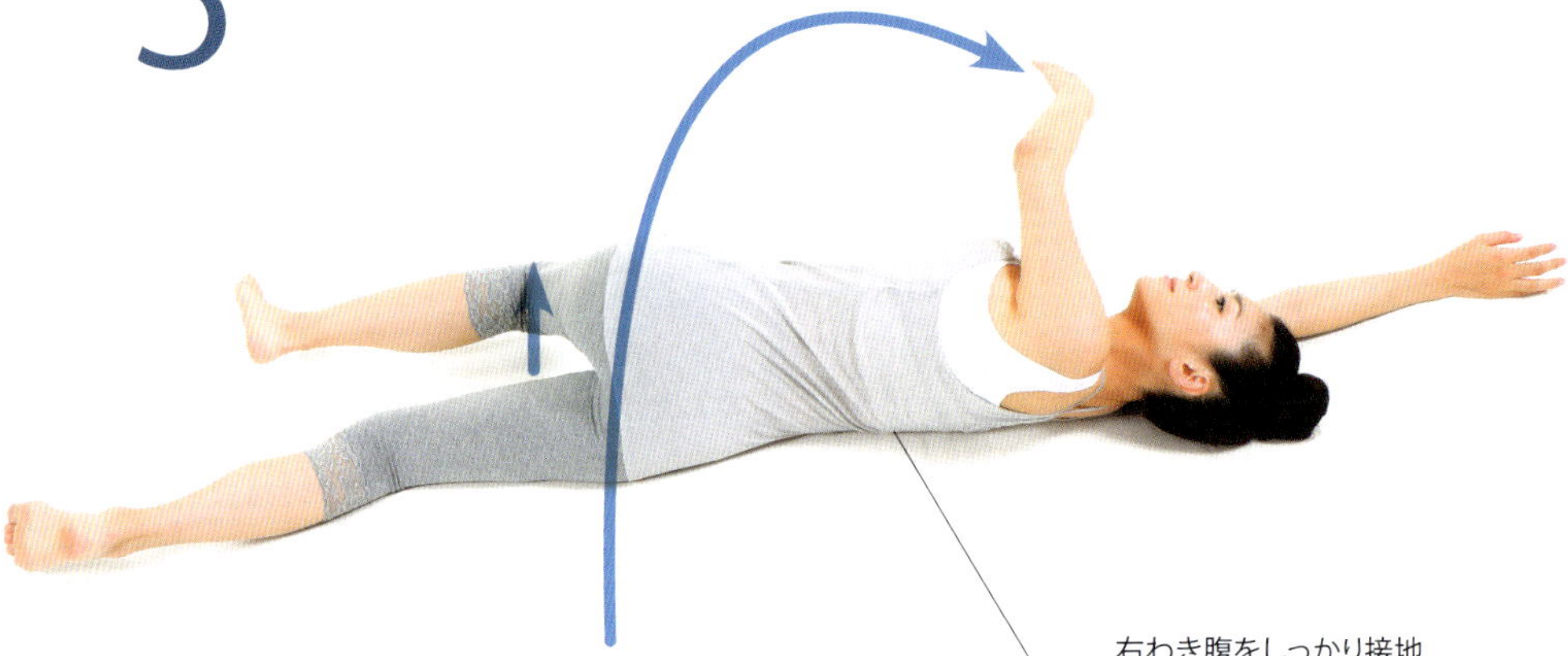

右わき腹をしっかり接地
させ安定させる

4 左手が頭上を越えたら指先方向へゆっくり伸ばす。同時に左脚もつま先方向へ伸ばしていく

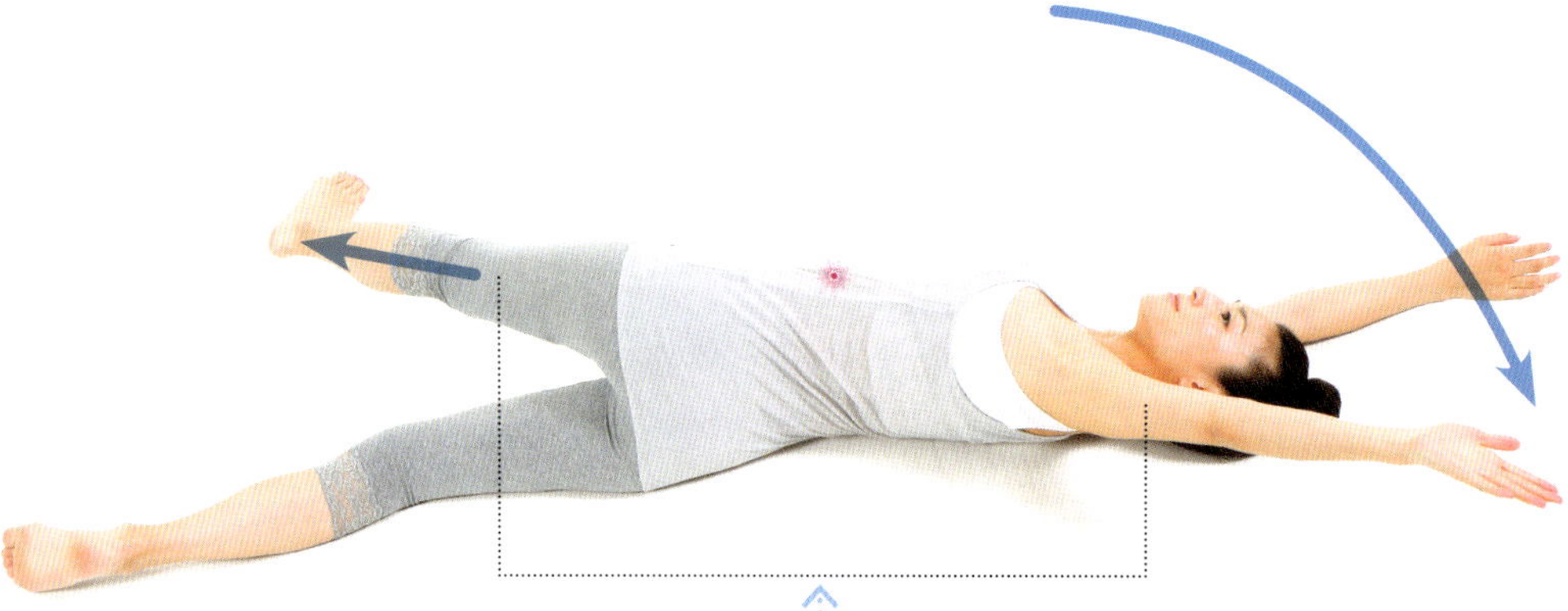

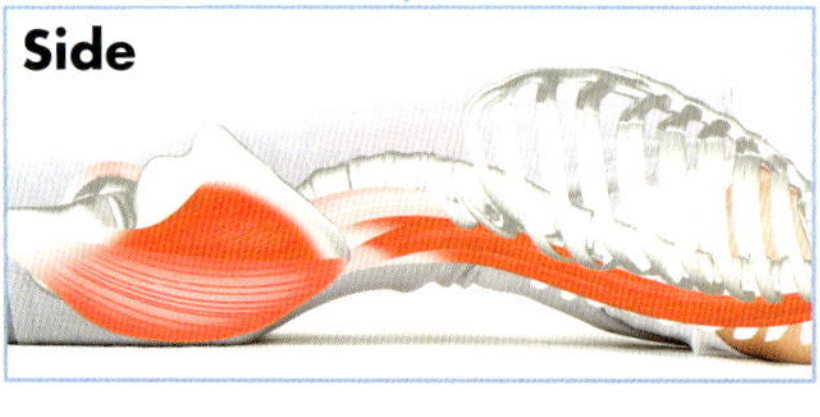

5 さらにわき腹をグーッと伸ばしていく

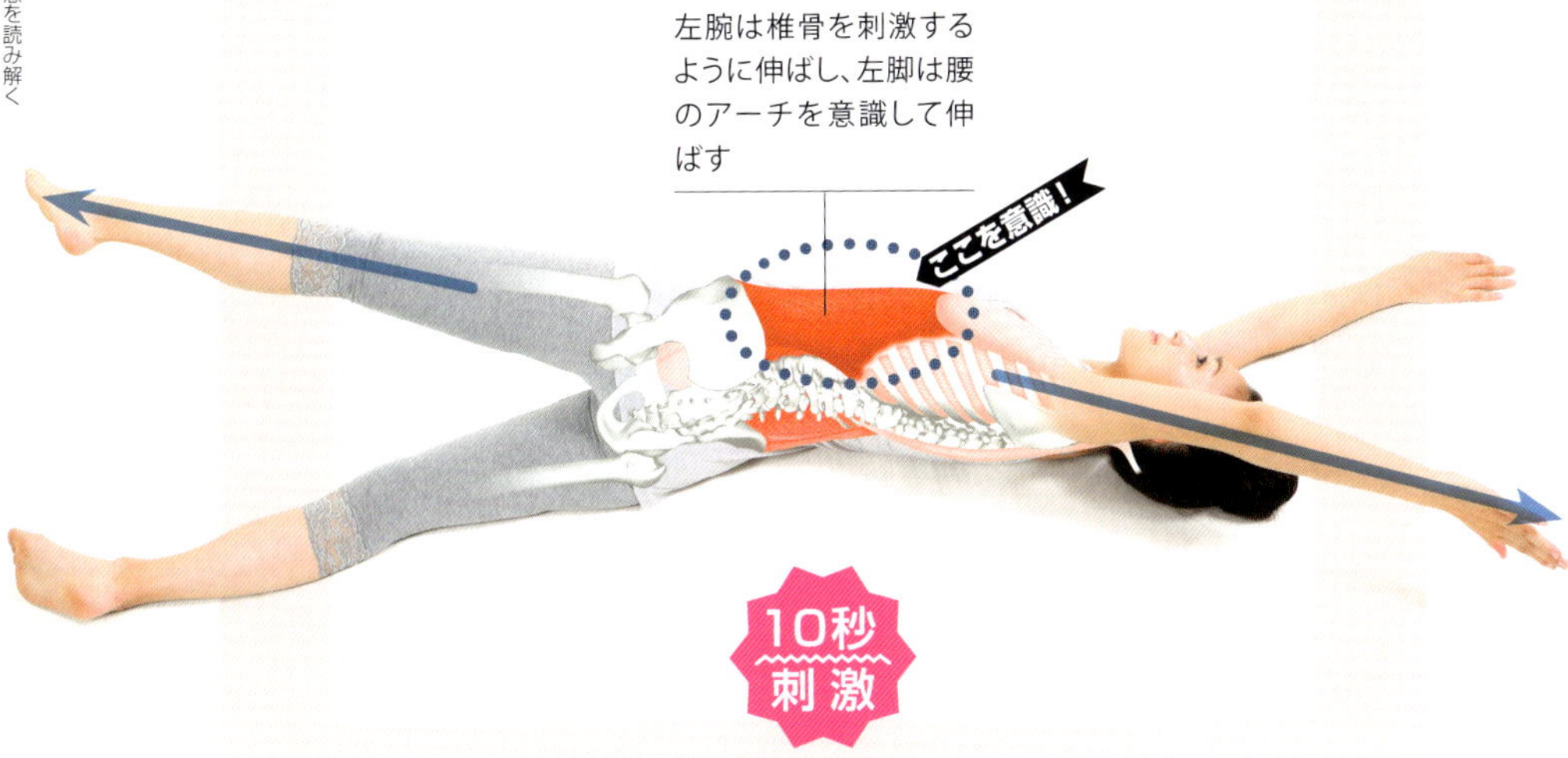
左腕は椎骨を刺激するように伸ばし、左脚は腰のアーチを意識して伸ばす
ここを意識!
10秒
刺激

6 下ろしたら腰から力を抜き 下腹部に大きく息が入ればOK

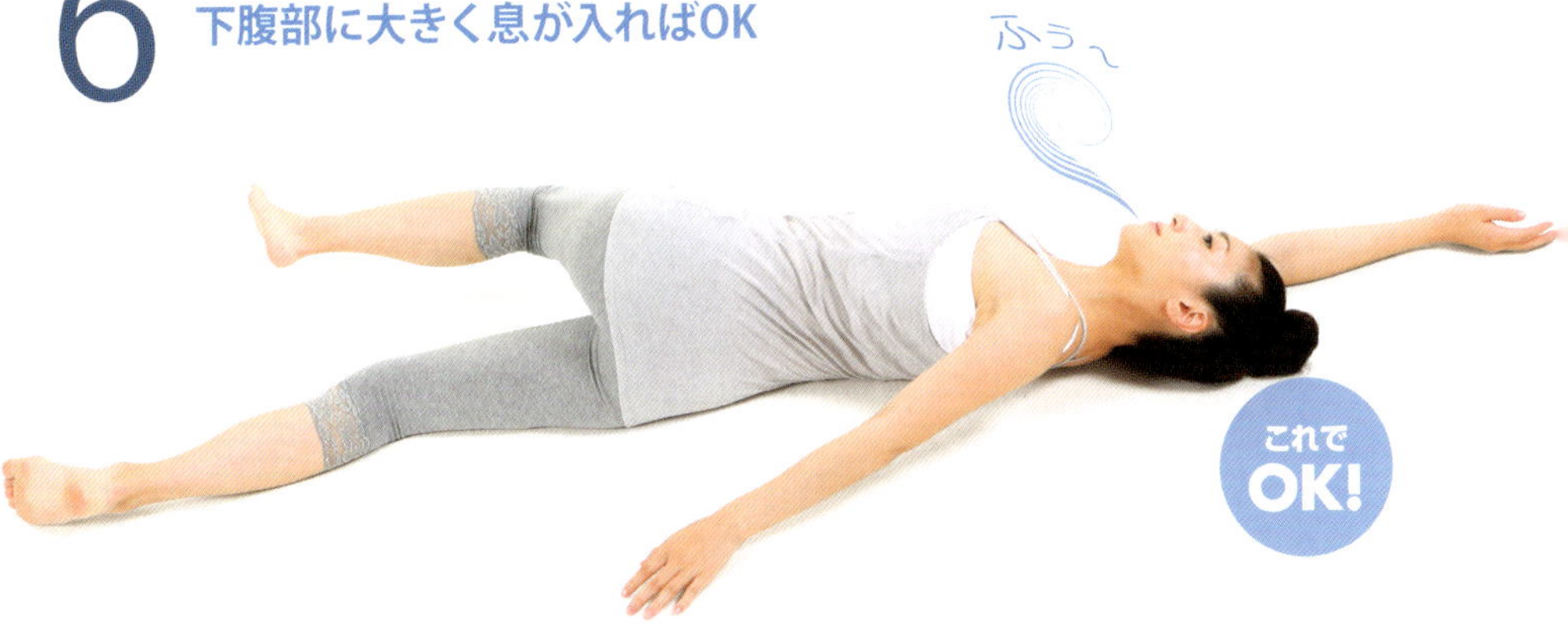
ふう〜
これで
OK!

7 反対側も同様に

腰全体が重だるい

重だるいのひと言だけでは、医学的な診断はできません。しかし重だるさが筋肉の疲労を感じ取って起こると判断できれば、いくつか考えられることがあります。

まずは多裂筋、腹横筋など背骨を支える筋肉が衰えたこと。体幹にあるこれらの筋肉は、背骨とともにつねに活躍しています。体の深部にある筋肉は、体表に近いところの筋肉と違い疲労や硬直を感じにくいため、重だるさとしてあらわれているおそれもあります。

また体幹の筋肉が弱くなれば姿勢も乱れ、筋肉の使い方も変わります。そのため、多数の小さな筋肉を無理に動かすことで筋肉が疲労。ここから、重だるさを感じることも考えられます。

人体力学では、腰全体の力が弱ったと判断します。とはいえ、その経緯は人によってさまざま。ここでは代表的なケースを紹介します。

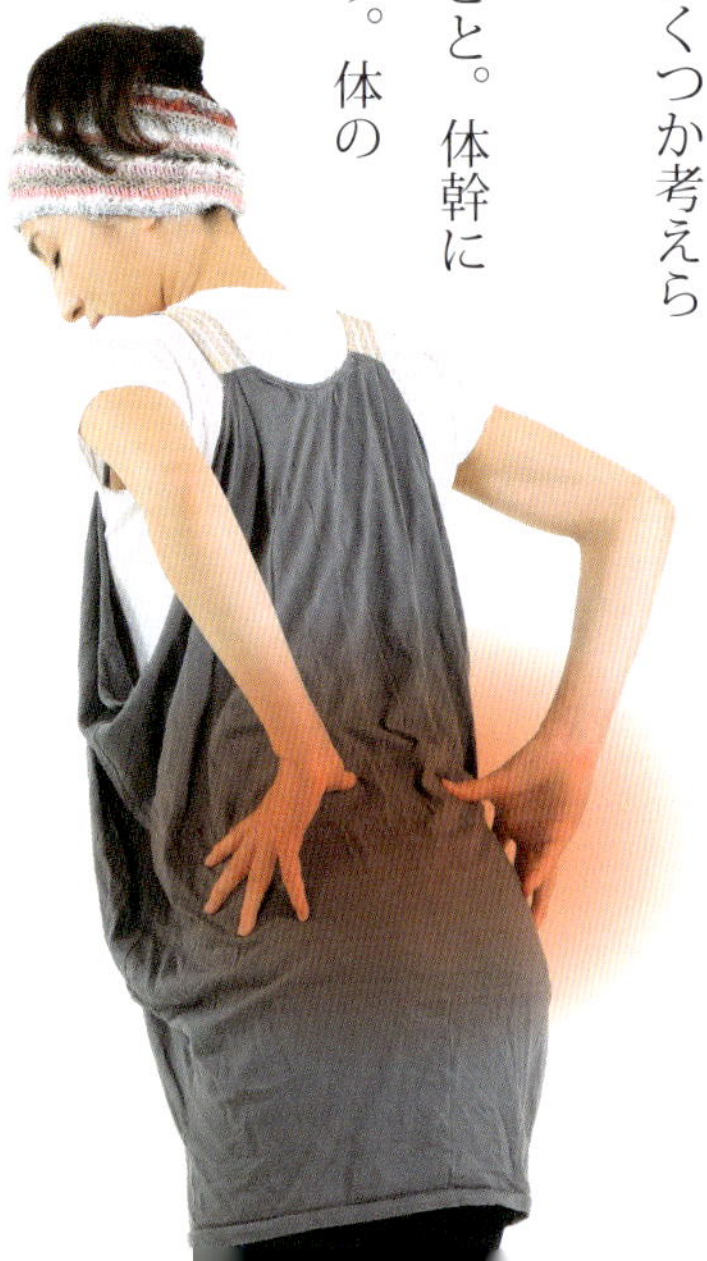

こうもり様体操の複合体操	P.100
内転筋からの骨盤挙上体操	P.108
足首回し趾《し》骨間踏み	P.109
腰を強くする体操	P.142

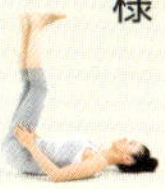
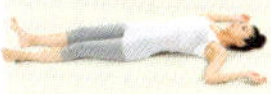
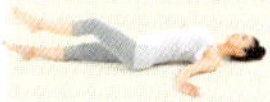

これが効く!

発生のメカニズム 9

1 腰の力が落ちるにつれ骨盤がどんどん下がっていく

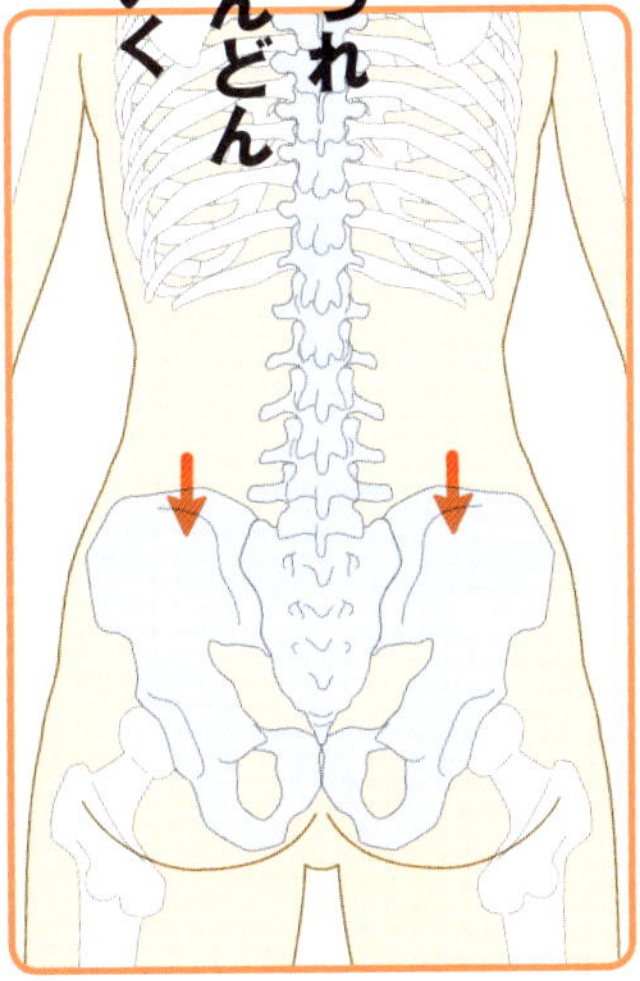

腰にあるべき空間がなくなるなど腰が悪くなったサインを見逃すと、腰からどんどん力が抜ける。お尻を抱えないと歩きにくいほど骨盤が落ちた老人体型になると、腰やお尻全体の筋肉が弱る。

2 腰の筋肉が弱った状態で動かすと疲労を強く感じる

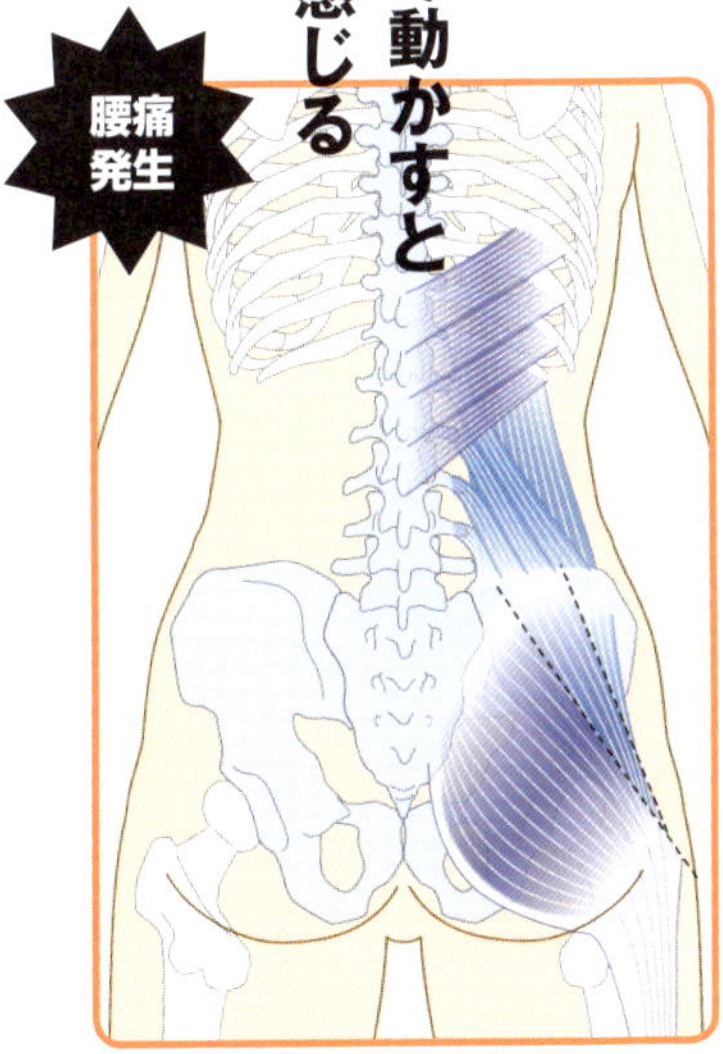

日常生活では腰やお尻の筋肉を使う機会が多い。弱っていて「動かない」筋肉を無理に動かそうとすると、ちょっとしたことですぐに疲労する。これが腰の重だるさとして知覚される。

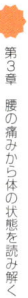

下がった骨盤を持ち上げる

内転筋からの骨盤挙上体操

極まれば朝晩1回でOK!

お年寄りががに股になることからもわかるように、体の中心から力が失われると重力に逆らえず、骨盤が外に開きつつ下がる。内転筋を刺激し骨盤を上げて、体の中心に再び力を集めよう

1 あお向けになり、肋骨を持ち上げるように両腕を上げたらひじを下ろす

じゅうたんや布団の上だとすべらない。スムーズに脚を動かせるフローリングの床や畳の上でおこなおう

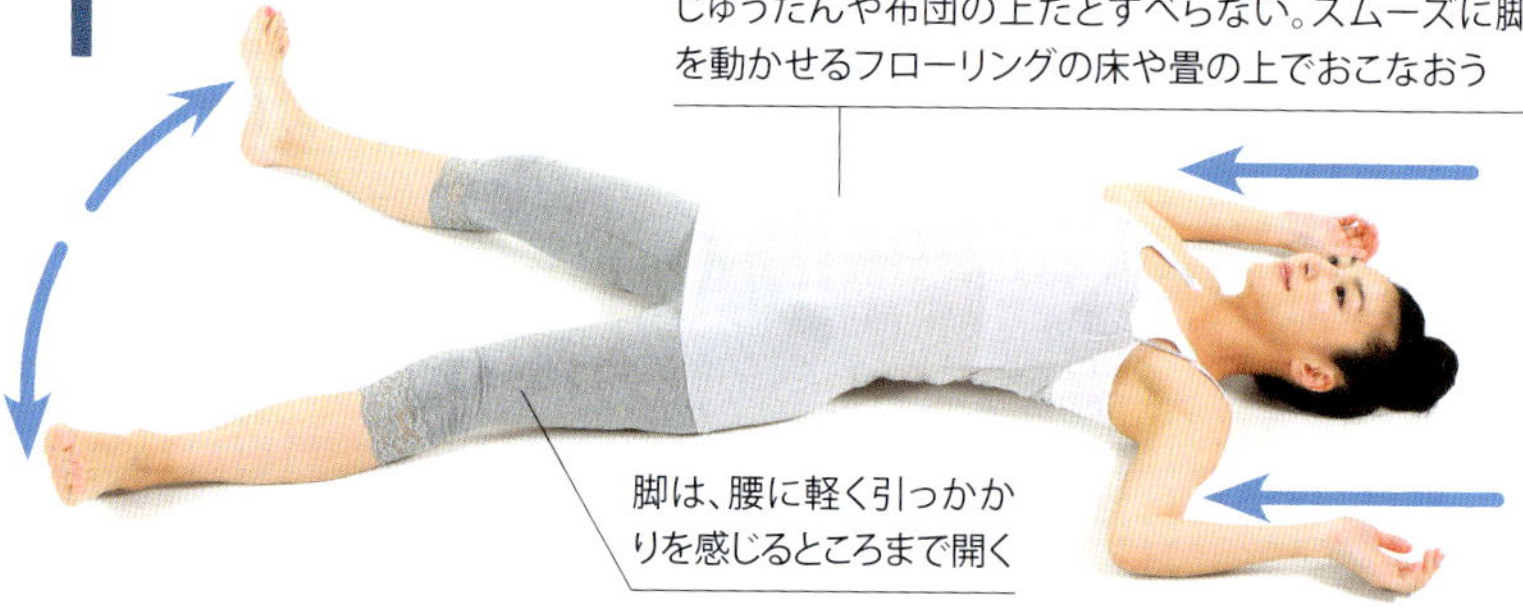

脚は、腰に軽く引っかかりを感じるところまで開く

2 脚の内側の筋肉を使い床をすべらせるようにゆっくり脚を閉じる

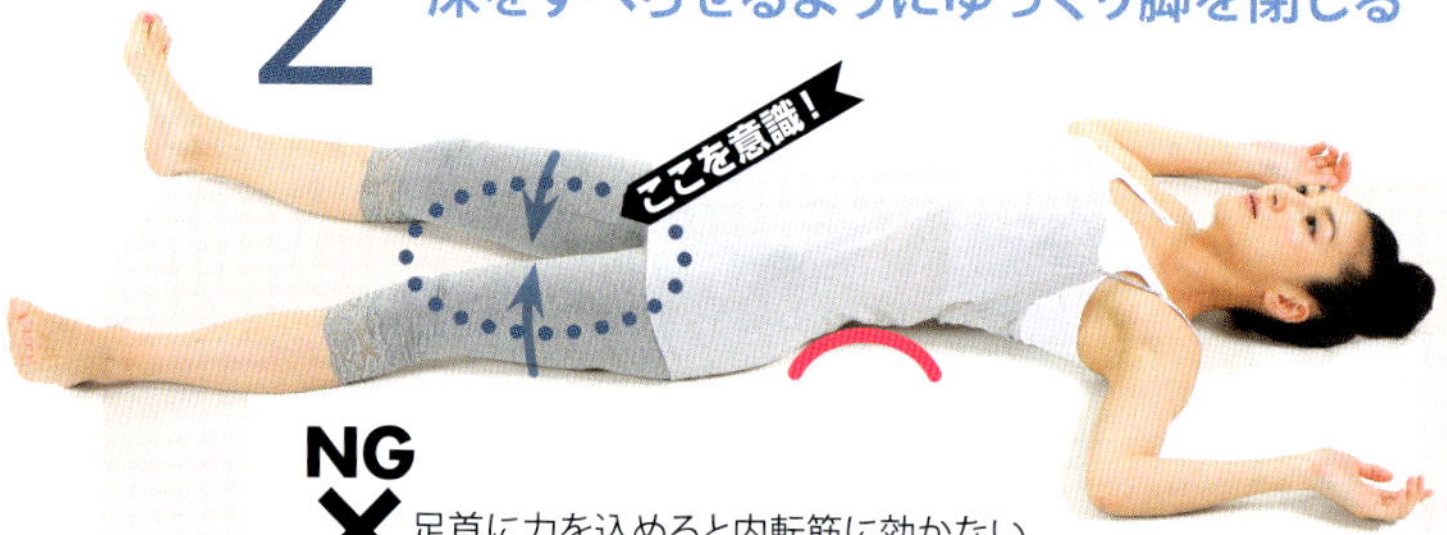

NG ✕ 足首に力を込めると内転筋に効かない

3 骨盤の幅くらいまで脚を閉じたらかかとを伸ばす

脚を閉じるにつれ、腸骨に力の集まりを感じられればOK

10秒刺激

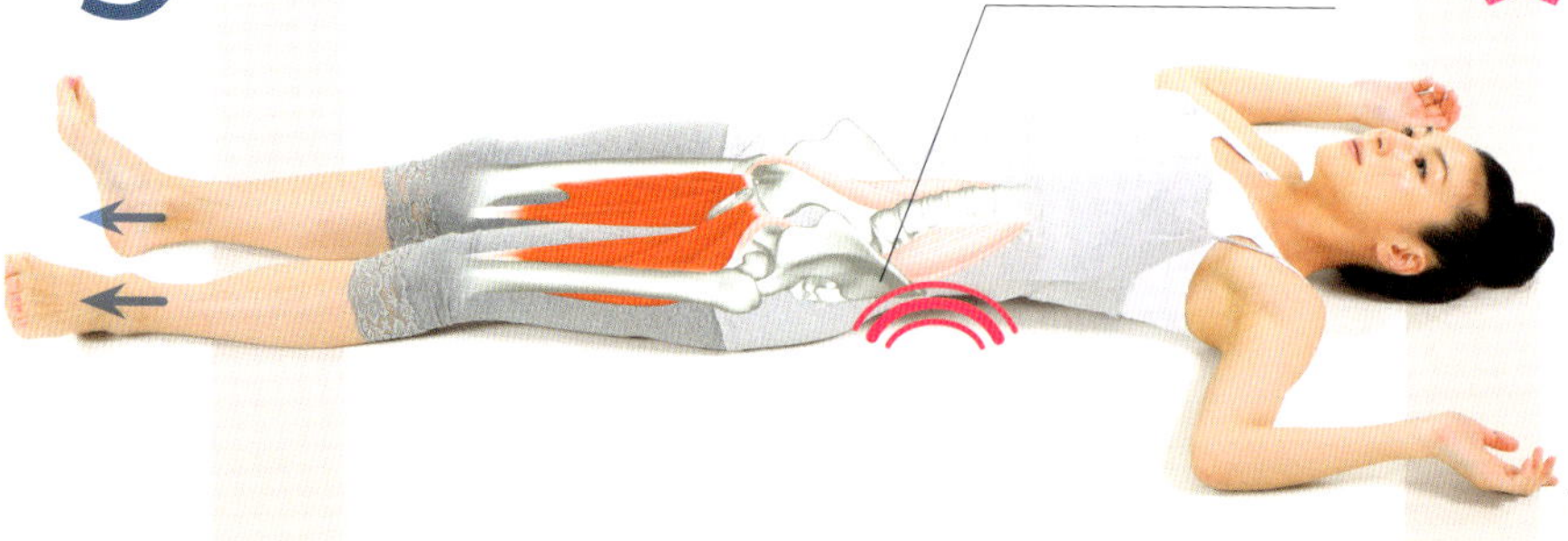

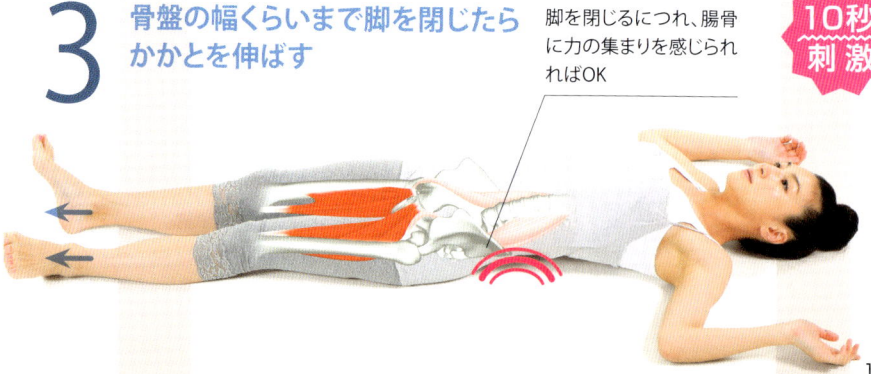

足首から体の流れを改善する

どうしても
できない人は
？

腰全体の重だるさは、年を重ね腰が硬くなると感じやすい。
腰が受けるべき衝撃を負担し固くなった足関節を刺激して
ゆるめ、足先の流れを改善しよう。月経痛にも効果的

足首回し

硬直した足首から腰をゆるめる

**1　リラックスしてあお向けになり
かかとを軸に足首をできるだけ
遠回りさせ、ゆっくり内側に回す**

外くるぶしや足の甲に刺激を感じられるように回す

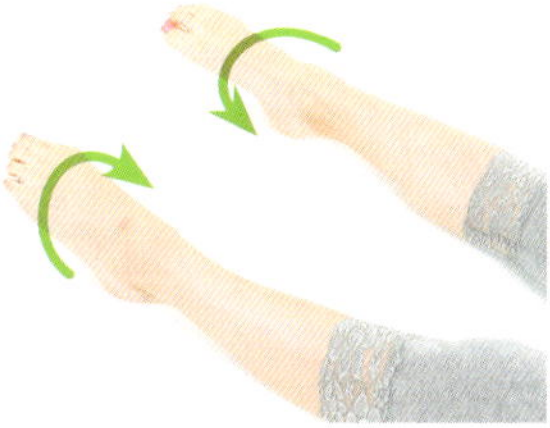

**2　なめらかに動かすよう心がけ
逆回しにゆっくり動かす**

回しにくいところが足関節の固い部位。繰り返すうち
に足首がゆるみ、次にひざや股関節、そして腸骨まで
ゆるんで可動性を取り戻す

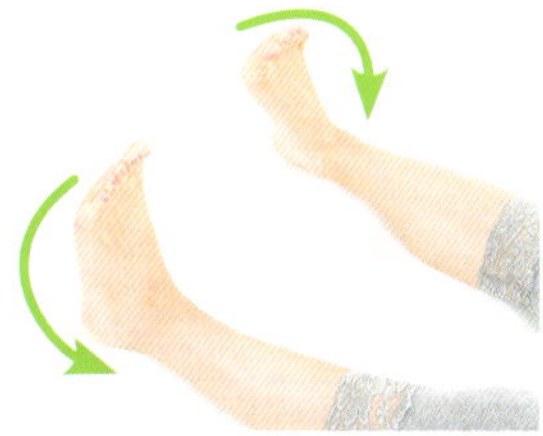

趾《し》骨間踏み

足に溜まった老廃物を流す

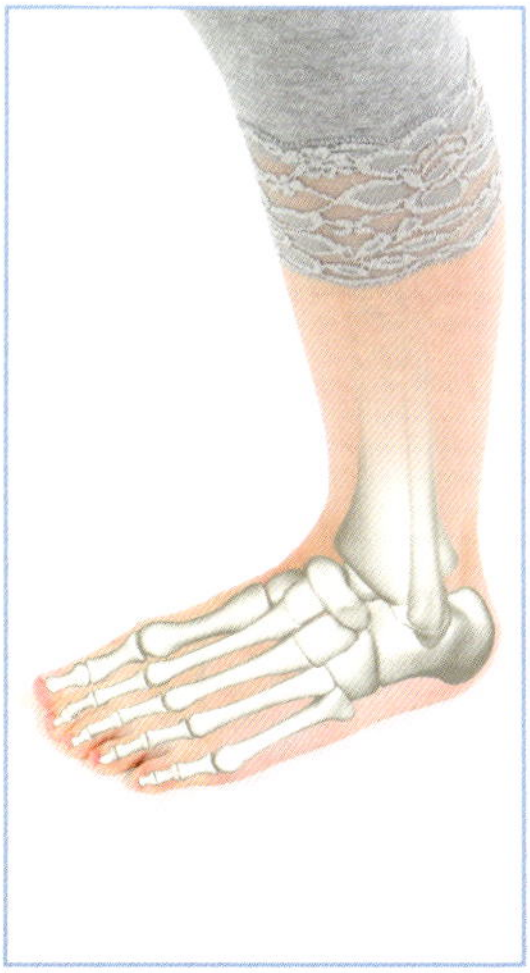

**1　足の甲、中央あたりから
足趾《そくし》の骨は分かれている。
このすき間にかかとを置く**

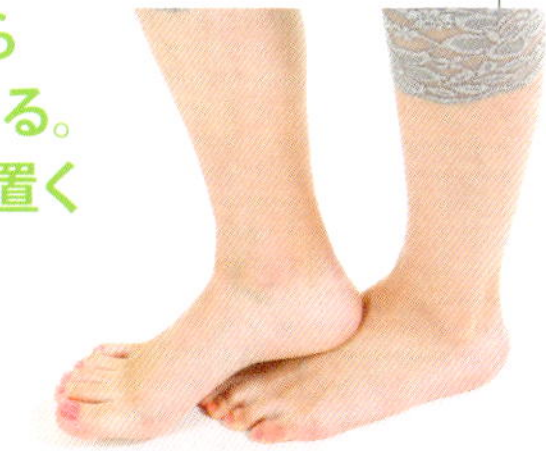

**2　軽く踏みながら
つま先に向けてすべらせる
ようにかかとを
移動させる**

強く踏みつけると激痛が走
る部位もある。気をつけよう

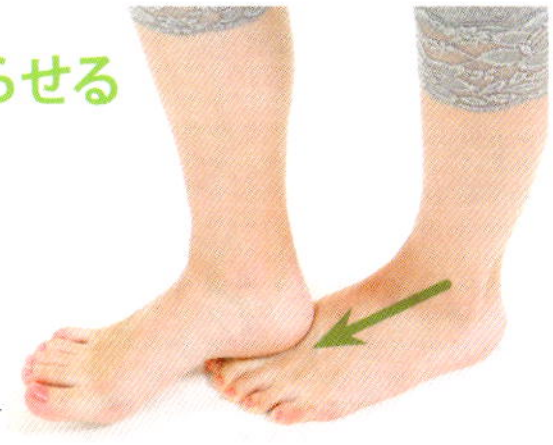

column

人体の不思議…❸

体が動けば気持ちも動く

10秒刺激で弱った部位を蘇らせると、体より先に心の変化を実感できる人もいます。体内に「動かない」部位を抱え、つねに微弱な痛みやストレスにさらされた状態から少しでも解放されれば、気持ちが晴れやかになったり元気になったりするのも当然でしょう。

なかでも男性に多いのが、性に対する意識の変化です。積極性が失われている人ほど、続けるにつれ気持ちが蘇ります。

じつは、このような変化も体から起こっているのです。

腰椎からは、生殖器に向かう神経が出ています。つまり腰椎が「動かない」と、神経を介し生殖器のはたらきも弱めるのです。これが積極性を奪っている、というわけです。

このような人が10秒刺激をすると、腰椎のはたらきがだんだん戻ってきます。そして戻るにつれ、生殖器へ向かう神経や血管の状態も改善されます。これにより生殖器のはたらきが蘇り、気持ちも異性に向き始めるのです。

心と体は別ものと思われがちですが、脳と全身はつねに神経を通じて綿密なやり取りをしています。体から脳に送られた情報によっても、気持ちはかたちづくられるのです。

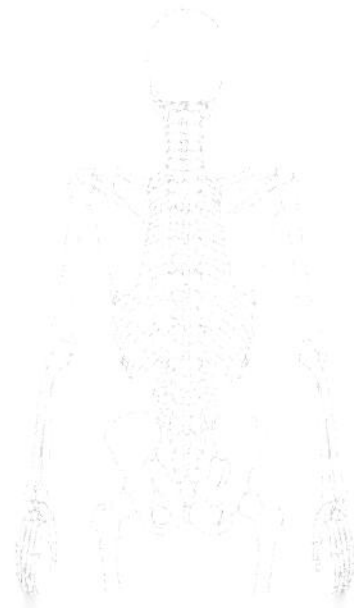

腰の人体力学

Chapter 4

なぜ、人体力学体操は体を変えるのか

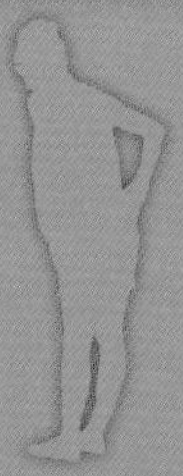

できない人ほど体は大きく変化する

あなたの体に必要な動きほどできない

腰痛のしくみとともに痛みの根本原因を取り除く10秒刺激を紹介しましたが、「体操がバッチリ極《き》まった感覚がわからない」「途中までしかうまくできない」という人も多いと思います。

じつは、最初はそれでもいいのです。

10秒刺激を生み出す人体力学体操は、体の動きやはたらきが正常であればラクにできるよう設計されています。つまり、できないとしたら症状解説で示した部位が「動かない」ということ。刺激するポイントが合っていたとしても、いきなりよく動くわけではなく、ポイントがずれていることもあるため、極まった感覚が得られないのです。途中までしかできない場合は、別の「動かない」部位が動作を阻んでいる、と考えてよいでしょう。

気になる人は左ページの「うまくいく人」「効果を得られない人」を確認してみてください。これらに注意して続けることで、動く部位を動かし「動かない」部位に刺激を与えられるため、だんだんゆるんで可動性を取り戻していきます。

そして少しでも動くようになると、得られる感覚も大きく変わり、体の中の動きがわかるようになっていくのです。

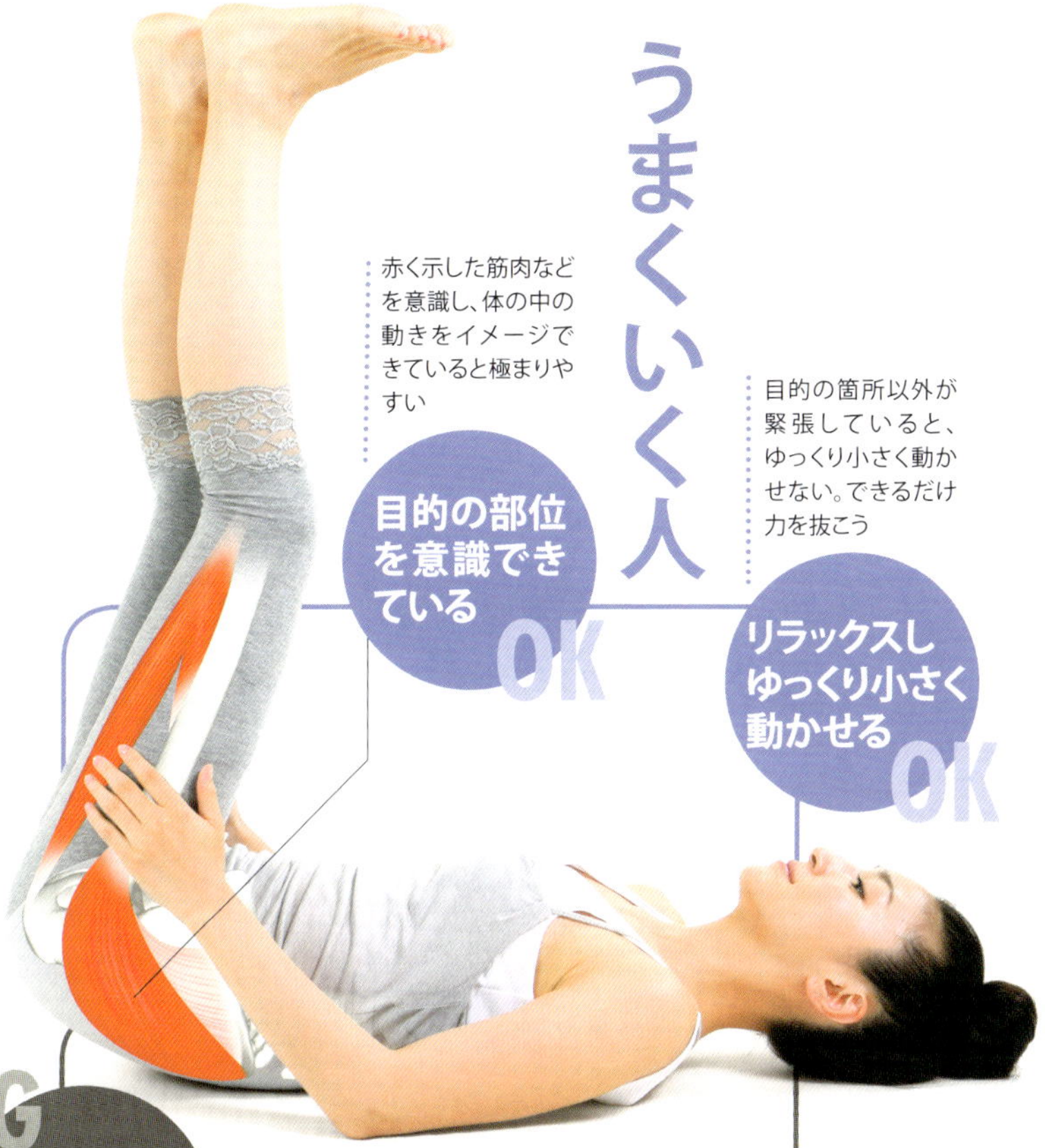

うまくいく人

赤く示した筋肉などを意識し、体の中の動きをイメージできていると極まりやすい

目的の部位を意識できている OK

目的の箇所以外が緊張していると、ゆっくり小さく動かせない。できるだけ力を抜こう

リラックスしゆっくり小さく動かせる OK

効果を得られない人

NG **すばやく動いている**

ゆっくりなめらかに動作しないと、体の深部にある「動かない」部位を刺激できない

必要な部位以外に力を込めている NG

多いのは肩や太もも、前腕など、意識的に動かしやすい部位ばかり力を込めるケース

Tips

どれもラクにできるとしたら…

不調や病気を抱えているのに、どの体操も簡単にできるとしたら、たいていやり方が間違っています。前作でも「効果がない」という相談がありましたが、多くは体をすばやく動かし深部の筋肉が動いていない、必要な箇所への意識が抜けて別の部位に力を込めている、などが原因でした。

長年かけて動かなくなった部位すら一瞬で変える力が

極《き》まれば体は大きく変わる

〝ここを意識！〟と示した部位をしっかり刺激できた状態を、本書では〝極まる〟と表現しています。これによって1回たった10秒程度でも高い効果が得られるというわけです。

10秒刺激が極まった目安として、終了後「下腹部に大きく息が入る」ことを紹介しました。しかし、体が弱って腰痛を抱えた人は実感しにくいので、それ以外の変化にも触れていきます。どれかが感じられれば、あなたの体は確実に変化し始めているといえるでしょう。

10秒刺激がしっかり極まると、だるくなる人や覚醒する人、ドッと汗が出る人もいれば、体のにおいがきつくなるという人までいます。どれも体調が悪くなったかのような変化ですが、これは好転反応。体をよい方向に導きます。

体の中の「動かない」部位は、体液の流れが悪くはたらきも鈍った状態です。10秒刺激によってここが動き出したら、何が体に起きるでしょうか。たとえばダムにせき止められていた水を、一気に放出したとします。すると流れが悪くよどんでいた川でも、よどみが流れてきれいな状態を取り戻すでしょう。

これを体に当てはめると、流れが悪く冷えていた部位の血液が一気に流れて体温上昇し、汗が出たり目が覚めたりする、となるのです。

また、体内によどんで溜まっていた老廃物が流れ出したことで、汗などのにおいがきつくなることもあるでしょう。一時的にだるくなるのは、活動していなかった部位が突然動き出したことの違和感などが考えられます。

極まったときの体の変化

↓

下腹部に大きく息が入る

こんな変化を感じられる人も…
- 一瞬、息が詰まる
- ドッと汗が出る
- 覚醒する、だるくなる

体の変化が起きてから

- **元気になり体がラクに動く**
- **呼吸がゆったり深くなる**
- **気持ちが晴れやかになる**
- **ぐっすり眠れるようになる**
- **お通じがよくなる**

効果を得られない場合は…

解説を読み返し
DVDを見て動作とコツを確認する

Tips

10秒はあくまで目安

「10秒も姿勢をキープできない」という人もいるでしょう。関節や筋肉のはたらきが鈍っている人や「動かない」部位のある人にはきつい動きもあるので当然です。この10秒はあくまで目安なので、極まった感じさえ得られれば終えてかまいません。「多少きついけれど頑張る」くらいの気持ちで続けると体の動きや筋肉が養われ、より早く再生力の高い体を取り戻せます。

「動かない」部位を集中刺激するために

体操は力学をふまえ設計されている

10秒刺激を簡単に説明すると〝「動かない」部位を刺激し動く状態に戻す〟となります。

しかし「動かない」部位を無理やり動かすと、痛みが生じてギュッと縮んだり、関係のない部位に力が入って肝心の箇所を刺激できなくなったりします。つまり、本来なら「動かない」部位を刺激するのは困難なのです。

では、どうして人体力学体操なら「動かない」部位に集中刺激を与えられるのでしょうか。

それは一つひとつの動作を、力学をふまえて設計しているからです。たとえば腕を上げるときに、まっすぐ上げるか内側から回し上げるかで、はたらく筋肉は変わります。「腰椎5番から1番の捻転体操（P062参照）」なら、脚の高さや角度によって刺激できる腰椎が変わる、というように精緻な計算がなされています。

これをできるだけ多くの人に、安全で簡単に効果を得てもらうべく仕上げたのが、人体力学体操です。動作にはすべて意味があり、この積み重ねが絶大な効果を生んで集中刺激を可能にするのです。

10秒刺激のために設計されていること

この姿勢には、集中刺激するための工夫が数多くちりばめられている。C体操なら、手首をつかみ、つま先を軽く重ねることで、自由には動かせなくなる。腕を上げるときは肋骨を持ち上げ、脚はつま先を重ねることで太ももが内旋する。これによって腕と脚の動きが制限される。このように、設計された動きの積み重ねにより、患部を集中刺激できる。

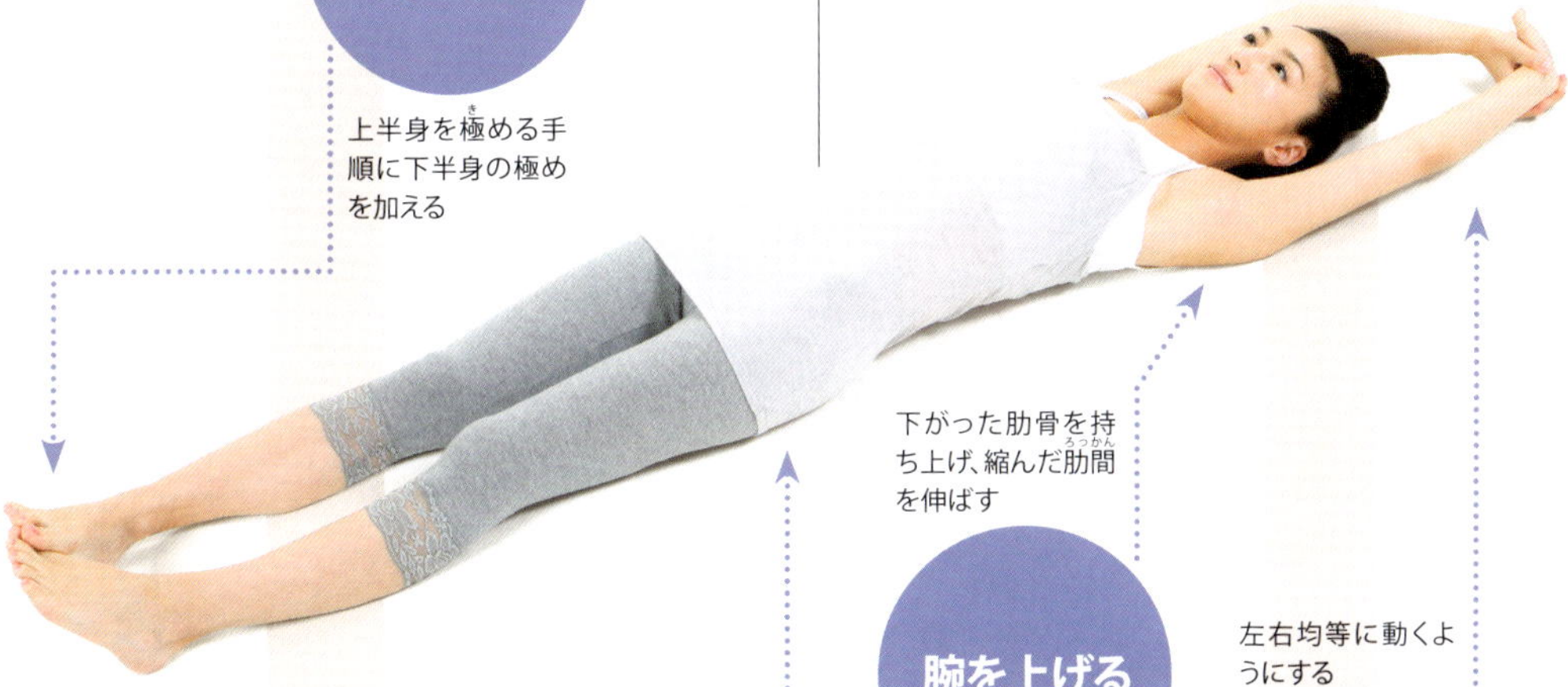
つま先を重ねる
上半身を極《き》める手順に下半身の極めを加える
下がった肋骨を持ち上げ、縮んだ肋間《ろっかん》を伸ばす
腕を上げる
左右均等に動くようにする
手首を持つ
内転筋を使うことで股関節をロックする
股関節を締める

Tips

大切なのは感受性

10秒刺激を極めるうえで重要なのは、体内を感じることです。力が集まった感覚や体の微妙な動きを察知できれば、驚くほど早くコツをつかめます。慣れるまでは刺激したい部位をイメージし、ゆっくり動いて感覚を研ぎ澄ませましょう。これが実感できれば体はどんどん変わっていきます。

体を変える最重要ポイントは「連動」させること

緻密な設計が体の連動を生み出す

第1章で触れたように、体内にある数多くの筋肉や骨が協調することで、立ち上がったり走ったりする動作ができます。

このとき体内では、さまざまな「連動」が起きています。

これを実感するために、まず体をひねって後ろを見てみましょう。左右同じようにひねるのは難しいと思います。これは、ふだんの体の使い方やクセにより、筋肉や関節どうしが連動できる度合いに違いがあるからです。

連動は非常に重要です。

体は本来、効率よく動かせるように設計されていますが、「動かない」部位が生じると連動が阻害され、さまざまな不具合が生じます。

人体力学体操は、逆にこの連動を利用することで、患部を大きな力で刺激したり、ふだんの生活では刺激できない体の深部にアプローチしたりしています。

前節で紹介したC体操を、設計どおりに動作してできた体勢から10秒刺激をおこなったときに、体の中にどのような流れができるか見ていきましょう。

体の連動を使い一点を集中刺激する

脚と腕をグーっと曲げCの字をつくると、手足はロックされているため、曲げたときに生じる力は逃げない。脚は内旋し、腕は肋間から伸ばしているため、腕と脚のつけ根から伸ばせる。こうして手足から生じた力は、腕から肩甲骨、脚から腰と、さらに力を拾い集め、上下からの集約された力により肋間がしっかり伸びる。

上半身の連動

手首で力の逆流を遮断。さらに腕を上げるときに肋間が伸び、肩甲骨が寄る

連動で生じた大きな力で肋間《ろっかん》を刺激する

下半身の連動

足首で力の逆流を遮断。
つま先を重ねることで内転筋を動かし
骨盤まわりの筋肉も内側に締める

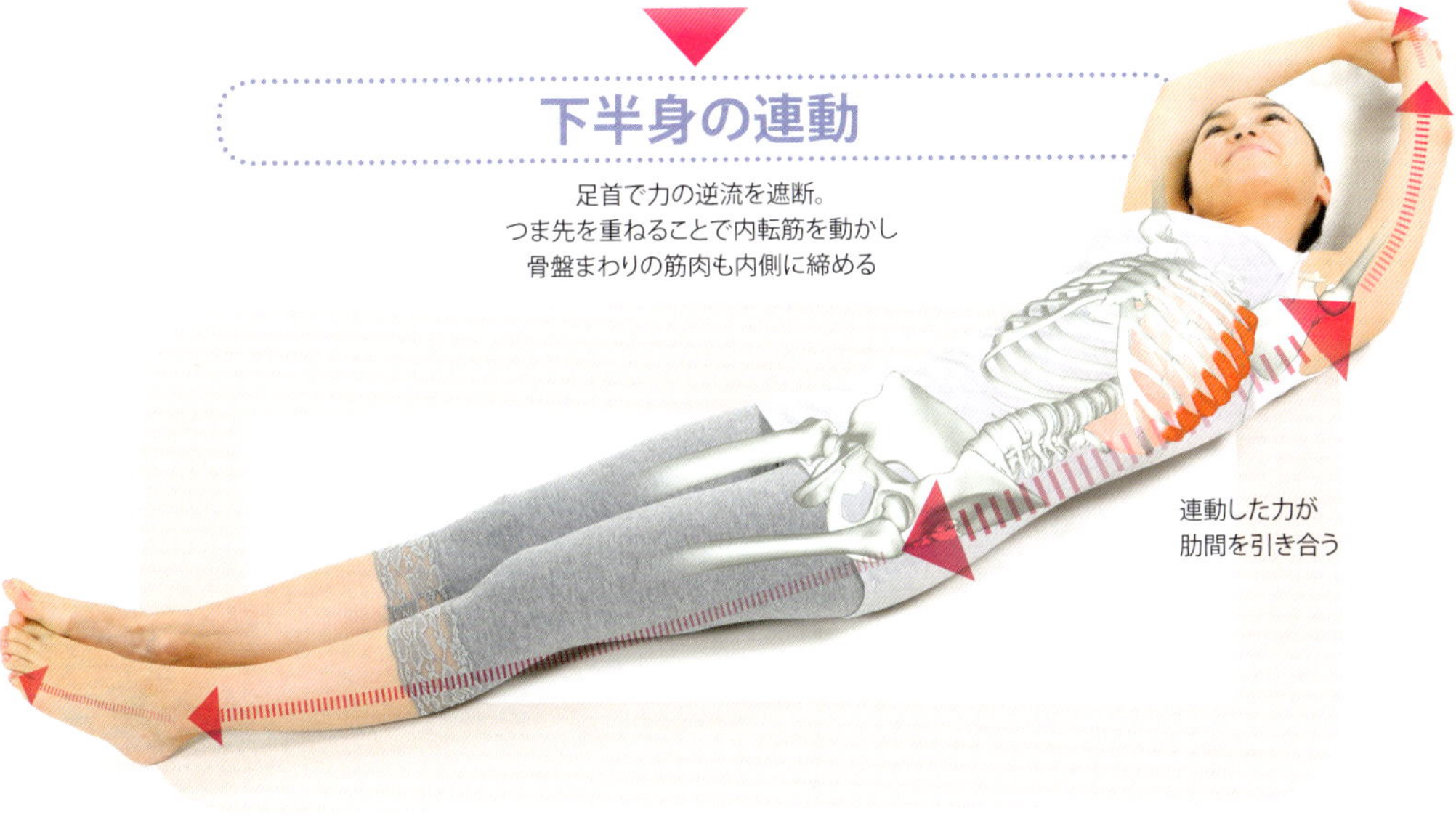

Tips

呼吸も連動のひとつ

10秒刺激が極《き》まって下腹まで深く呼吸が入るという連動が生じると、呼吸１回ごとに体幹を適度にマッサージするような効果が。これにより、内臓に不具合を抱えた人も症状の緩和を感じられるようになります。人体力学体操とは、骨や筋肉の連動と大きな呼吸による内臓の連動の、２つを蘇らせる効果があるのです。

腕や脚の動かし方で「連動」を感じよう

腕を使った連動

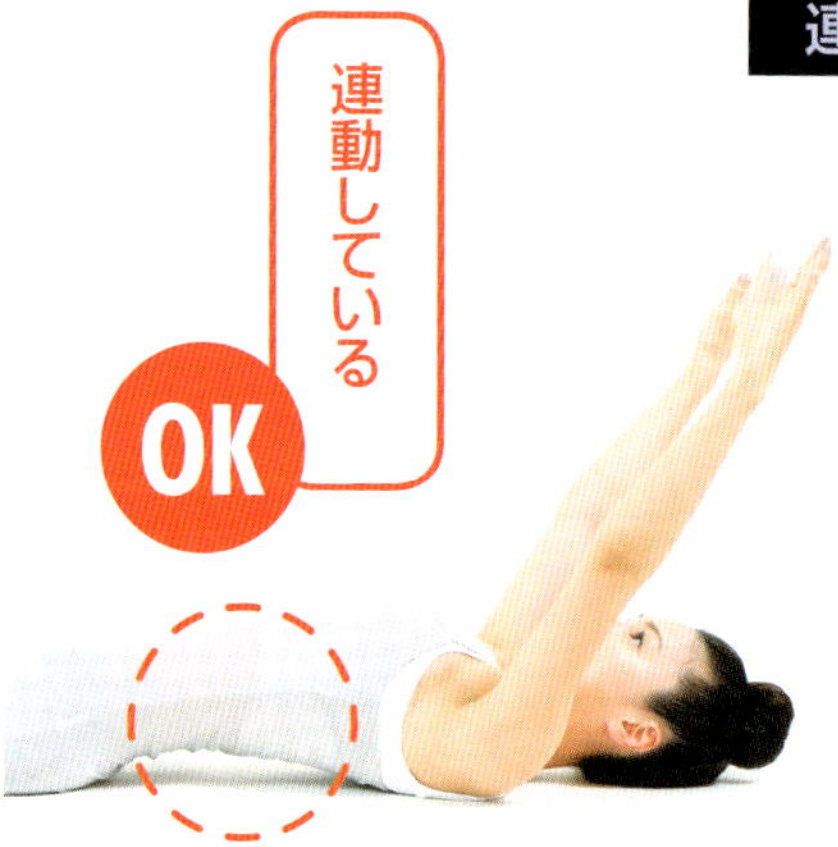

腕を上げるときに、胸郭を意識して持ち上げるイメージをもつと背中や腰まで連動する

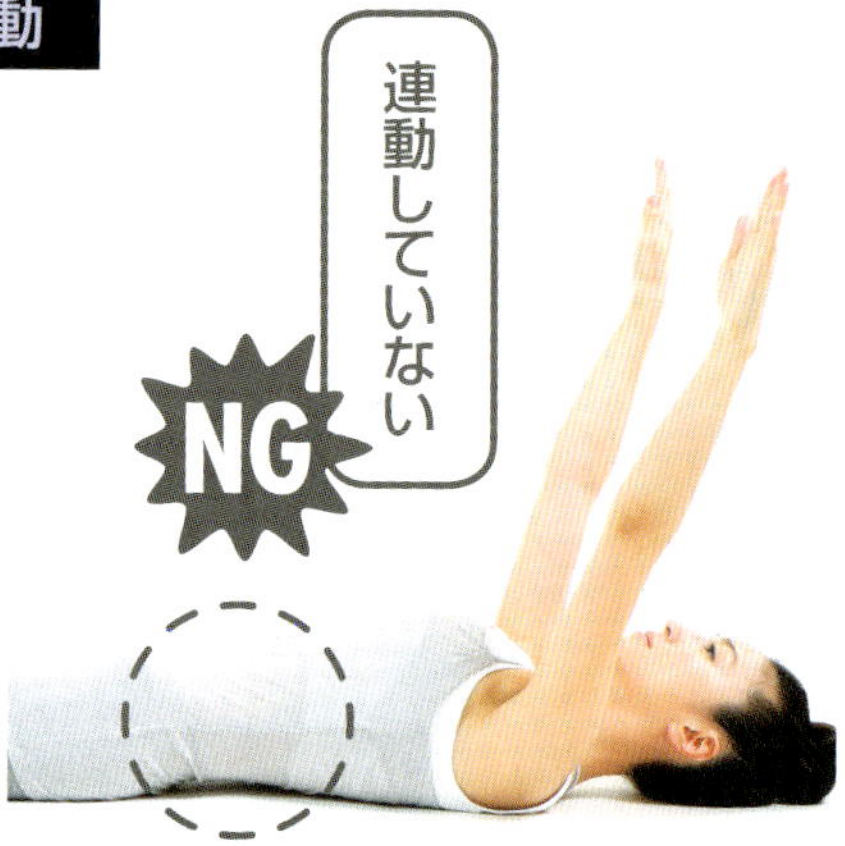

胸郭《きょうかく》に意識が向かないと、ただ腕が上がるだけ。胸やお腹の連動すら生まれない

どこを意識するかで体の動きは大きく変わる

体操がうまくできない人の多くは体の「連動」が途中で失われています。そこで、本書の体操で頻出する〝腕を上げる〟〝腰のアーチをつくる〟の2つの動きから連動の成功例と失敗例を紹介していきます。

腕を上げる動作は、肋骨を持ち上げるイメージで腕を上げることで肋骨が上がり、腕を上げきると肩甲骨が寄った感じが得られます。

一度、腕や肩に力を込めながら上げてみてください。おそらく肩甲骨が寄る感覚を得られないばかりか、肋骨も

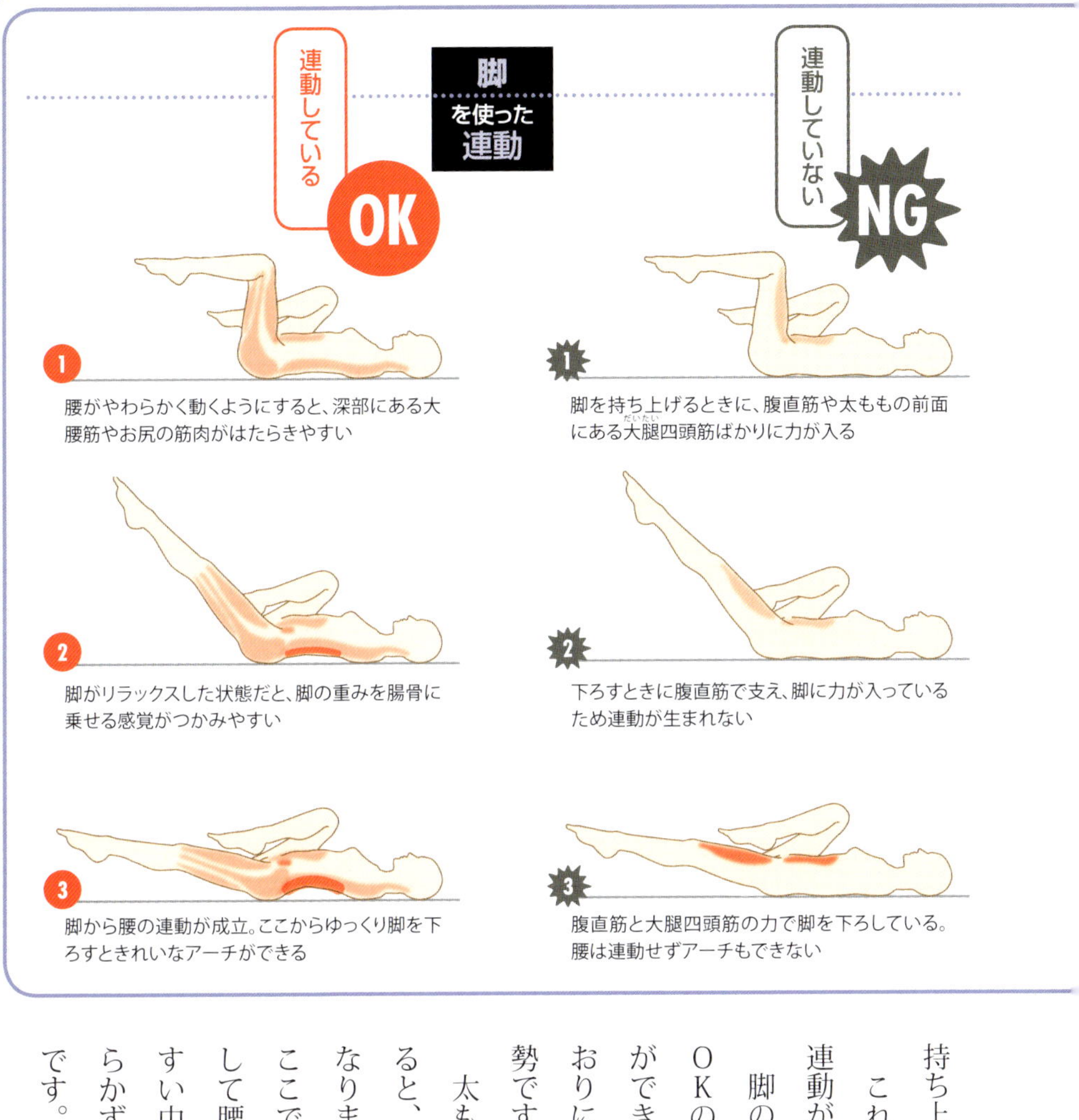

1 腰がやわらかく動くようにすると、深部にある大腰筋やお尻の筋肉がはたらきやすい

2 脚がリラックスした状態だと、脚の重みを腸骨に乗せる感覚がつかみやすい

3 脚から腰の連動が成立。ここからゆっくり脚を下ろすときれいなアーチができる

1 脚を持ち上げるときに、腹直筋や太ももの前面にある大腿《だいたい》四頭筋ばかりに力が入る

2 下ろすときに腹直筋で支え、脚に力が入っているため連動が生まれない

3 腹直筋と大腿四頭筋の力で脚を下ろしている。腰は連動せずアーチもできない

持ち上がらないでしょう。

これはよけいな力が入ったせいで、連動が途切れて生じた現象です。

脚の連動も同様のことがいえます。

OKのほうは、しっかりとしたアーチができています。これは体操の設計どおりに動くことで、しぜんにできた姿勢です。

太ももの前面や腹筋に力を入れすぎると、脚の重みを腸骨で感じられなくなります。これは脚から腰への連動がここで断ちきられるからです。結果として腰やお尻にある、動かなくなりやすい中殿筋などのこまかい筋肉がはたらかず、腰にアーチができなくなるのです。

背骨の「連動」を取り戻せば体は一気に変わっていく

背骨はひとつずつ動くもの

10秒刺激の目的は、体の「動かない」部位を動くようにして連動を回復し、各部位が連動することで「動かない」背骨の柔軟性を取り戻すことにあります。

背骨の重要性は第2章でも紹介しましたが、もうひとつ重大な役割があります。それが、さまざまな動作をしたときに生じる衝撃を受け止める、クッション機能です。

背骨が「動かない」と、歩く、座るなどの日常生活で多用する動きで生じる衝撃を受け止められません。これが体の各所にも負担をかけ、内臓や脳にまで影響を及ぼすのです。

そのため人体力学では、背骨の可動性を確認し、椎骨がスムーズに「連動」できるかを重視しています。

逆にいうと背骨の状態さえ良ければ、体にちょっとした異常があったとしても回復しやすいため、大きな問題にはなりにくいのです。10秒刺激を続けるうちに背骨の可動性が上がれば、どこかのタイミングで、これまでにないほど体調が良い、体が軽い、気持ちが晴れやかになる、などを実感できます。

弾力のある状態がいい

背骨の可動性が改善されたかを、自ら見極めるのは困難です。かといって、全身に張り巡らされた神経が集約され、いわば脳の延長ともいえる部位を変に刺激することは避けたいですし、おろそかにもできません。

異常がないかを簡単に確認したいなら、背骨に触れてみるとよいでしょう。ひとつずつ触って、出っ張った骨があったらご用心。そこのはたらきが落ちているおそれがあります。はやめに体操や「蒸しタオル法（Ｐ064参照）」でケアしましょう。

背骨の状態が改善されれば、体は急速に良くなっていきます。ぜひ10秒刺激を極《き》めて、体を根本から変えていきましょう。

ひとつ「動かない」と道連れになることも

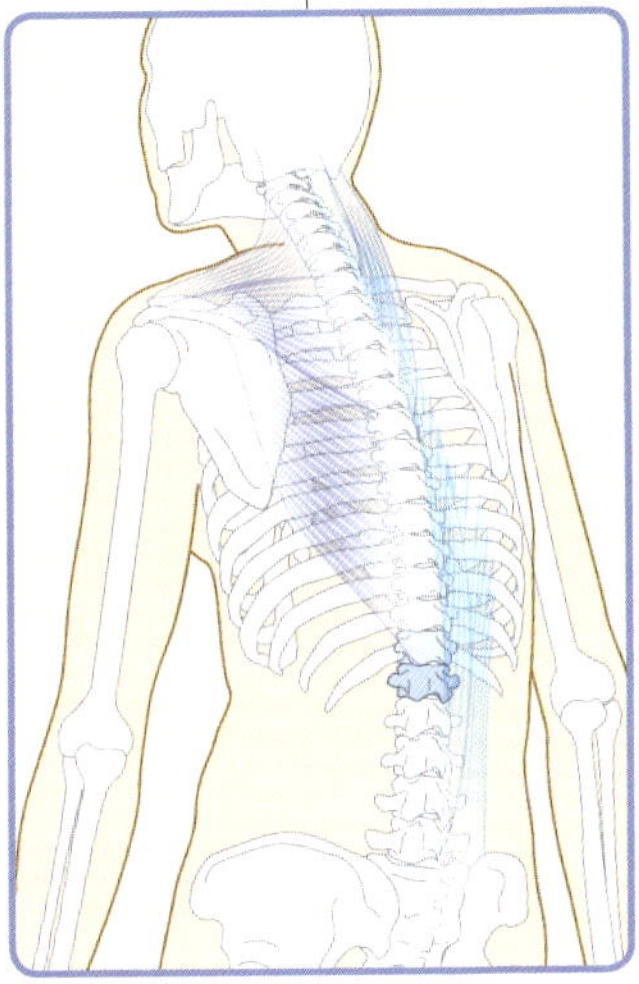

胸椎12番のはたらきが落ちるだけで、消化器系や呼吸器系に影響を与える場合も。腰椎１番にも「動かない」は連鎖する

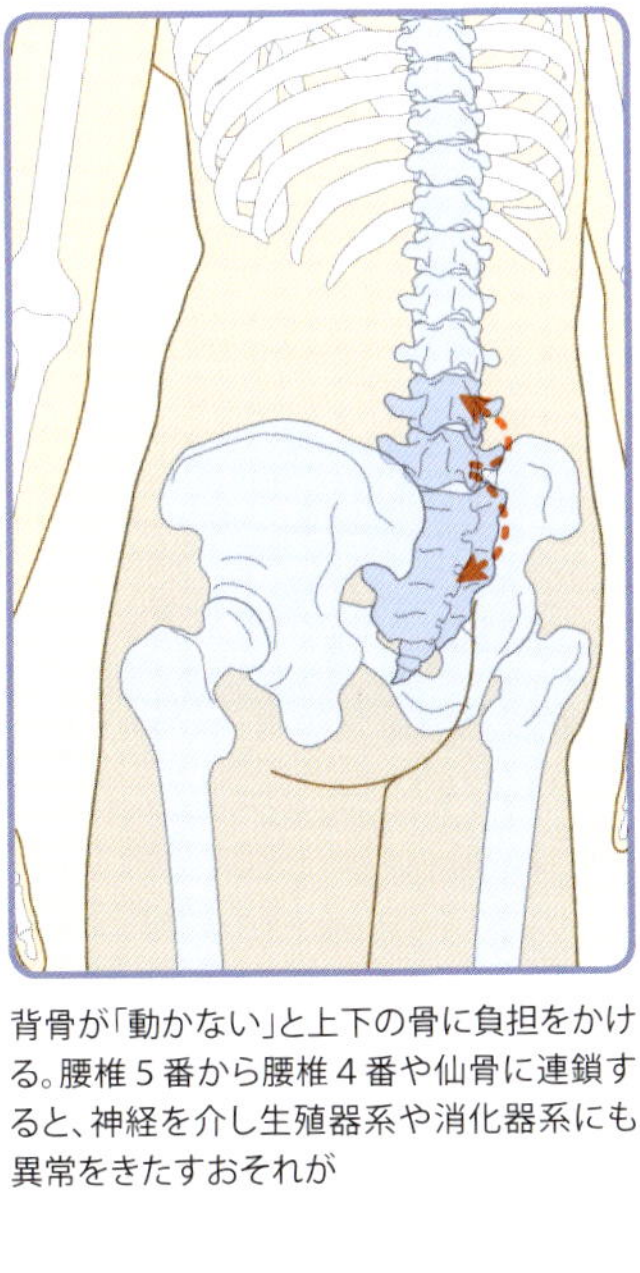

背骨が「動かない」と上下の骨に負担をかける。腰椎５番から腰椎４番や仙骨に連鎖すると、神経を介し生殖器系や消化器系にも異常をきたすおそれが

column

人体の不思議…❹

健康なまま迎える最期もある

日本人の平均寿命は80歳を超え長寿大国といわれています。これは医学の進歩によって、死を遠ざけたからこそ生み出された数字です。

しかし、病気やケガに苦しみ抜いて長生きするのと健康的に命を全うするのは、生きている時間の質がまるで違います。

多くの人は体に不安を抱えて病気を発症し、病院でたくさんのチューブをつなげられて、苦しみながら生を全うしています。もちろん医学の力で死を遠ざけるのはすばらしいことですが、選択肢はそれだけではないはずです。

いちばんの理想は、眠りの延長にあるような気持ちいい最期。いつもどおり眠ったと思ったら、苦痛の表情ひとつ浮かべずスーッとこときれる。体のエネルギーを使い果たし消えていく。これが、もっとも健康的な最期です。話題のポックリが生の断絶だとしたら、気持ちいいフェードアウトといえます。

私がみなさんに望むのは、健康に生き抜くことです。健康は、処方してもらうものではなく自分の力で手に入れるもの。これは決して難しいことではありません。体が発するメッセージにしっかり耳を傾け、10秒刺激などで対処する。これだけでも、ずいぶん違った質の人生を送れるはずです。

腰の人体力学

Chapter 5

腰の構造に隠されたすごい秘密とは

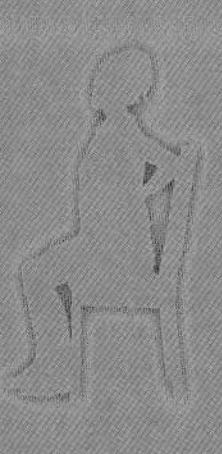

現代人の腰はつねに緊張して「動かない」

あらゆることが腰のダメージに

「腰の構造をうまく活かして歩く人は、街中ではほぼ見かけない」と言うと驚かれます。しかし、これは事実です。

本書で何度となく触れてきたように、腰は体の中心にある重要な部位です。さまざまな動きとはたらきを担っているため、大小さまざまな筋肉や関節が存在します。こうした構造は本来、体を効率よく使うためにできてきたもの。しかし、ここ数十年で体の使い方や環境が激変したため、現代人の腰は力が抜けやすくなったのです。

たとえば、ストレスで腰が痛む人がいます。

この症状の多くは、人体を効率よく動かすために設計された腰のアーチを支える力が抜けて起こります。精神的ショックを受けて全身から力

Tips

腰に必要なのは弾力？

腰が理想的な状態なら、腰椎が適度なアーチを描き、動いたときの衝撃にも柔軟に対処して多くの部位が連動します。このような腰なら少々のことでは動じない強い体ができるでしょう。キーワードは弾力。腰を動かす筋肉が衰えて関節の動きが悪化すると、弾力がなくなります。すると体が本来持つ設計どおりの動きができなくなるのです。

が抜けた経験のある人も多いと思いますが、抜けるのはおもに肩や腰、お腹など体幹を維持する筋肉です。こうして姿勢が一気にくずれ、どこかがそれを二次的、三次的に負担して痛むのです。

ほかにも気候や気圧の急激な変動についていけず痛む、睡眠時間が短く日中活動するなかで受けた腰のダメージから回復できないなど、無関係と思えるようなことさえも腰に影響しています。

このように現代人の腰は、精神的にも肉体的にもダメージがどんどん蓄積され「動かない」状態になっているのです。

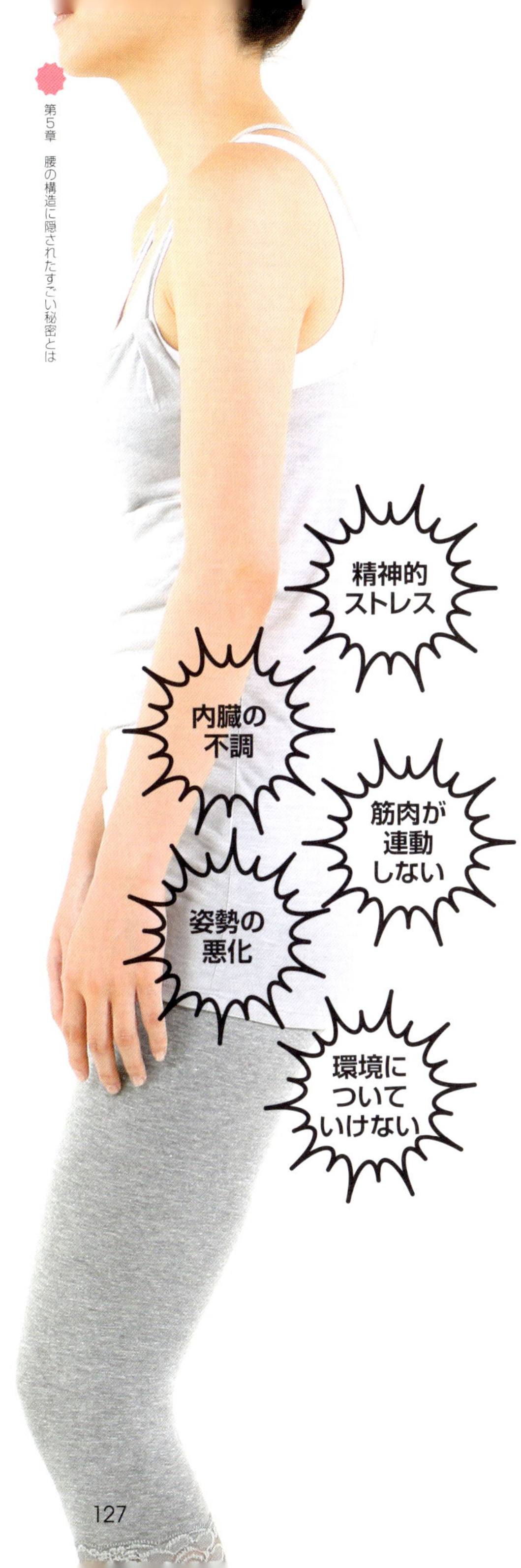
精神的ストレス
内臓の不調
筋肉が連動しない
姿勢の悪化
環境についていけない

腰の「動かない」 1

腰椎や股関節が「動かない」と体の機能が低下する

大きく動くはずの部位が「動かない」と…

腰椎や股関節には、さまざまな筋肉や腱がついており、これらのはたらきによって広い可動域を生み出すよう設計されています。

しかし現代人の多くは、この機能を使いきることなく生活しているのです。

そのため、動作のかなめとなる腰の筋肉や骨はどんどん弱り、動きもはたらきも鈍っていきます。

体のどこかに生じた「動かない」は、複雑な構造を持つ部位や弱った部位に連鎖しやすいため、この2つが当てはまる腰は連鎖が生じやすい部位ともいえます。

腰に連鎖した「動かない」は、股関節や腰椎の可動域を著しく狭め、歩く、座るなどといった日常生活における基本動作の質が低下します。

体から動きが奪われると、さらに腰は弱っていき、背骨を通る神経や臓器のはたらきすら低下させていきます。

開脚が苦手、体をねじる動作が苦手という人は多いと思いますが、じつは、このときすでに腰は注意信号を発しているのです。

こんなに広いはずの可動域が使われていない

股関節を動かしてみる

■動きを横から見ると…

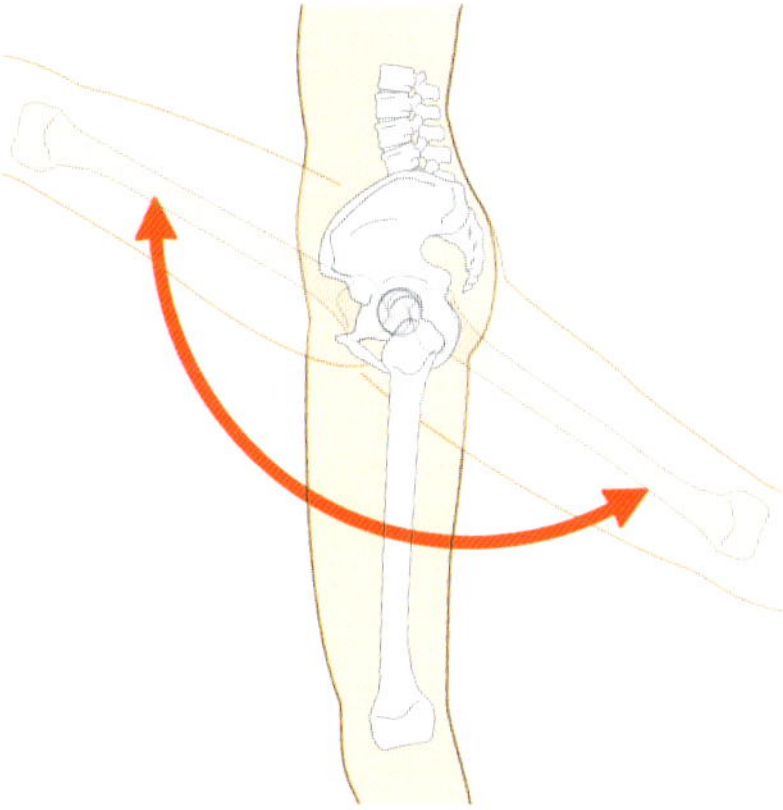

スポーツなどで、この動きが必要でないかぎり、ここまで脚を開く機会はない。しかし、あまり可動域が狭く連動もしない状態だと、固くなり「動かない」状態に

■動きを正面から見ると…

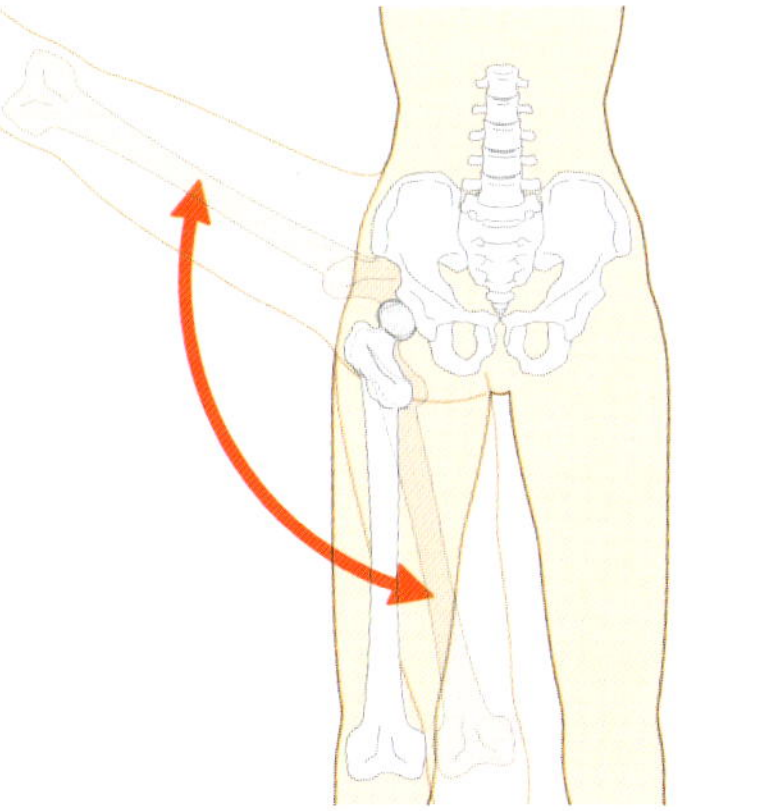

左右の動きがきつい人は多いが、体をスムーズに動かすうえでじつは重要。この動きに関連する筋肉が衰えると関節も固くなり、歩くことすら難しくなる

腰椎を動かしてみる

■腰をグッと反らせると…

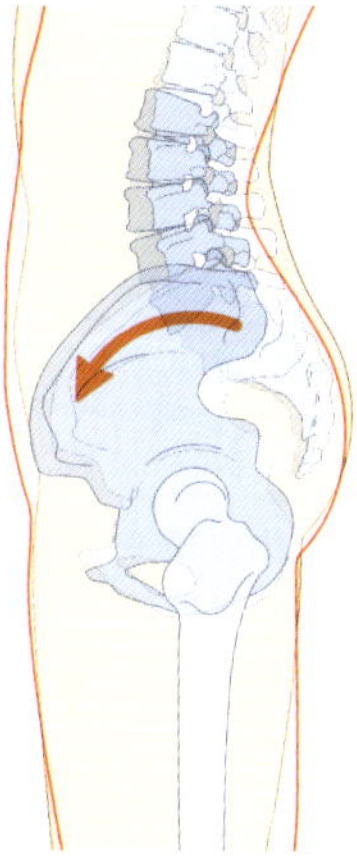

■骨盤を後ろに傾けると…

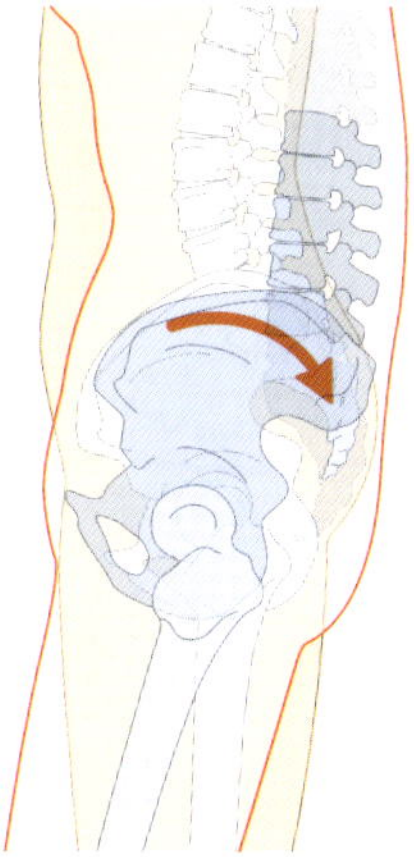

腰に弾力のある人なら、反らせる方向にもかがむ方向にもラクに動かせる。このように動かせなくても問題はないが、可動域が狭いと腰椎が「動かない」状態になりやすい

重要な腰のアーチが「動かない」と…

腰のアーチに潜む問題点とは

本書には〝腰のアーチ〟が頻出します。この言葉を、これほど強調するのには理由があるのです。

アーチは足の裏、首、背中など体の至るところではたらいています。体を動かしたときの勢いや重力に耐えられるのは、これらのアーチがバネになることで衝撃を受け流すからです。アーチが充実した体ほど、ほかの部位に異常を連鎖させにくいといえるでしょう。

人体でもっとも大きいアーチは腰にありますが、多くの人が腰のアーチを正しくつくれていません。

じっさい、動作をかなりくわしく解説した前作をもってしても、正しい腰のアーチをつくれない人がいました。

腰まわりに複数の「動かない」があらわれた人、そもそも腰の動きが悪い人、アーチの位置が高い人など、つくれない理由はさまざまです。しかし、これではいくら体操をしても連動が得られません。

ここでは正しい腰のアーチと、ありがちな姿勢の例を紹介します。

正しいアーチをつくれる人は、じつは少ない

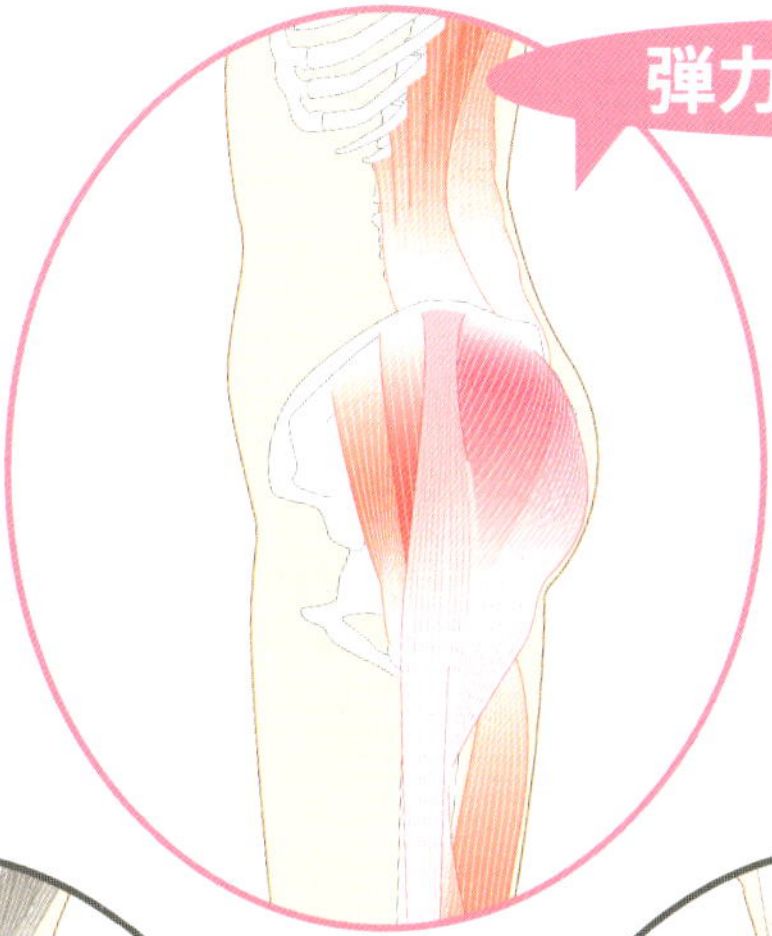

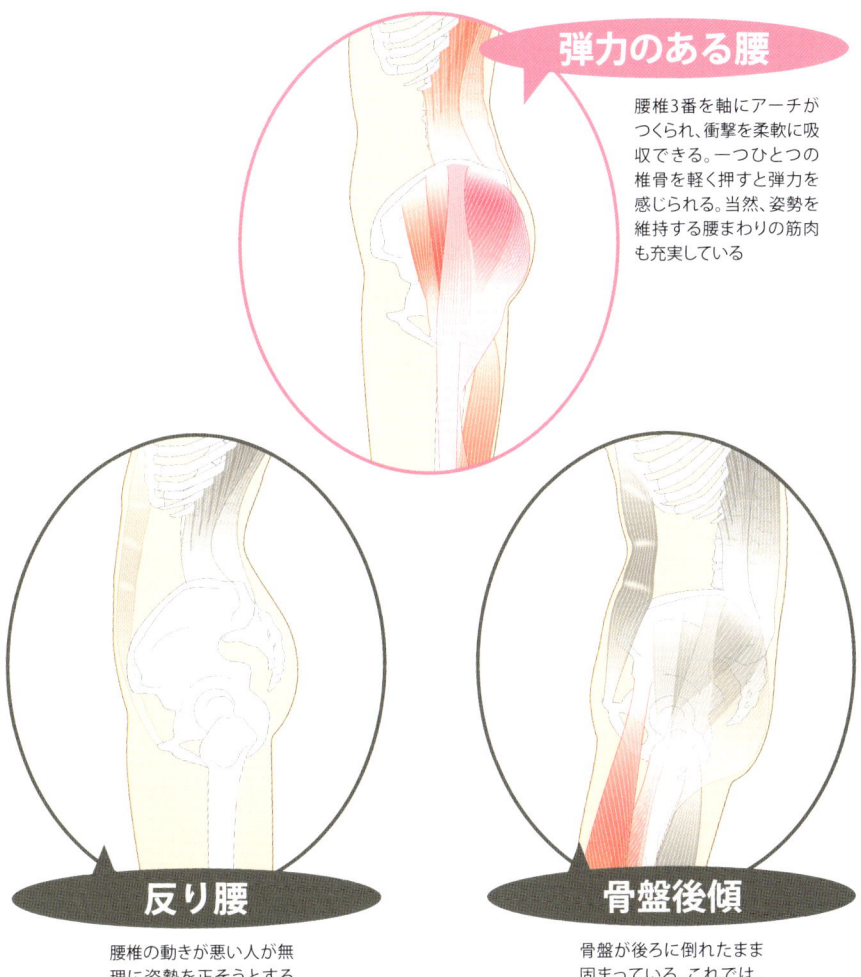

弾力のある腰

腰椎3番を軸にアーチがつくられ、衝撃を柔軟に吸収できる。一つひとつの椎骨を軽く押すと弾力を感じられる。当然、姿勢を維持する腰まわりの筋肉も充実している

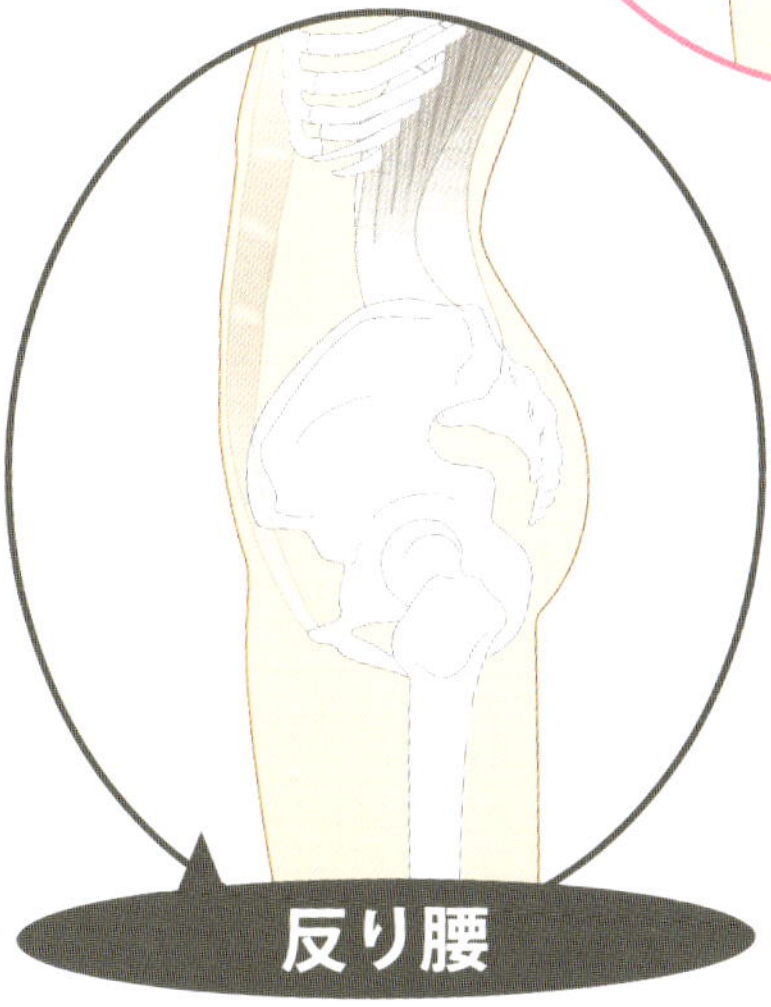

反り腰

腰椎の動きが悪い人が無理に姿勢を正そうとすると、腰椎3番ではなく上の椎骨を軸に反らせる。お腹や背中の筋肉が弱っていたり、そもそも薄くなっていたりする女性に多い

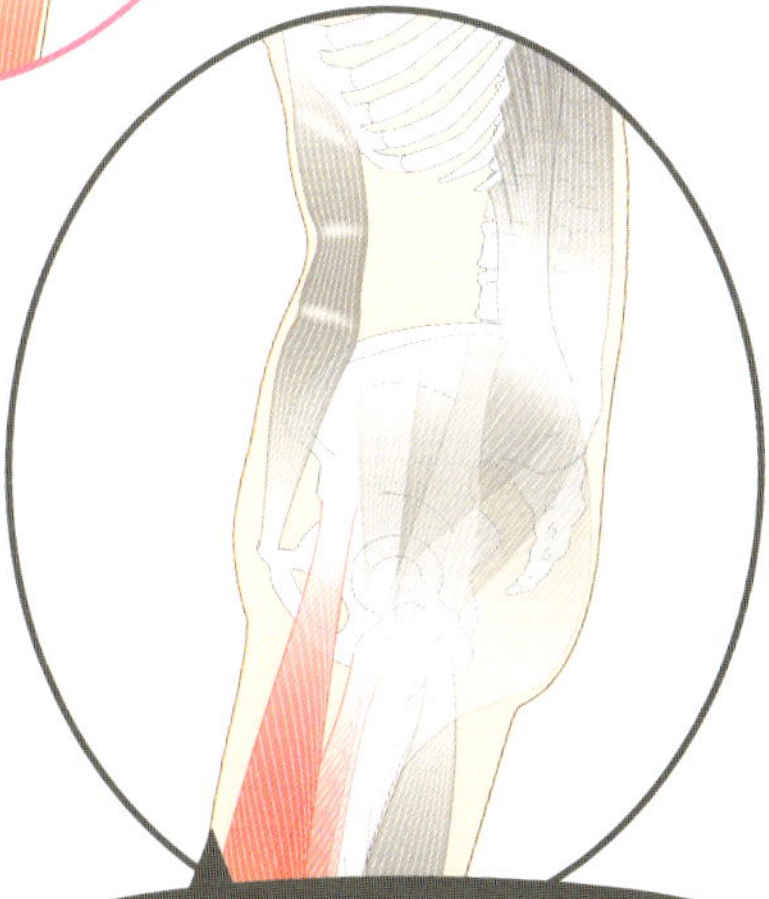

骨盤後傾

骨盤が後ろに倒れたまま固まっている。これでは、本来あるはずの腰椎のアーチをつくるのが困難に。背中側の筋肉や軟部組織が引っ張られ、伸びきってはたらかなくなる

腰の「動かない」 3

ほかにもある腰が「動かない」ことのリスク

重力から見る腰に流れる力の秘密

体は、立っているだけでも重力という下向きの力を受けています。これが数多くのアーチなどによって分散され、私たちは歩いたり走ったりできるのです。腰のアーチがなくなるということは、そこで吸収するはずの衝撃を、ほかの部位で負担しなければなりません。

人間の体はさまざまな動きがしやすいよう設計されており、その中心にあるのが腰椎です。つまり力の流れは腰椎に向かいやすくなっているのです。その腰椎からアーチが失われ衝撃を吸収しきれないと、腰椎に付着している脊柱《せきちゅう》起立筋群などが衝撃の多くを吸収します。

しかし、いずれはそれらの筋肉も疲弊しきって「動かない」状態に。すると、また少し外側の筋肉に連鎖する…。こうして負の連動が生じ、「動かない」部位を増やしながら中心から外側へ広がっていくのです。

腰以外にも、この現象は見られ、肩甲骨も腰と同様に状態が悪くなるほど外側にズレていきます。そして、上半身の影響は腰にも伝わります。これは上半身で外に流れた力を腰で受け止めることから始まるのです。

腰の状態が悪いと背中や後頭部にも影響が

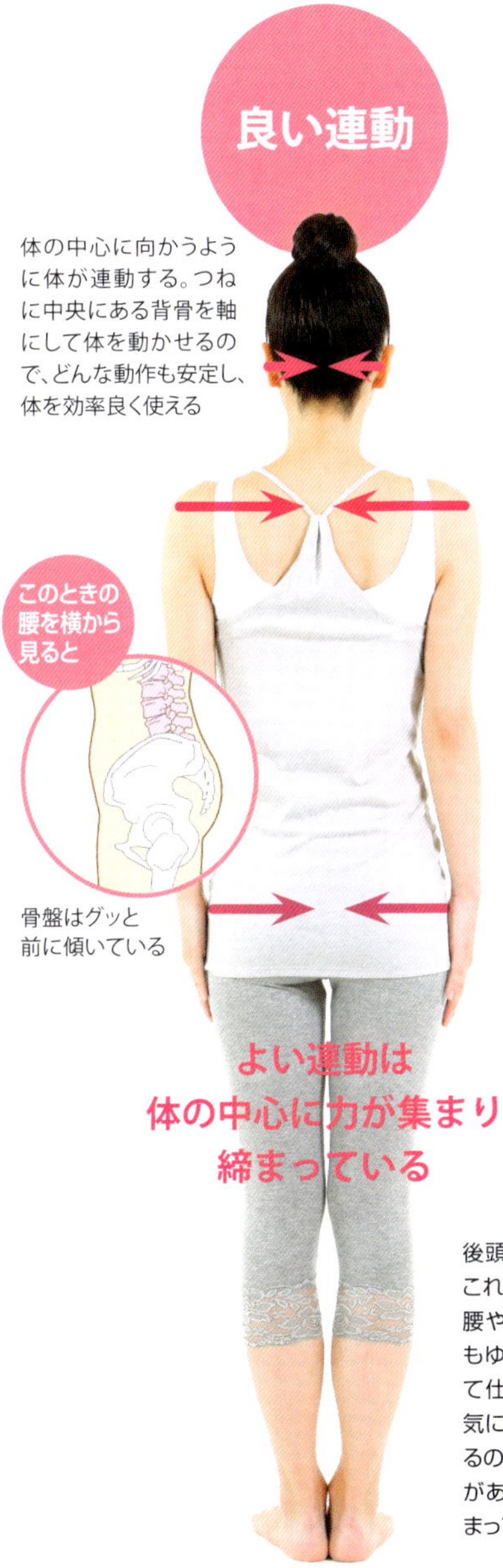
良い連動
このときの腰を横から見ると
よい連動は
体の中心に力が集まり
締まっている

体の中心に向かうように体が連動する。つねに中央にある背骨を軸にして体を動かせるので、どんな動作も安定し、体を効率良く使える

骨盤はグッと前に傾いている

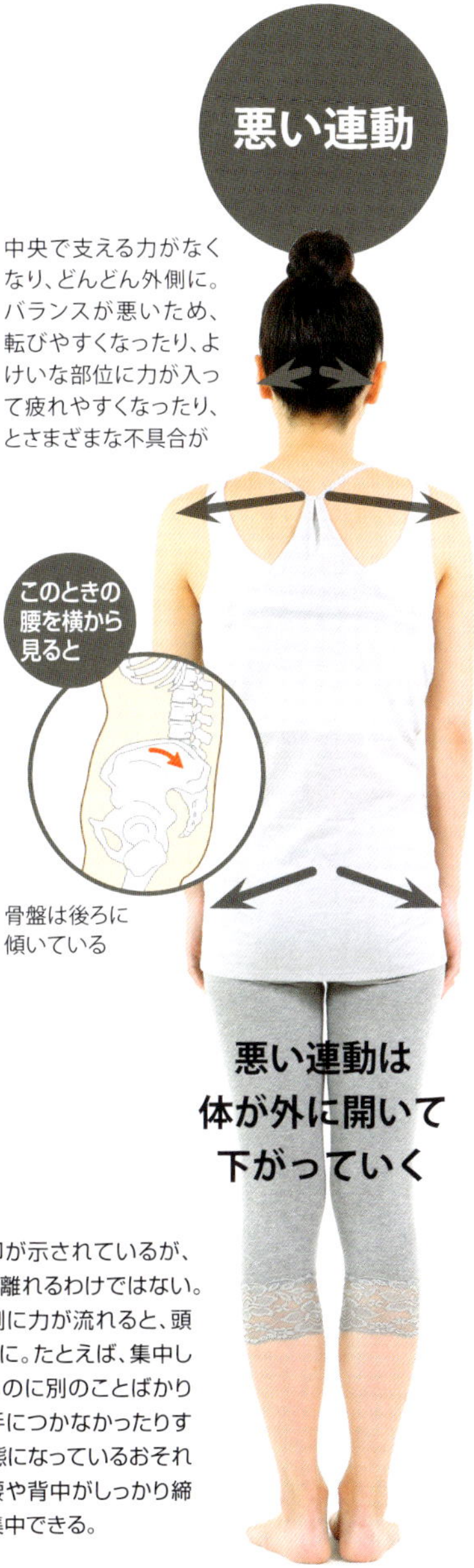
悪い連動
このときの腰を横から見ると
悪い連動は
体が外に開いて
下がっていく

中央で支える力がなくなり、どんどん外側に。バランスが悪いため、転びやすくなったり、よけいな部位に力が入って疲れやすくなったり、とさまざまな不具合が

骨盤は後ろに傾いている

後頭部にも矢印が示されているが、これは頭蓋骨《ずがいこつ》が離れるわけではない。腰や背中で外側に力が流れると、頭もゆるんだ感じに。たとえば、集中して仕事をしたいのに別のことばかり気になったり、手につかなかったりするのは、この状態になっているおそれがある。逆に、腰や背中がしっかり締まっていれば、集中できる。

体の動きに重要な役割を担う〝すき間〟や〝空間〟

なぜ体をうまく動かせるのか

手首をグルグル回してみてください。造作もなくできると思います。

では手首の関節部分を、人差し指と親指でしっかり押さえながら回してみてください。どうでしょうか。うまく回らなくなったと思います。

じつは体の中でも、これと同じことが起きているのです。

体を動かすには、すき間や空間が必要です。腰のアーチも、腰椎のあいだにやわらかい椎間板があり、そのそばに小さなすき間があるからこそ、できるのです。

筋肉に生じる「動かない」部位は、疲労による硬直がおもな原因です。そのため、マッサージでも多少の改善は見込めます。しかしマッサージで症状が緩和するのは一時的で、すぐにまた体は硬直してしまいます。

すき間がつぶれると「動かない」

これは、マッサージでは骨や関節の「動かない」が解消されないため。触ってみるとわかりますが、腰椎が動かないときは、背骨と背骨のあいだが狭まり、硬くなっています。四十肩、五十肩と呼ばれる症状の多くは、肩関節の可動域が狭くなって起こります。

これらの「動かない」が解消されなければ、結局、周囲の筋肉に負担をかけます。すると、すぐに筋肉も硬くなり、痛みや疲れを感じやすい体に戻ってしまうのです。

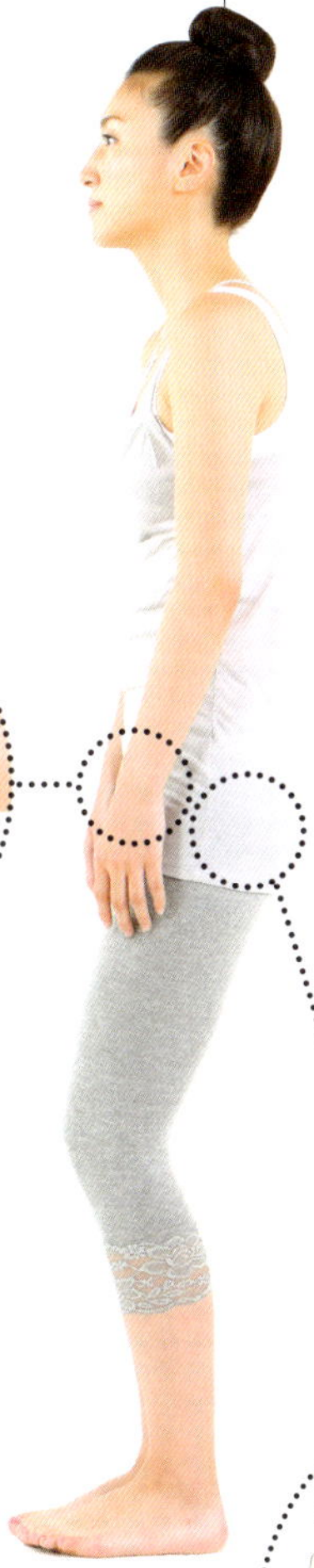

手首のすき間をつぶしてみると…

手首は、もっともすき間を感じやすい部位。グルグル回しながら、写真の位置で押さえたときと押さえないときの動きの違いを感じよう

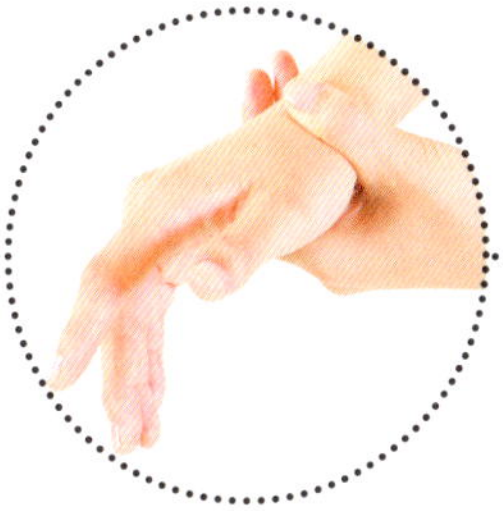

股関節のすき間がつぶれていると…

肩関節や股関節は球状の骨がすっぽりと溝にはまり、周囲に均一のすき間がある球関節。そのため肩甲骨や骨盤の位置がこれらの関節に大きな影響を及ぼす

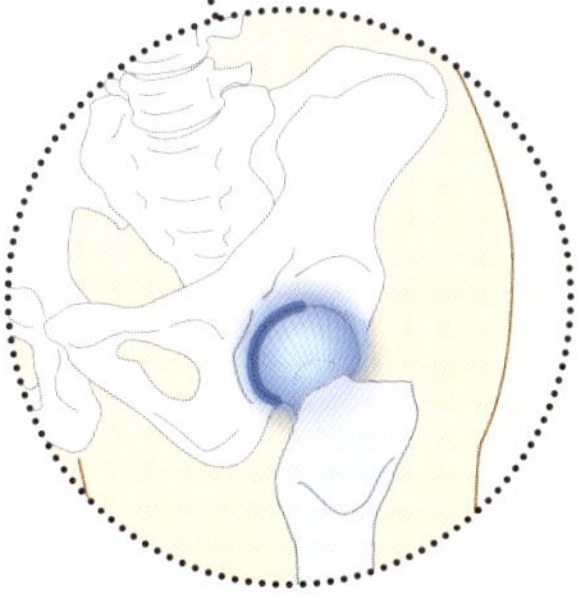

骨盤が後傾すると、このようにすき間が偏るため、特定方向への動きが極端に制限されてしまう

もっとも重要な空間をつくる腰の三角点とは

健康な人にしか浮き上がらない、秘密の空間

骨や関節に生じた「動かない」は、10秒刺激を続けることで、だんだんほぐれていきます。腰のアーチがよみがえり、筋肉にも弾力が戻り、連動が設計図どおりにおこなわれる体になったとき、腰には健康の証《あか》しともいえる重要な空間が生まれます。それが、腰の三角点です。

形状に個人差はありますが、腰の三角点は腰椎5番と仙骨のあいだにあり、指先が2本分入る程度のすき間しかない小さな三角形です。

この小さな三角形は、腰の悪化にとても敏感に反応します。

ためしに左ページに示した腰の三角点に触れてみてください。おそらく多くの人は、ここに空間を感じられないと思います。なかには空間どころか出っ張りを感じる人もいるでしょう。

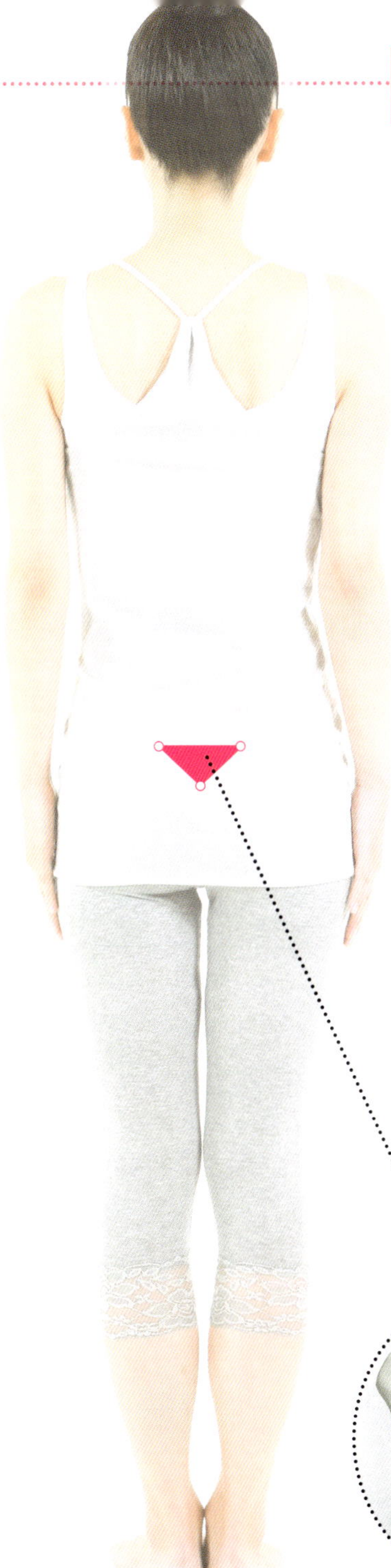

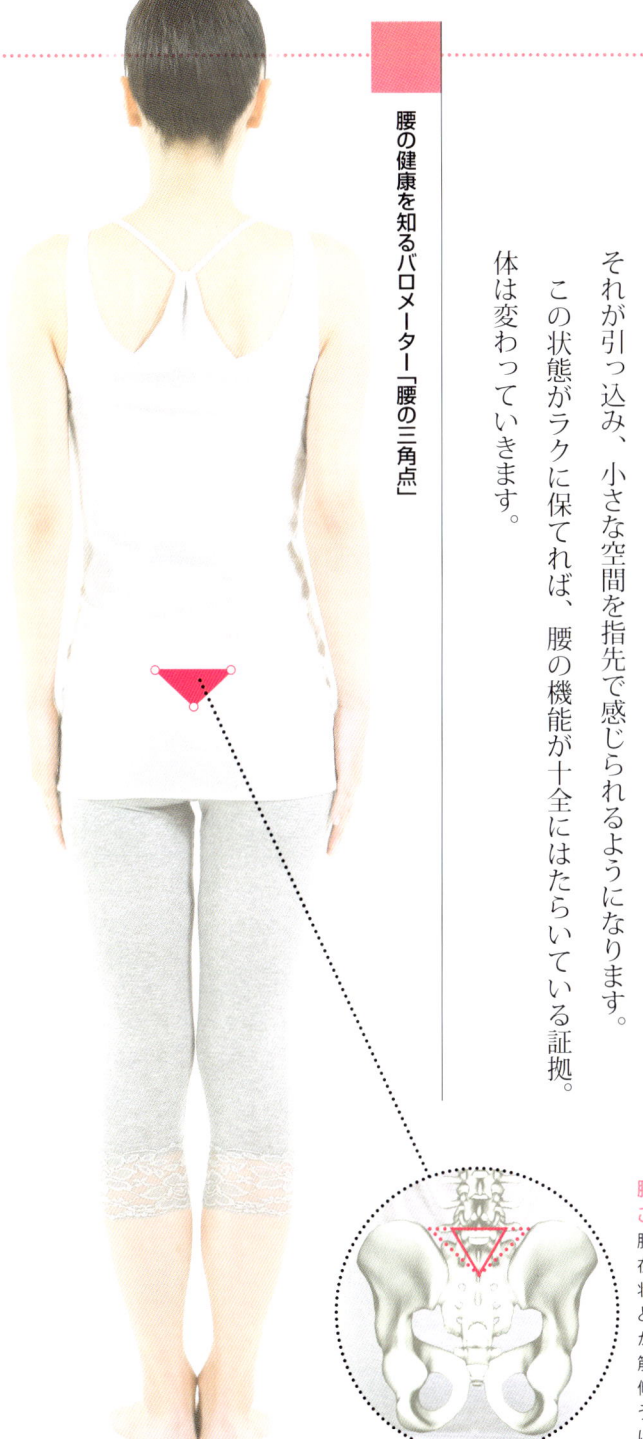

腰の健康を知るバロメーター「腰の三角点」

10秒刺激を続けることで、骨盤まわりの筋肉がはたらくようになります。すると腰のアーチが復活して関節が「動かない」状態から解放され、体の中の不具合が解消されて連動がしっかりしてきます。

このとき、腰の三角点にも変化が見られます。出っ張りを感じた人はそれが引っ込み、小さな空間を指先で感じられるようになります。

この状態がラクに保てれば、腰の機能が十全にはたらいている証拠。体は変わっていきます。

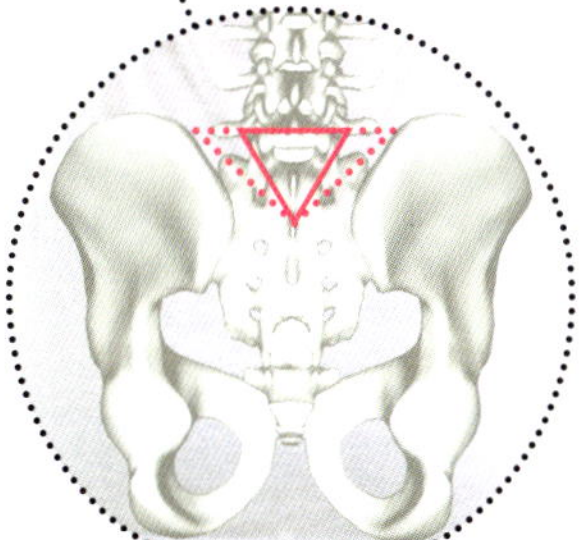

**腰の三角点は
ここにある**

腰椎5番の形に沿うように存在している腰の三角点。腰の状態が良いときに指を当てると、左右にくぼんだような感触が得られる。しかし腰まわりの筋肉が硬直したり、骨盤が後傾したりすると消える。左のように、三角が大きい人もいれば小さい人もいる

上半身と下半身を結ぶ8の字が再生力を生む

これは、筋肉の走査方向や骨盤の傾きなど、人体にある〝流れ〟に沿った正しい連動が再生力を養うことを示した簡略図です。

ポイントは腰が交点になっていること。この8の字の動きができると、負の連鎖が正の連鎖に変わります。さらに、前作で紹介した10秒刺激などで下がった肋骨を刺激すると、呼吸も変わります。すると呼吸で胸が上がるため正の連鎖の進行速度は一気に上がり、弱った体が蘇ります。

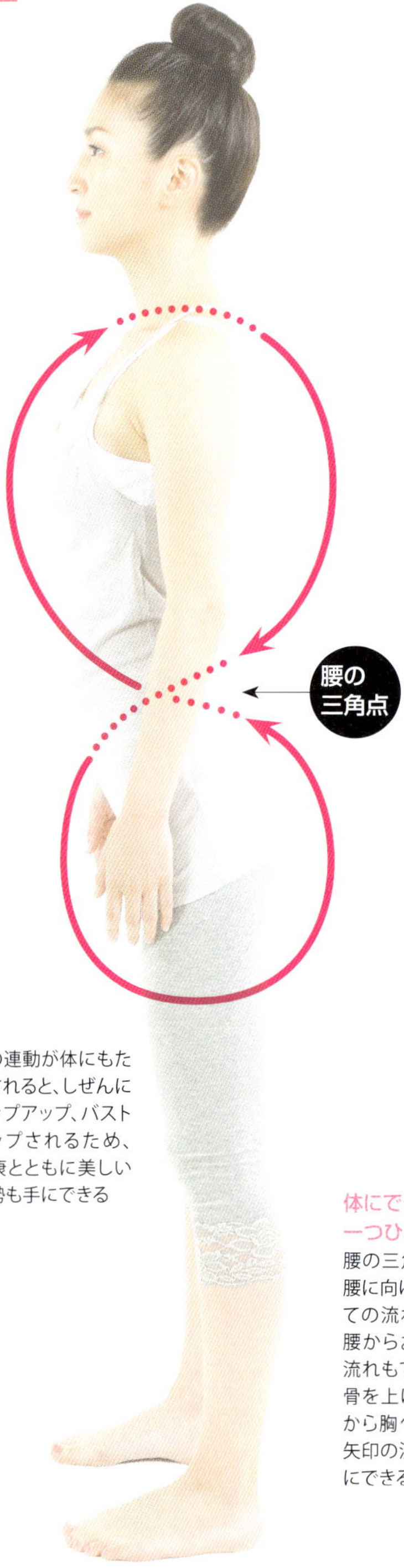

この連動が体にもたらされると、しぜんにヒップアップ、バストアップされるため、健康とともに美しい姿勢も手にできる

体にできた「流れ」の一つひとつが重要

腰の三角点ができると、首から腰に向けてとお尻から腰に向けての流れができる。結果的に、腰からおへその下のほうへの流れもできる。また下がった肋骨を上げる動きをすると、お腹から胸への流れが。このように矢印の流れがひとつでも多く体にできると、再生力が高まる

腰の人体力学

Chapter 6

弱った体を蘇らせる腰の人体力学

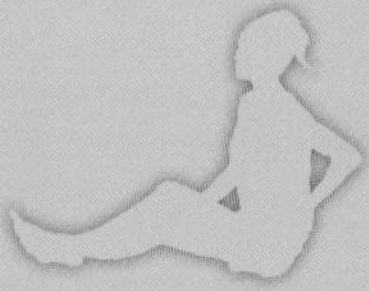

腰が正常にはたらくと再生力が高まってくる

これだけやっておけば生命力は養われる

これまで紹介したことをまとめると、多くの人の腰は筋肉が緊張し骨のあいだや関節からすき間がなくなっている、しかも硬く動かなくなって連動が得られず、ひどくなると力が抜けたようになる、そして力の抜けた腰は動きを小さくし、病気や不調を引き寄せやすい「使い勝手の悪い体」に、…となります。

このようなマイナス要素をしくみから理解し、10秒刺激をおこなうことでプラスに転じていくのが人体力学の真骨頂です。

第3章では、腰痛の種類ごとに適した10秒刺激を紹介しましたが、これから紹介する3種は、多くの人の弱った腰を総合的に蘇らせるためのものです。

Tips

自分ができない体操もやると効果大

第３章で紹介した腰痛の症状ごとの体操も、腰を強くするために役立つものばかりです。そこで、ここで紹介する体操にプラスして、第３章の体操の中でやりにくいものをいくつかおこない10秒刺激を極《き》めることで、腰の状態はより短期間で改善できます。日々忙しいとは思いますが、わずか10秒程度ですから、ぜひ習慣化しましょう。

3つの強度のうち自分に合ったものを

毎朝、起きたら、どれかひとつ自分に合ったものをおこなえば、みなさんの硬く動きにくい腰は、降り積もった雪がゆっくりと溶けていくように、だんだんとほぐれていきます。そして、しなやかで強靭《きょうじん》な腰を取り戻していけるでしょう。

LEVEL 1

腰を強くする体操

一方の脚が支えになっているため、腰まわりの筋肉や軟部組織、関節の動きが悪くてもあまりきつく感じない。片側ずつ腰を刺激するため、ゆっくりなめらかに動かしやすい。正しい腰のアーチづくりや連動を感じるための、いわば入門編

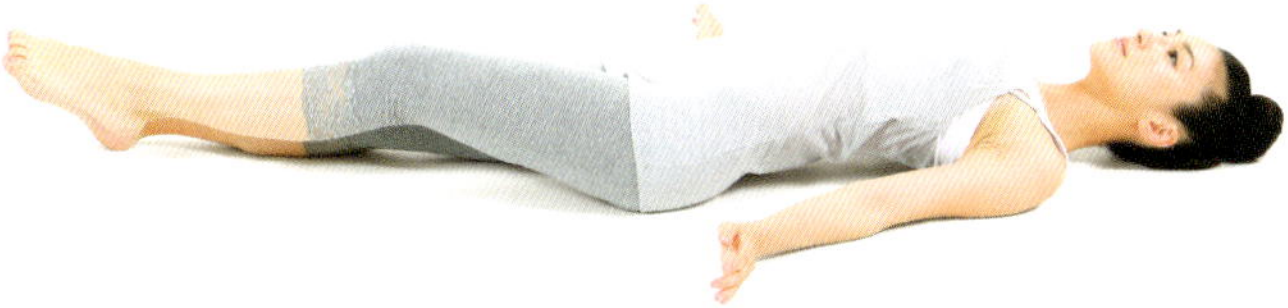

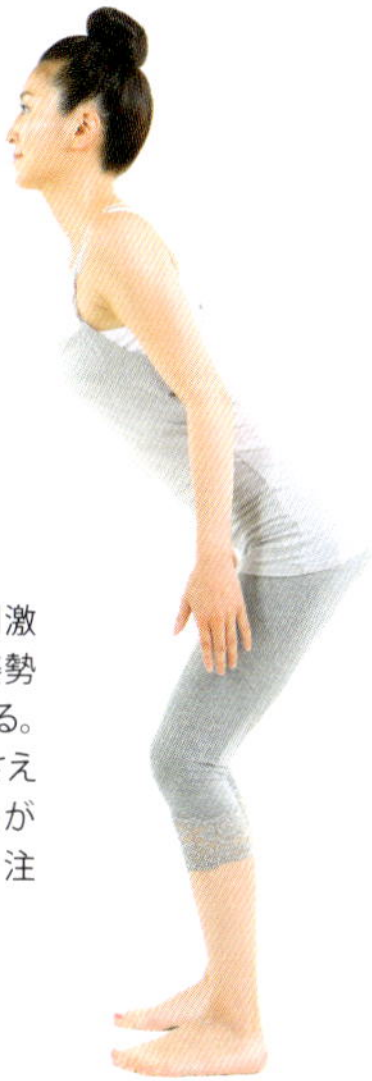

LEVEL 2

整体スクワット

腰の両側にある弱った部位を強く刺激できるが、立っているため安定した姿勢でおこないやすいというメリットがある。お尻を引く動作で腰が極《き》まった感じさえわかれば、あとはやりやすい。肩に力が入って動きが悪くなる人が多いので、注意が必要

LEVEL 3

がに股の複合体操

大殿筋、中殿筋、小殿筋といったお尻の筋肉や背中の脊柱《せきちゅう》起立筋群などに加え、大腰筋など体の深部の筋肉にも効く。動かなくなった腰椎が音を立てて動き出すかのごとき刺激を浴びせられる。しかも極めてから、現代人がかなり弱っている部位のひとつ、内転筋も極めるため強烈な効果が

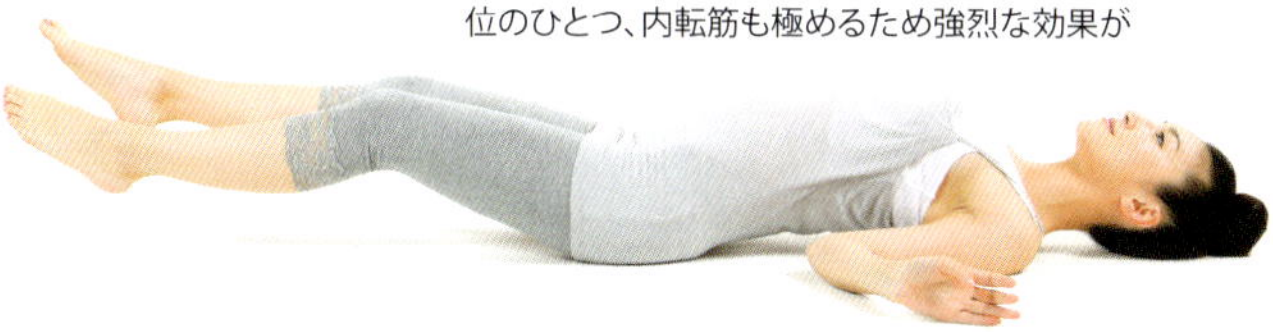

LEVEL 1

腰を強くする体操

腰が弱くなり骨盤が後傾すると、力学バランスがくずれ脚を前に運びにくくなる。股関節の動きも悪くなり、お尻から股関節へつながる大殿筋なども弱る。まず、これを緩和する

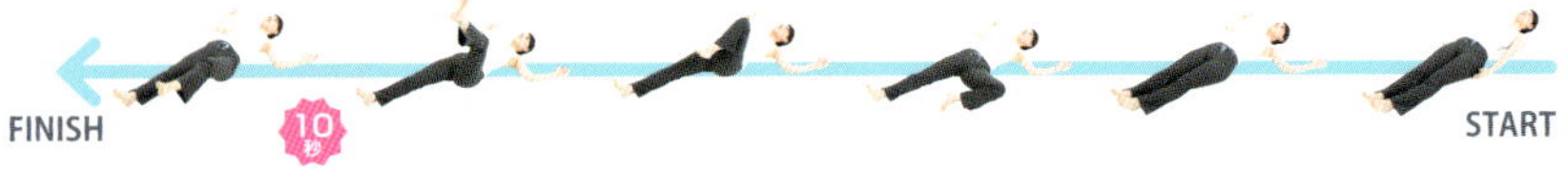
FINISH
10秒
START

1 あお向けになり肋骨を持ち上げるイメージで腕を上げていく

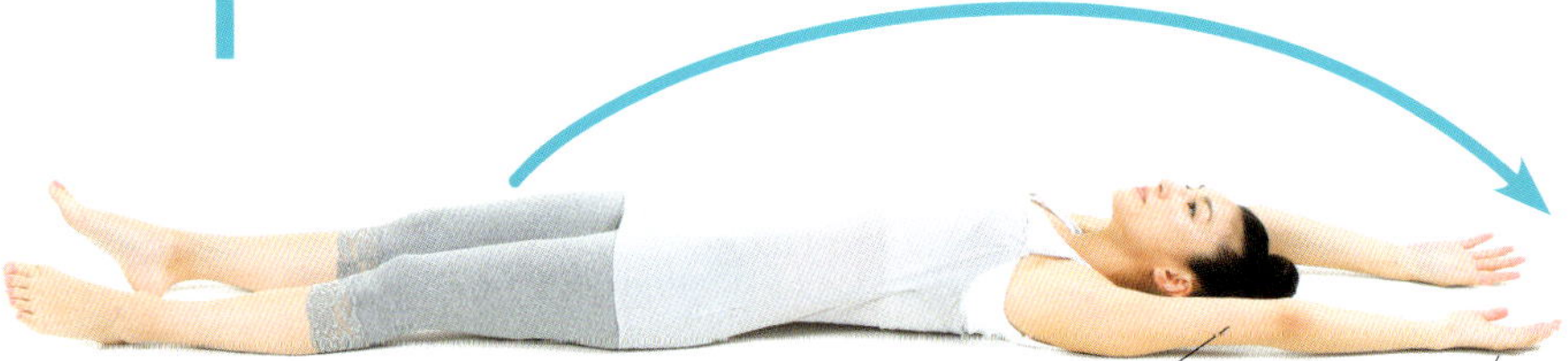

腕がうまく上がらない場合は、左右に少し腕を開くと上がるようになる

手の甲が床につくのがベスト

2 手の甲とひじを床につけたまま指先が目の高さくらいになるまでひじを下ろす。手のひらを外に向ける

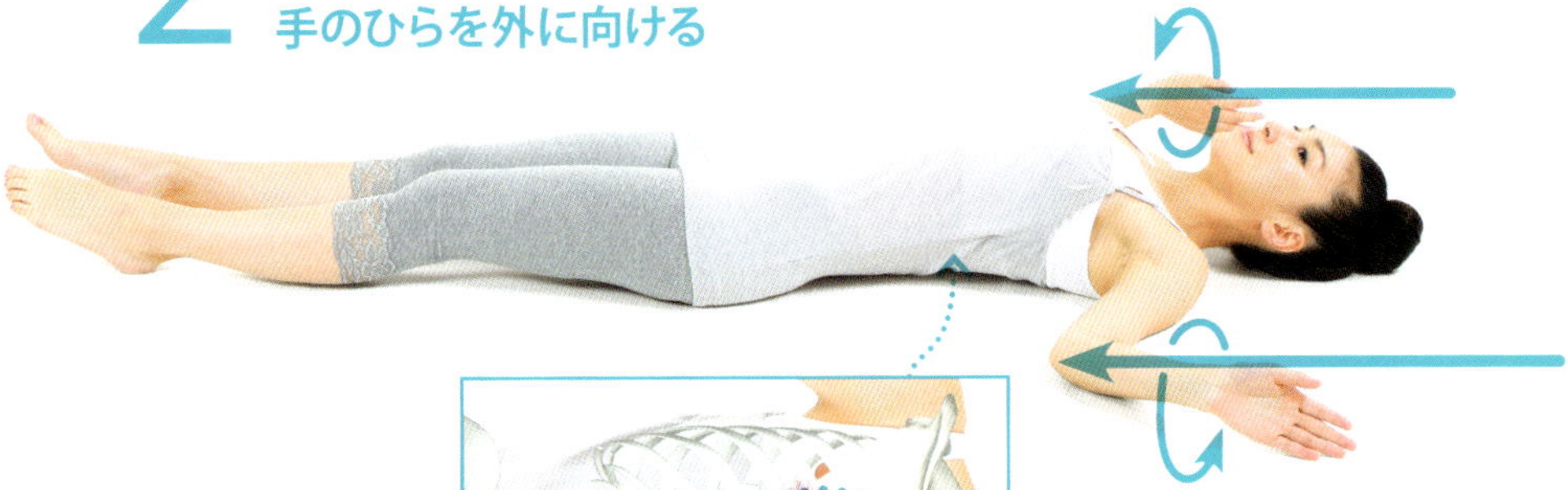

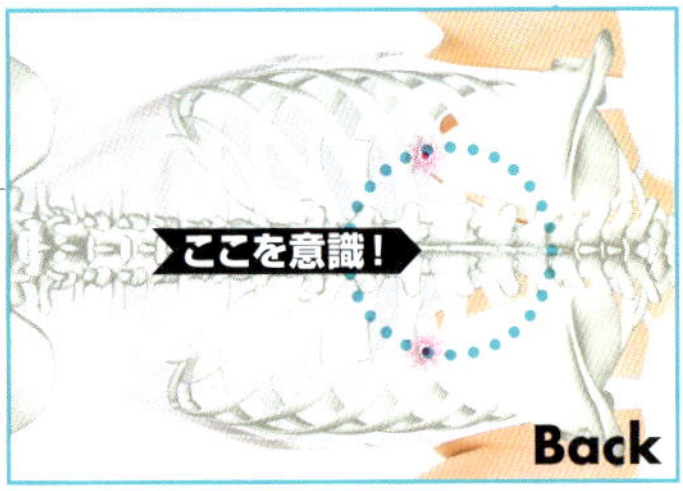
ここを意識！
Back

腰の可動性が悪い人は、補助的な動きが必要。この動きをすると肩甲骨がしぜんに寄るため、腰のアーチをつくりやすい

3 リラックスしたまま床をすべらせるように左のひざを開き、上げていく

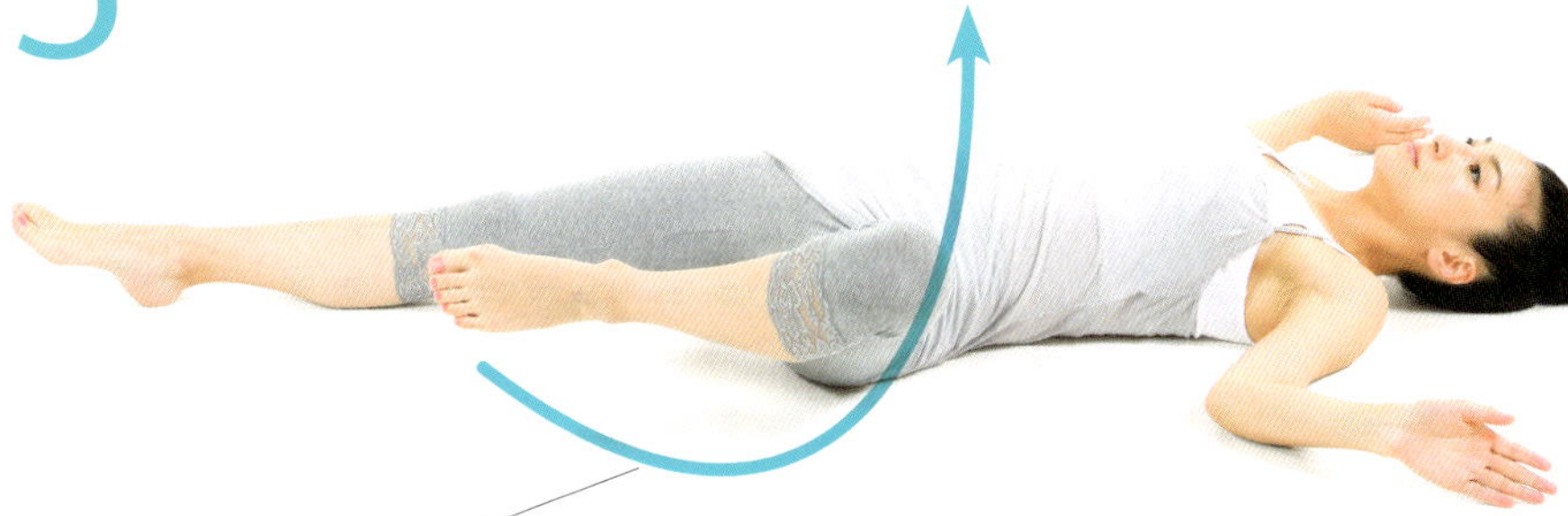

ひざを遠回りさせることで股関節がゆるみ、次のステップで腸骨での引っかかりを感じやすくなる

できない人は？

上げる動作がつらい人や股関節の固い人は、あお向けになってひざを抱え、交互に動かす。股関節からよけいな力が抜けて上げやすくなる

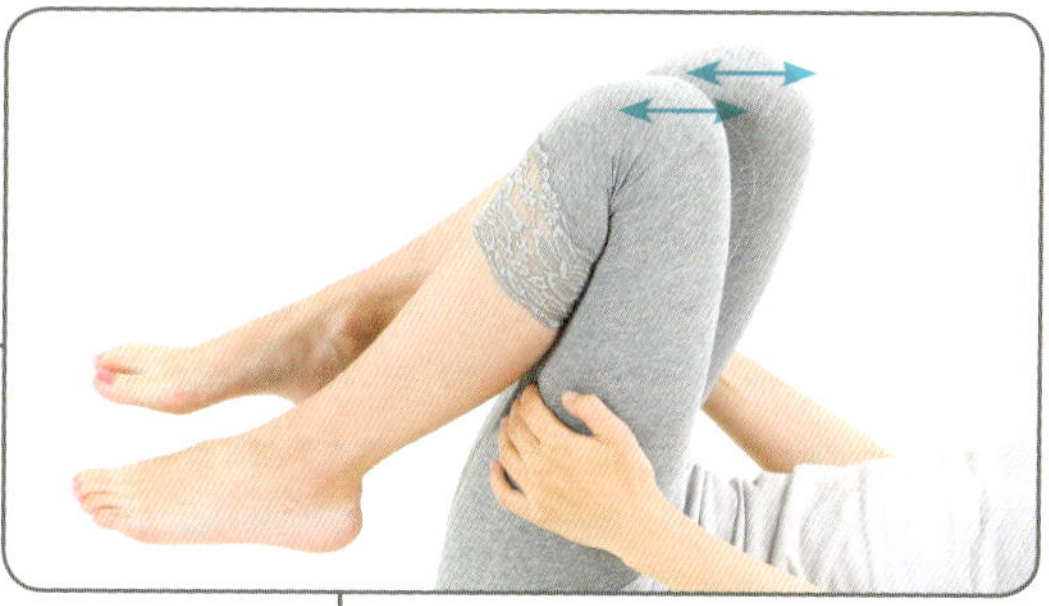

4 ひざを胸のほうに引きつけてから少し戻す

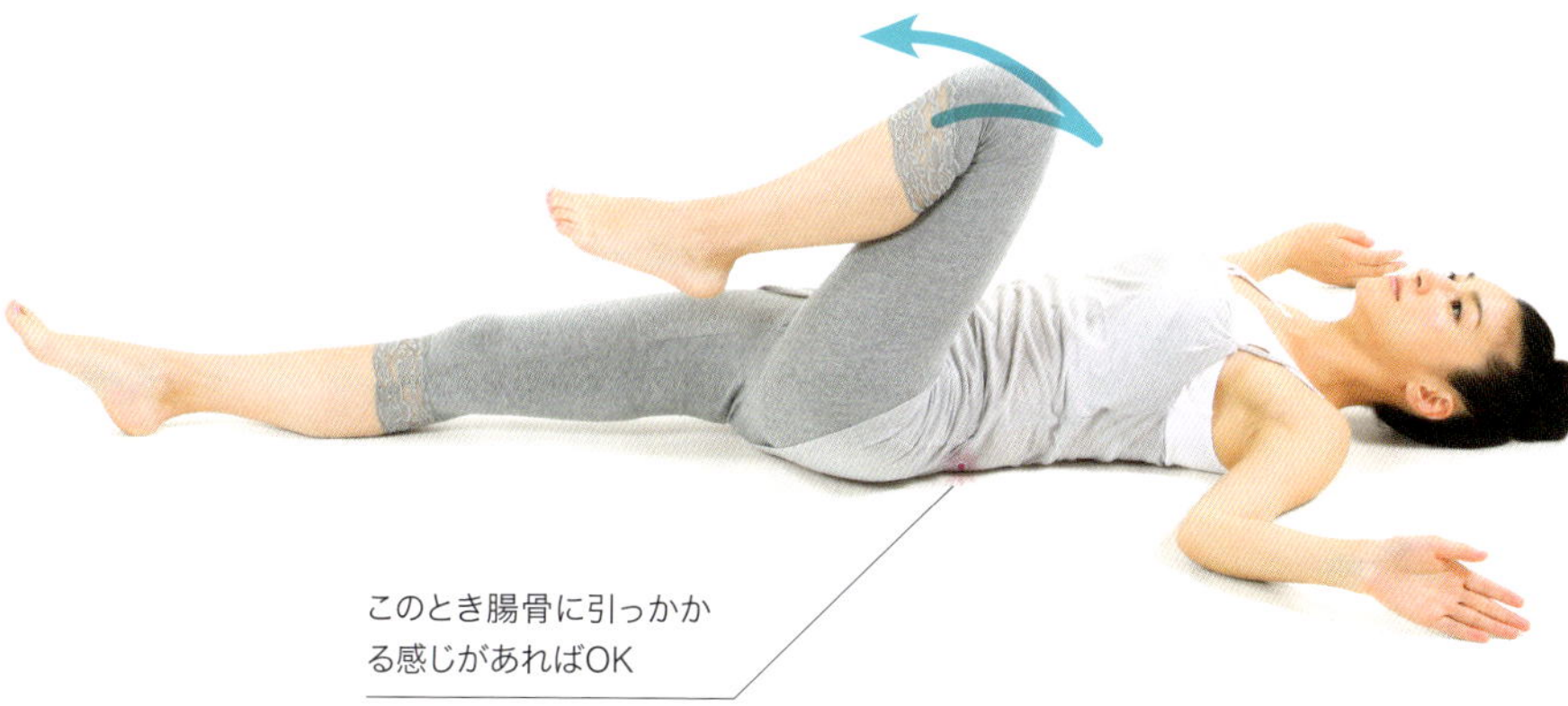

このとき腸骨に引っかかる感じがあればOK

次ページへ続く

DVDに収録

5 太ももや腹筋をリラックスさせ ゆっくり脚を伸ばしていく

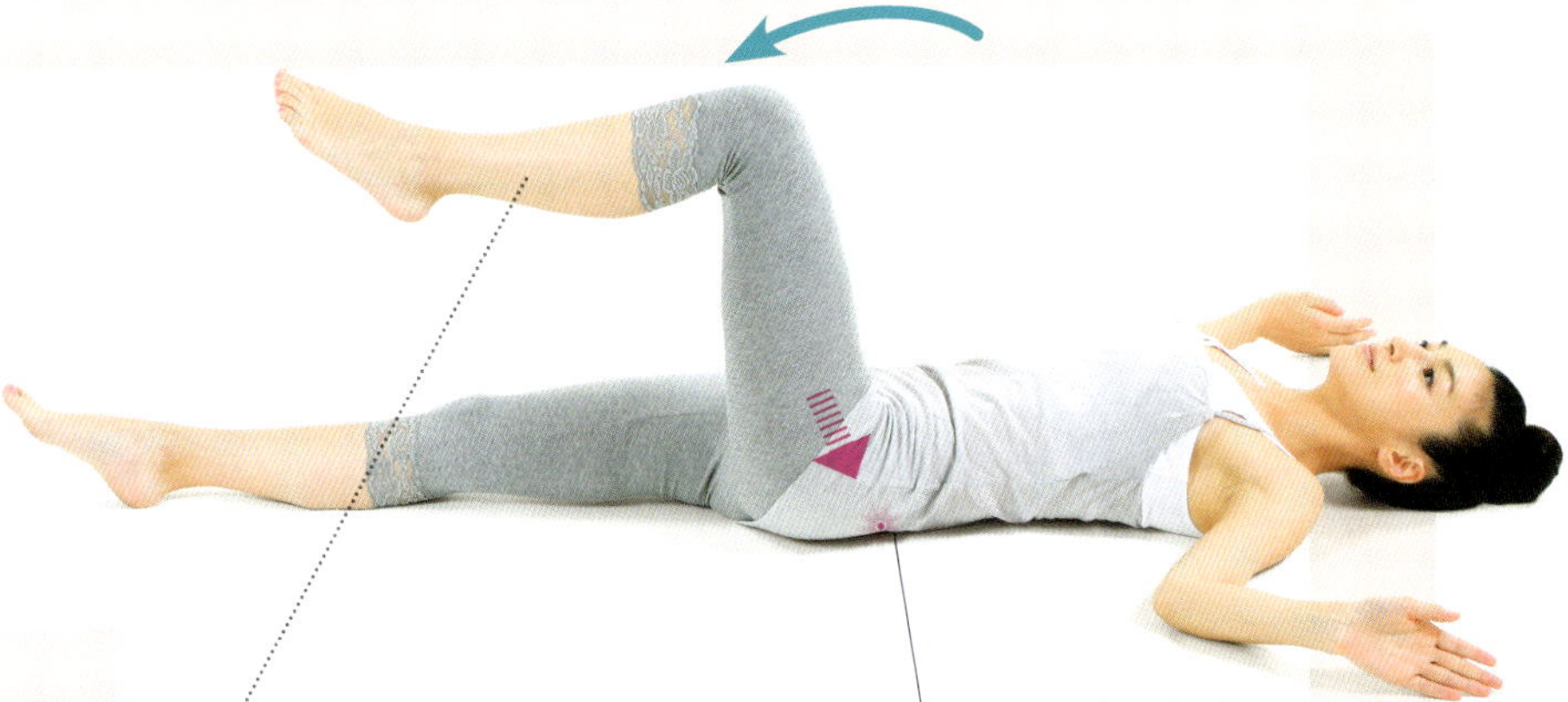

NG ✕ 脚に力を込めて下ろすと股関節が固まり、脚の重みが腸骨に乗らない

脚全体の重みが腸骨に乗る感覚をつかもう

10秒刺激

6 左側の腸骨に力が集まったまま 斜め上方向にゆっくり脚を伸ばす

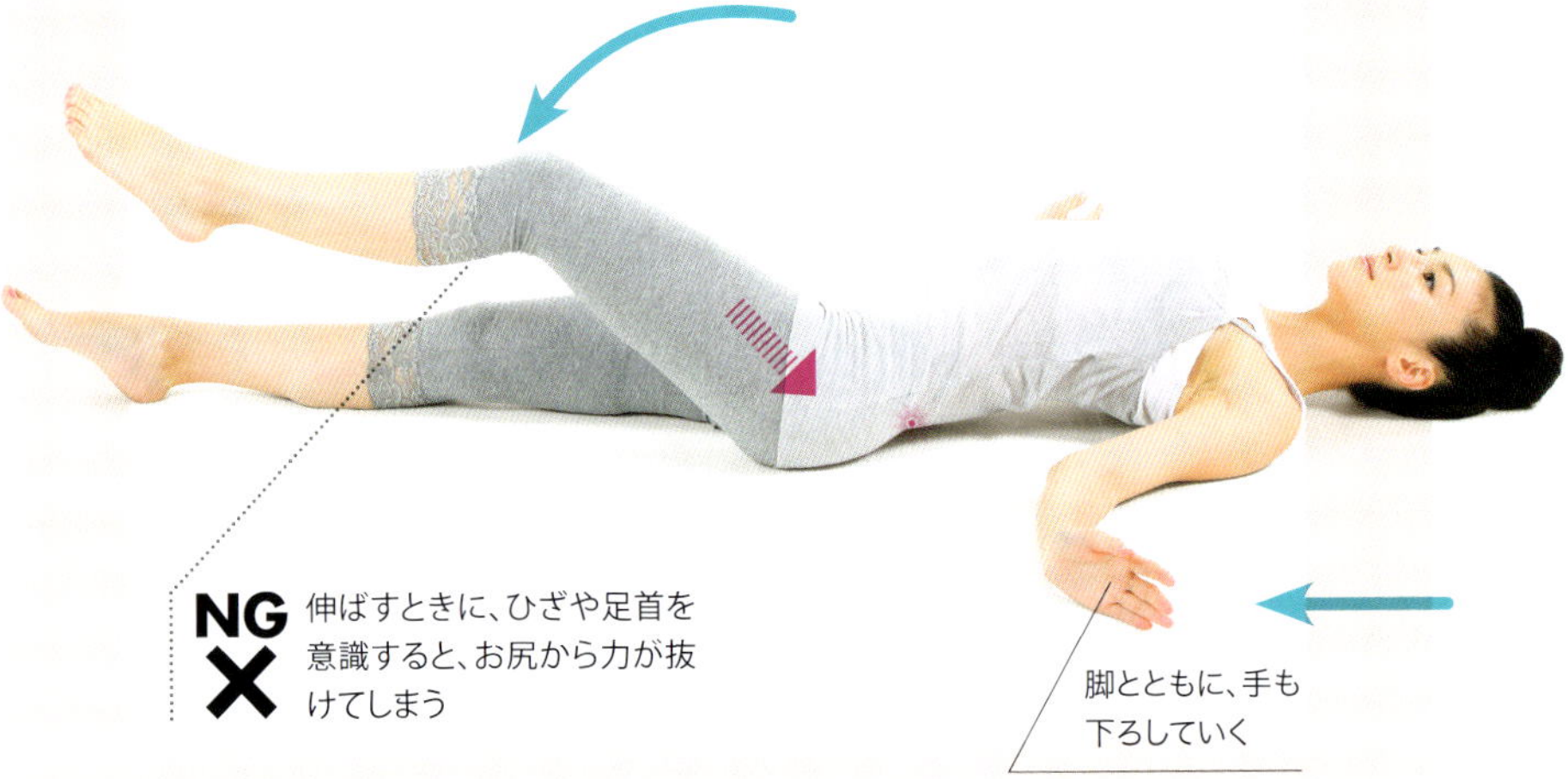

NG ✕ 伸ばすときに、ひざや足首を意識すると、お尻から力が抜けてしまう

脚とともに、手も下ろしていく

7 腰のアーチが強調されるように脚をゆっくり下ろす。同時にひじを下ろし、最後に前腕も下ろしていくと腰椎をしっかり刺激できる

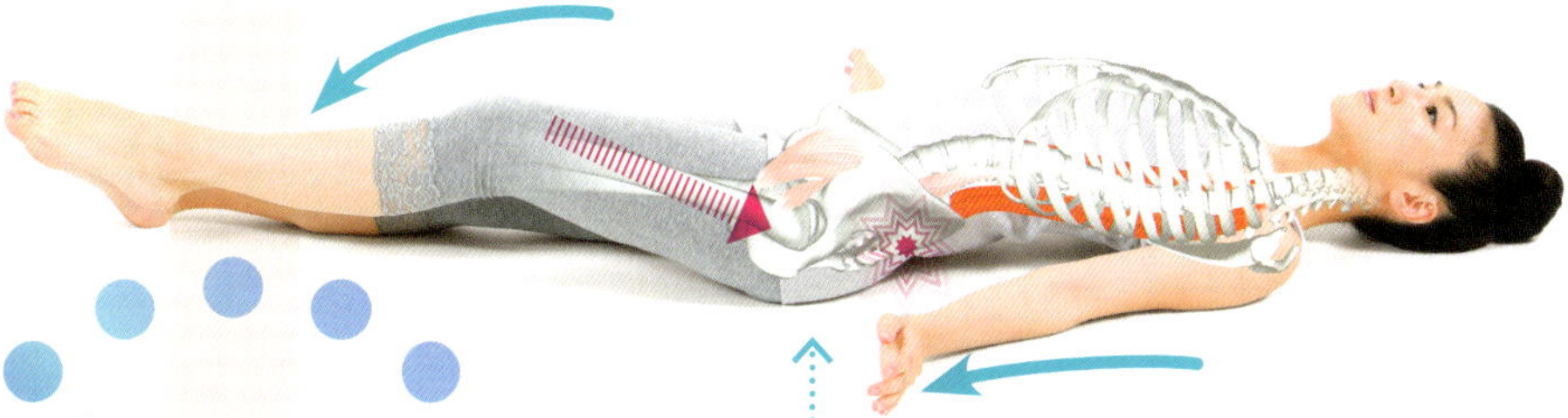

極《き》まれば朝晩1回でOK!

脚と手を下ろしていくと、肩甲骨の動きとともに腰のアーチがより強調される。このとき中殿筋に力が集まってくる

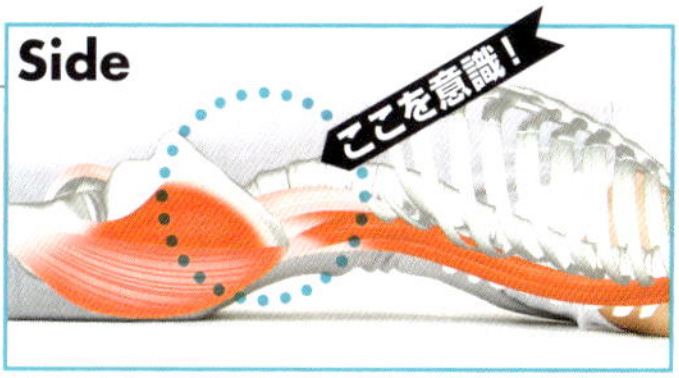

8 終了後、下腹部に大きく息が入ればOK。反対側も同様に

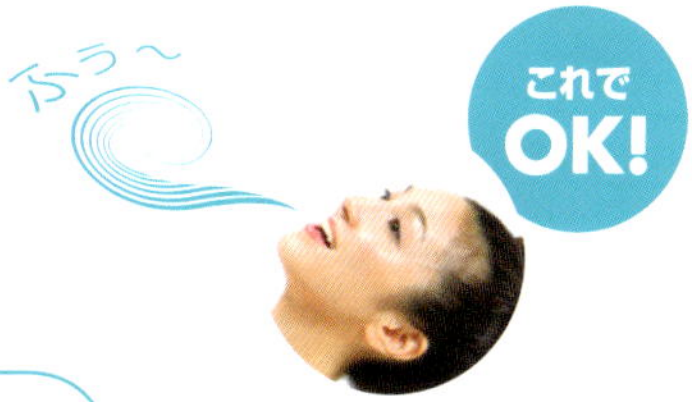

腸骨を感じられない人は

ひざを一度、内側に持ってきてから大きく外側に開くと上げやすくなる。このとき、8の字をイメージしながらスムーズな動きで内→外と動かすとよい。股関節をゆるめると腸骨もゆるめられる。

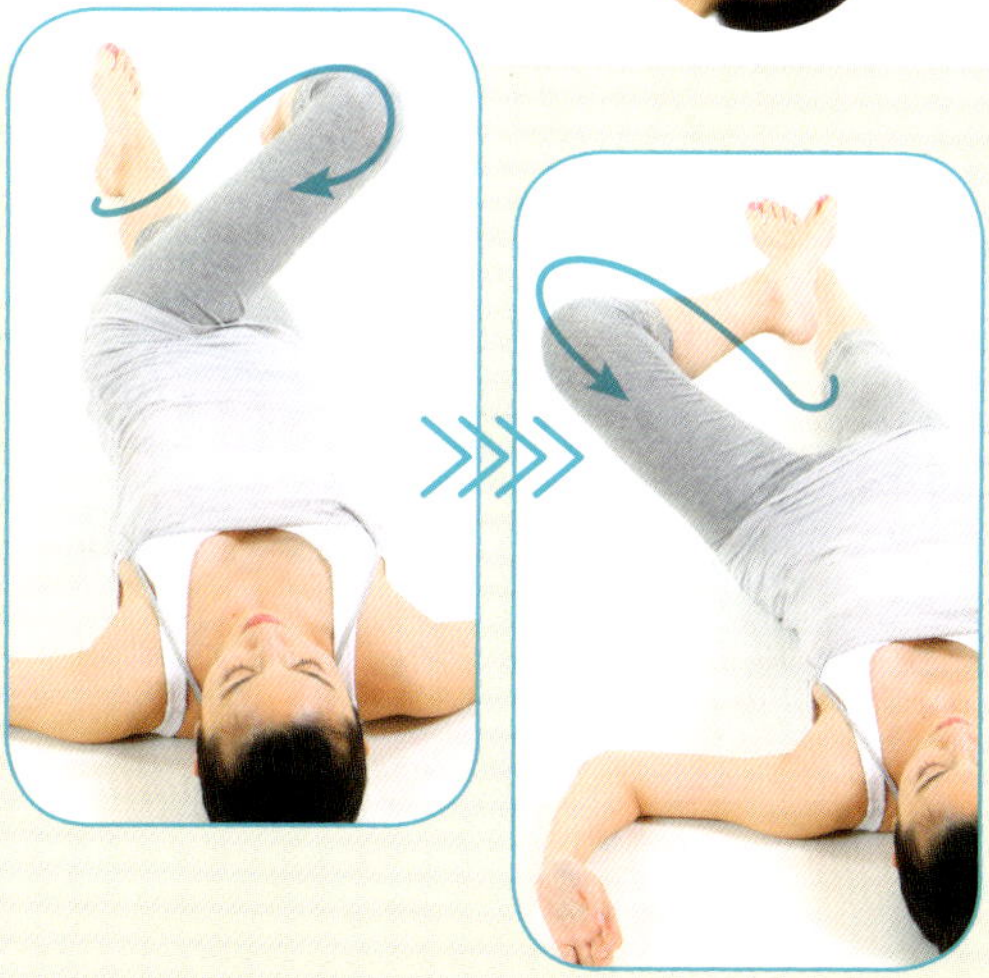

LEVEL 2 整体スクワット

腰の状態が悪くなると、腰の三角点から力が抜け
空間がなくなる。ここに再び力を集め空間をつくるため
体の上下から腰の三角点に力を集めていく

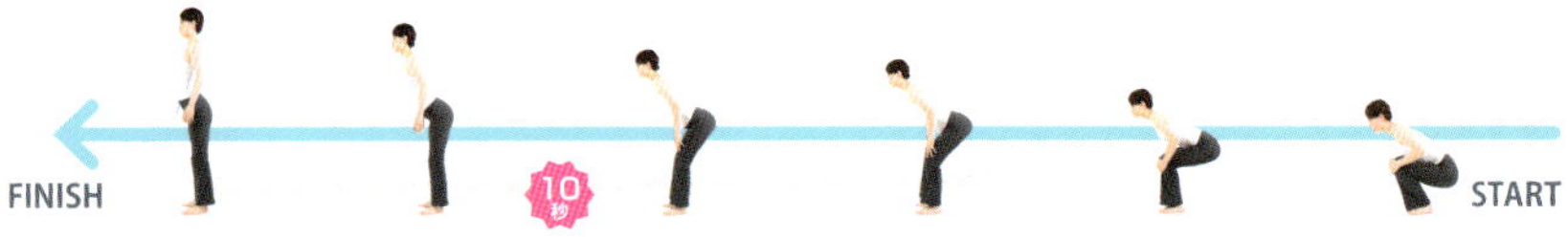

1 肩幅に足を開き つま先をやや外側に向けて しゃがむ

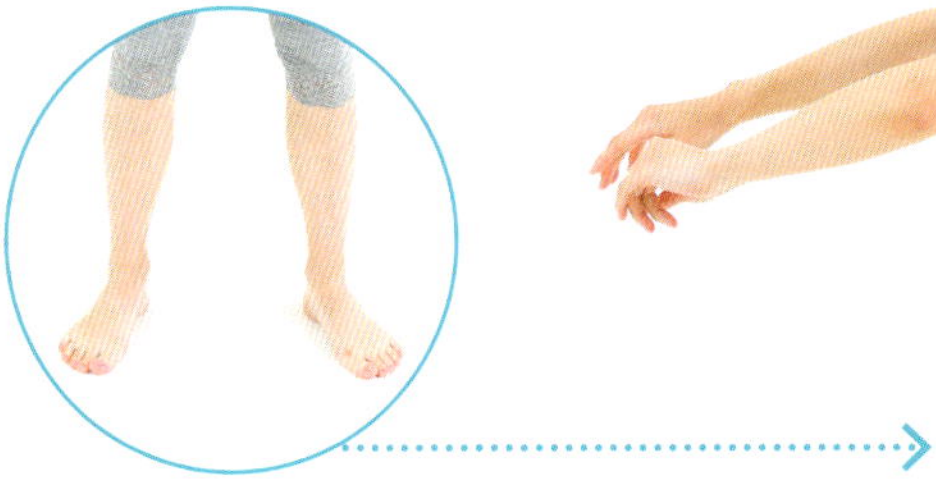

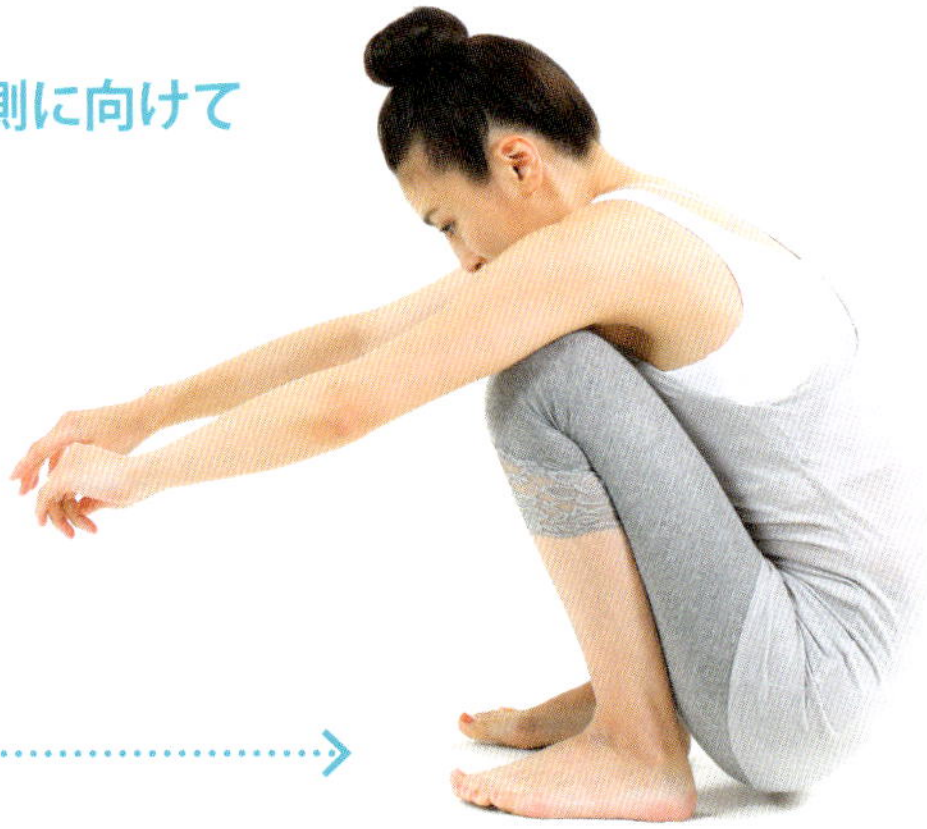

2 かかとはなるべく浮かないようにし 少し前かがみになる

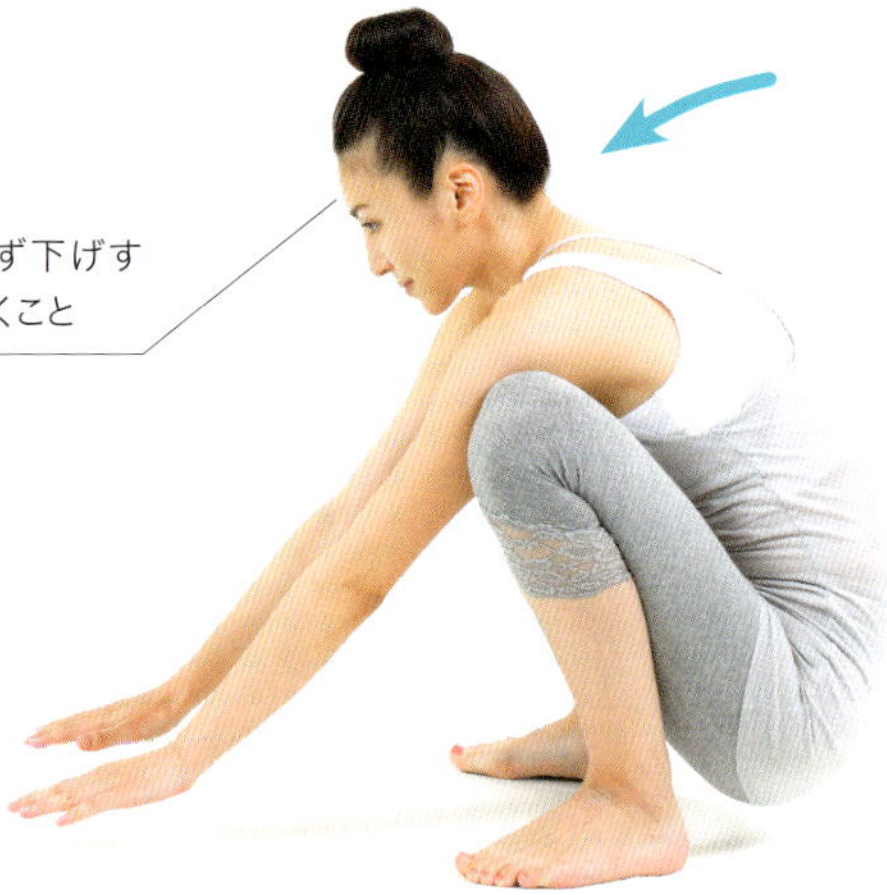

顔は上げすぎず下げすぎず、正面を向くこと

NG ×

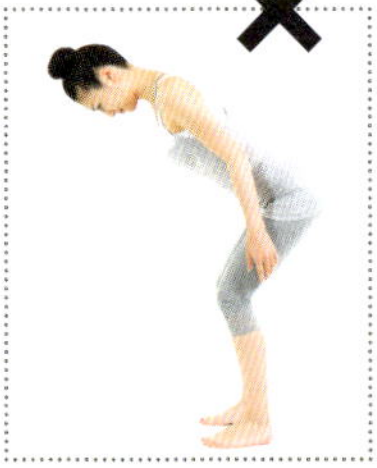

肩や首に力を込めると、動作すべてがつらくなる。しかも腰がスムーズに動かなくなる

3 お尻をやや後ろに引くようにして できるだけゆっくり立ち上がる

このとき上半身は胸を先
行させるイメージで
ゆっくり持ち上げる

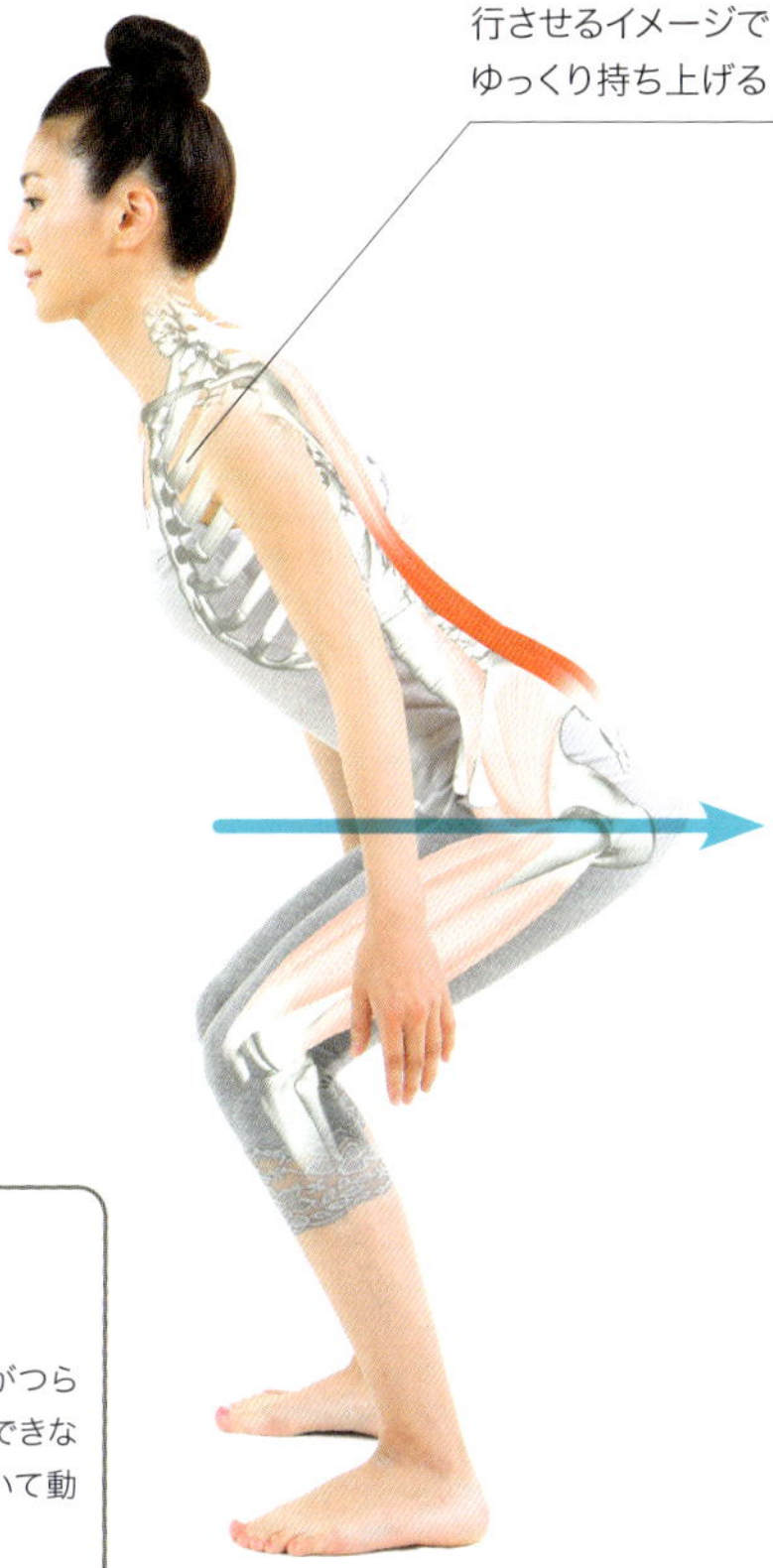

できない人は?

ゆっくり立ち上がる動きがつらい人、腰にうまくアーチができない人は、太ももに手をついて動きを補助しよう

できない人は?

しゃがむとかかとが浮く人は、倒れるギリギリまで真後ろにお尻を引く。この姿勢から始めよう

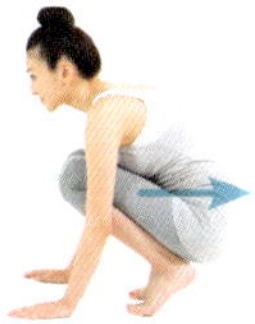

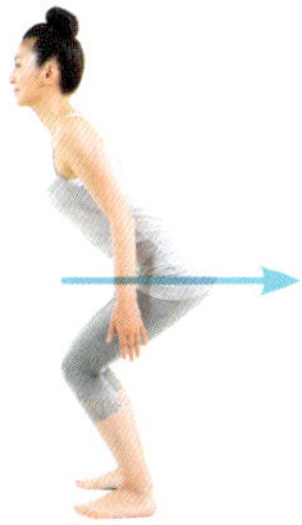

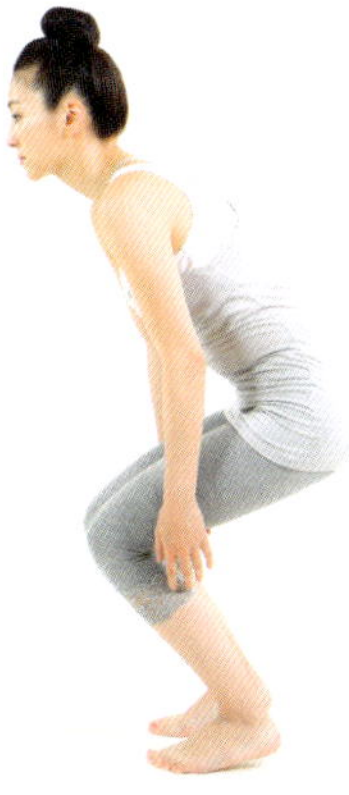

NG × 腰を反らせないと、スッと立ち上がれて腰をまったく刺激できない。また、腰を反らせすぎると立ち上がれない。意識すべきは、お尻を突き出す動き

次ページへ続く

4 胸が上がるにつれきれいにヒップアップしてくる。腰のアーチがかなり強調される

安定した腰の上なので上体をしっかり反らせられる

お尻を後ろに引いたことで腰から下がしっかりした土台になる

NG ✕ 立ち上がるとき、あごが上がりすぎると必要な箇所に刺激が集まらない

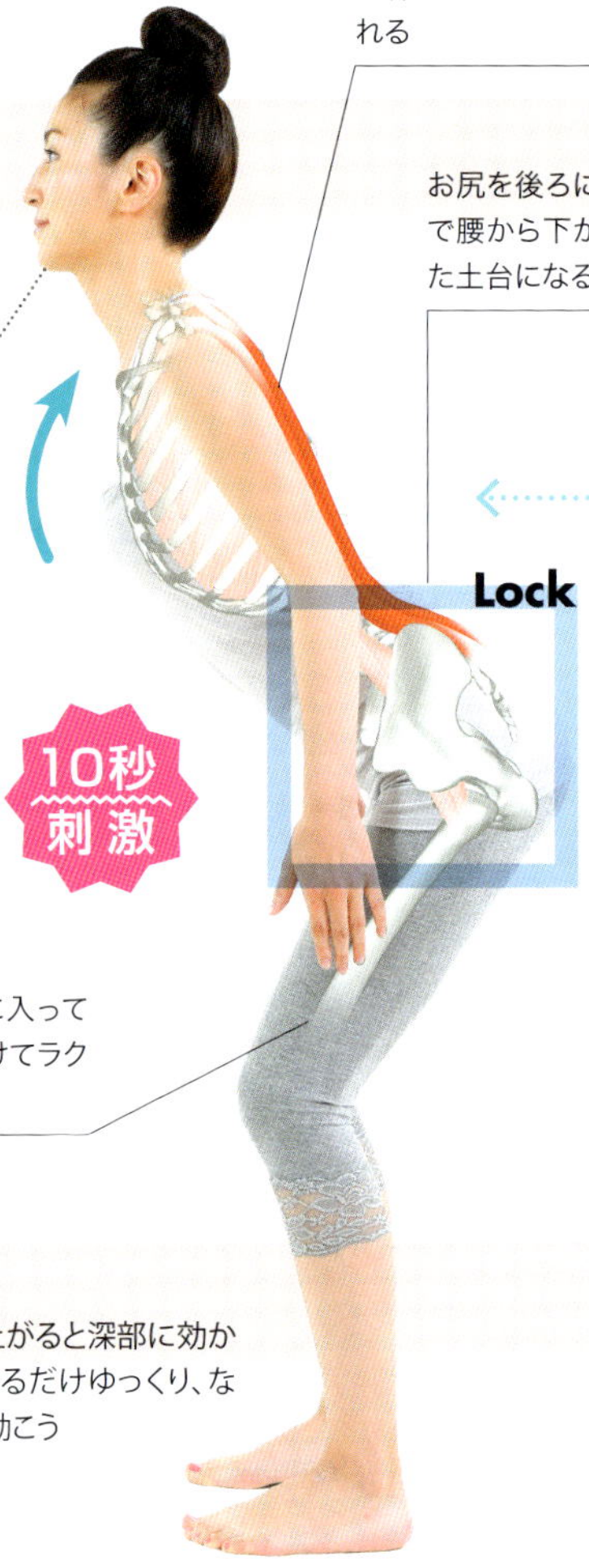

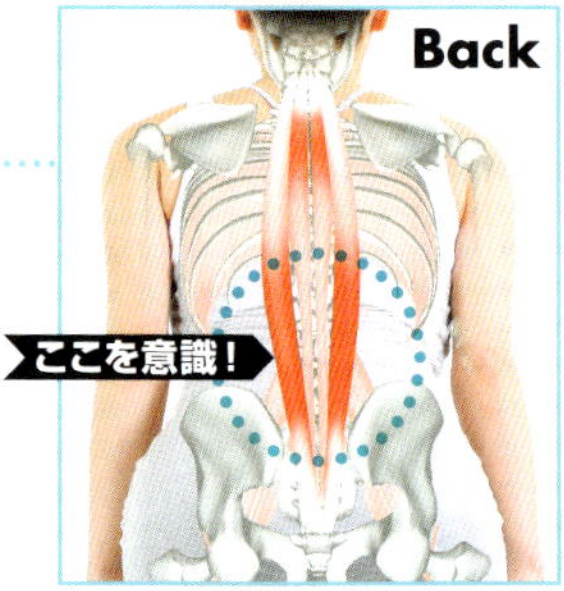

しっかり極《き》まると、胸を突き上げたときに胸椎に集まった力がだんだん下がっていく。突き出したお尻には、太もも、お尻、骨盤とだんだん力が上がっていく

立ち上がるときに入っていた脚の力が抜けてラクになる

NG ✕ 速く立ち上がると深部に効かない。できるだけゆっくり、なめらかに動こう

注意 肩の力で胸を上げようとすると、終了後ふらついたり、血圧が変動したり、頭痛を感じたりする場合が。腸骨周辺以外に、あまり力が入らないようにしよう

5 腰に集まった力が抜けないようにしつつ背中とお尻を近づけるイメージで連動させゆっくり立ち上がる

うまくできたら、ラクに呼吸できる、肩がリラックスしている、腰にアーチができるなどが感じられる

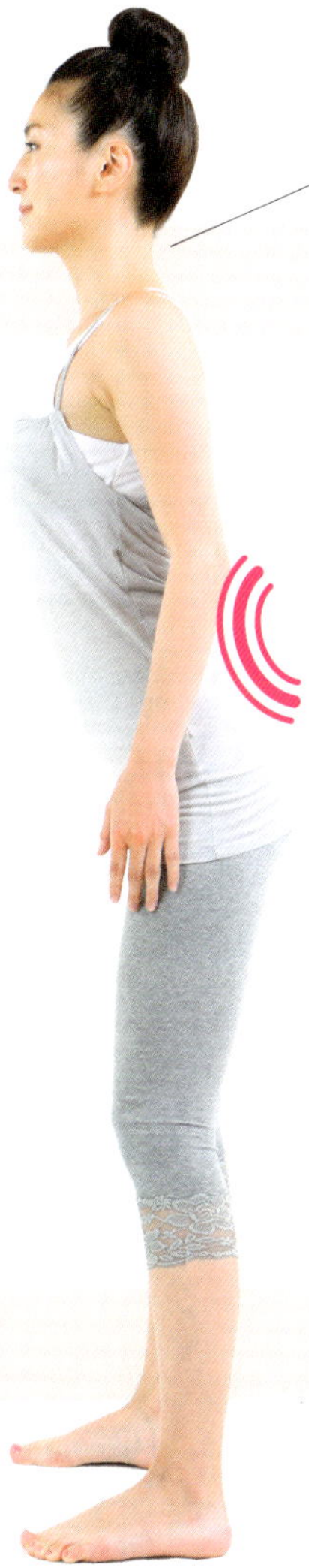

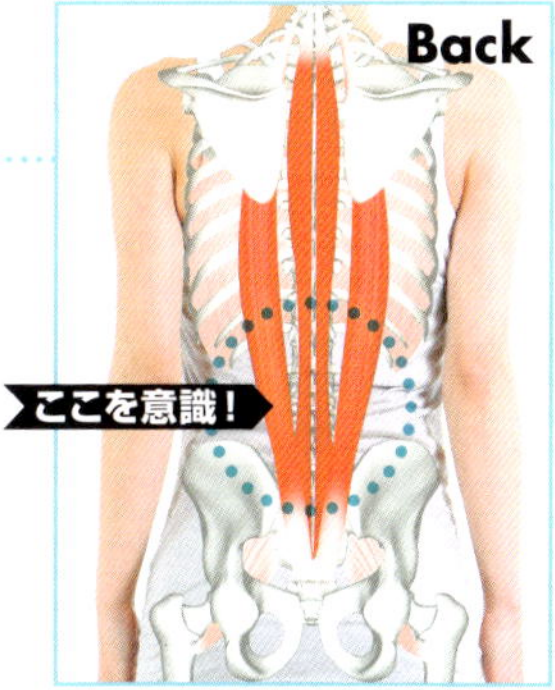

立ち上がる直前には、これら上下の力が集まり、腰の三角点へと移動することを感じられる

極まれば朝晩1回でOK!

6 終了後、下腹部に大きく息が入ればOK

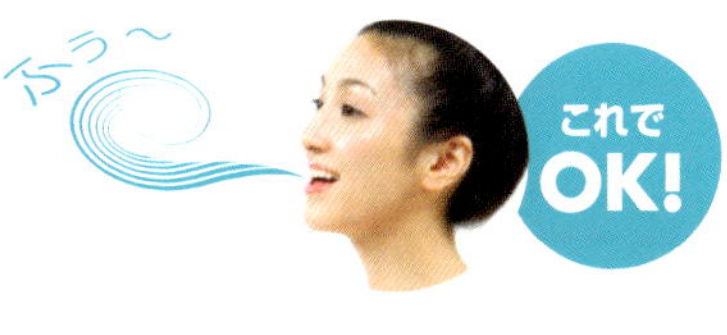

DVDに収録

LEVEL 3

がに股の複合体操

動きの悪くなった腰椎４、５番と、弱った内転筋を刺激する。

腰の三角点をくっきりさせ、回復力の高い体をつくるために非常に有効だが難しい体操。前立腺や股関節、中殿筋にも効く

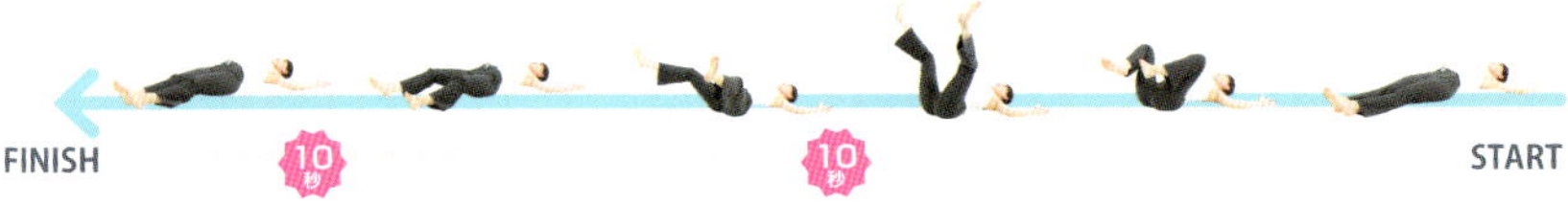
FINISH
10秒
10秒
START

1 あお向けになり 肋骨を持ち上げるイメージで腕を上げる

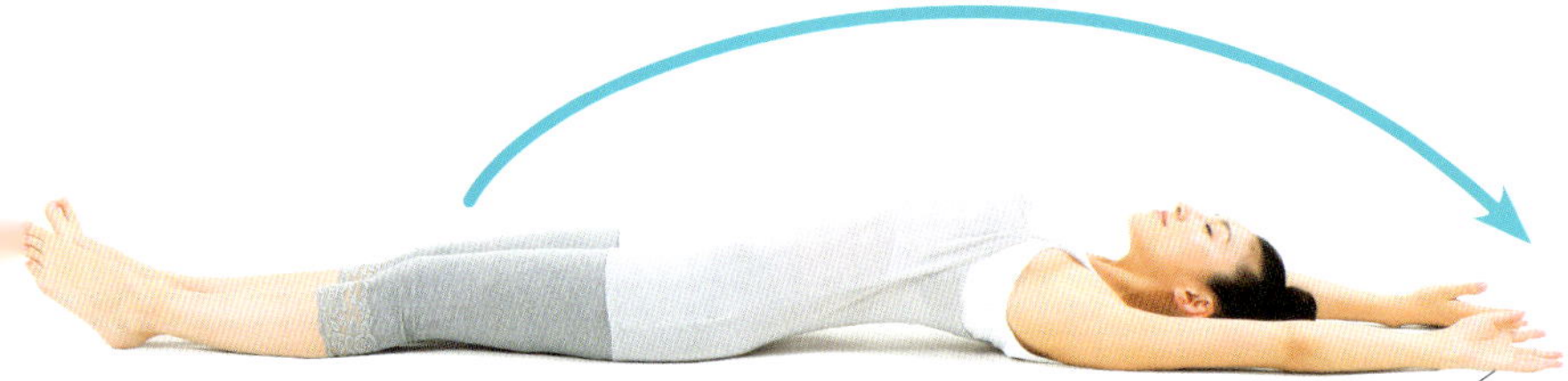

手の甲が床につくのがベスト

2 手の甲とひじを床につけたまま、指先が目の高さくらいになるまでひじを下ろす。手のひらを外に向ける

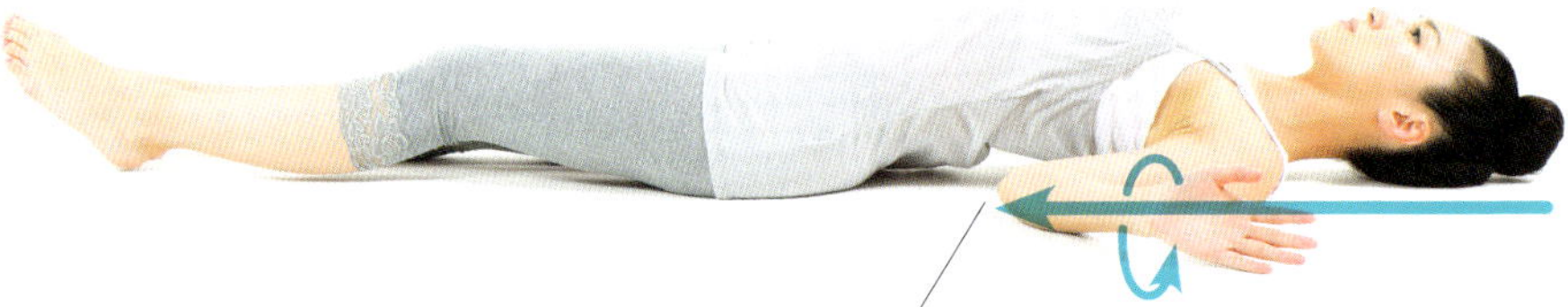

この一連の動きで肩甲骨がしぜんに寄る。腰のアーチづくりをサポートするための動作

3 なるべく床からひざが離れないようにしながら脚を大きく開き、がに股になる

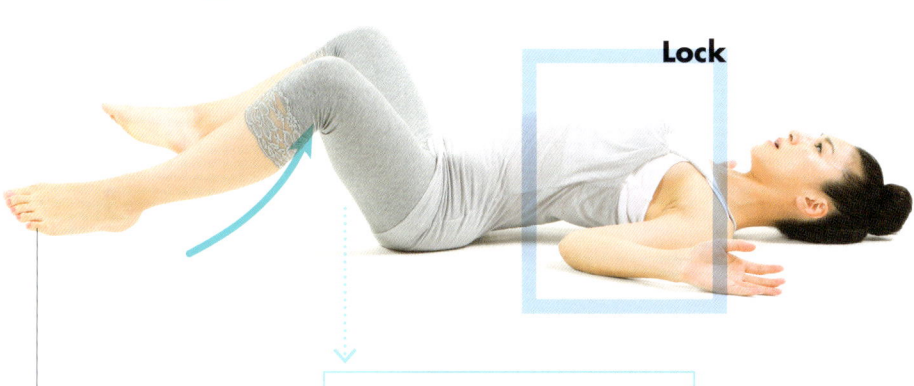

腹筋に力が入りすぎる人は、腰のアーチさえ保てれば足を床につけてもOK

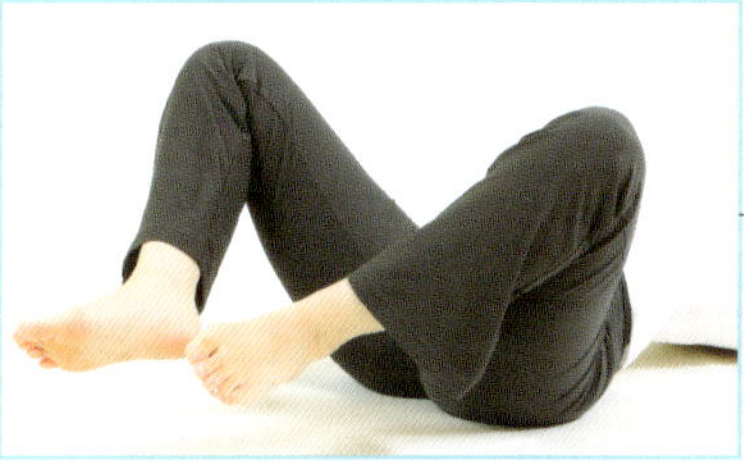

「がに股」は、ひざをしっかり開きながらゆっくり上げていくことでつくる

できない人は?

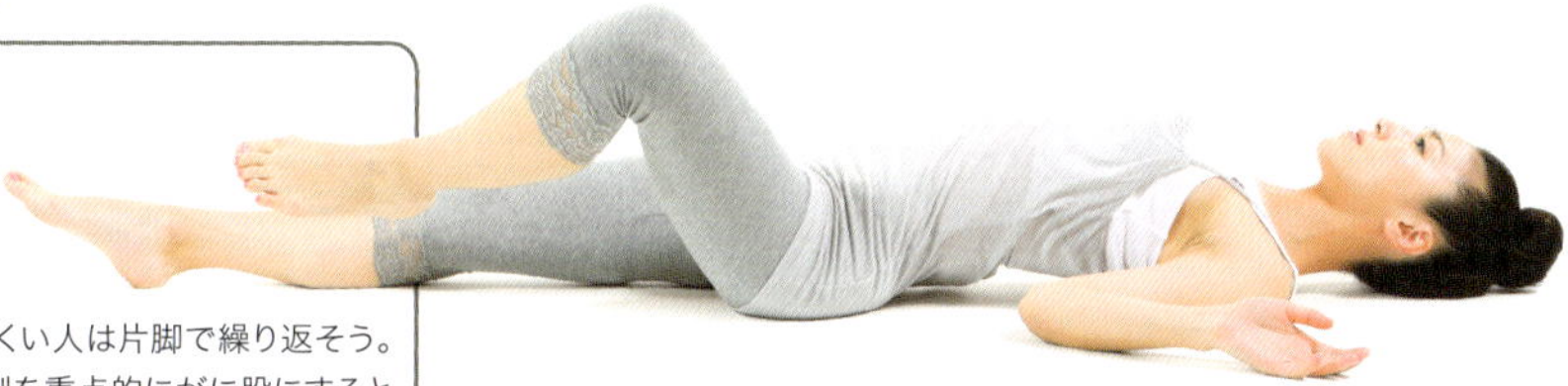

脚を開きにくい人は片脚で繰り返そう。やりにくい側を重点的にがに股にすると股関節がゆるむ

できない人は?

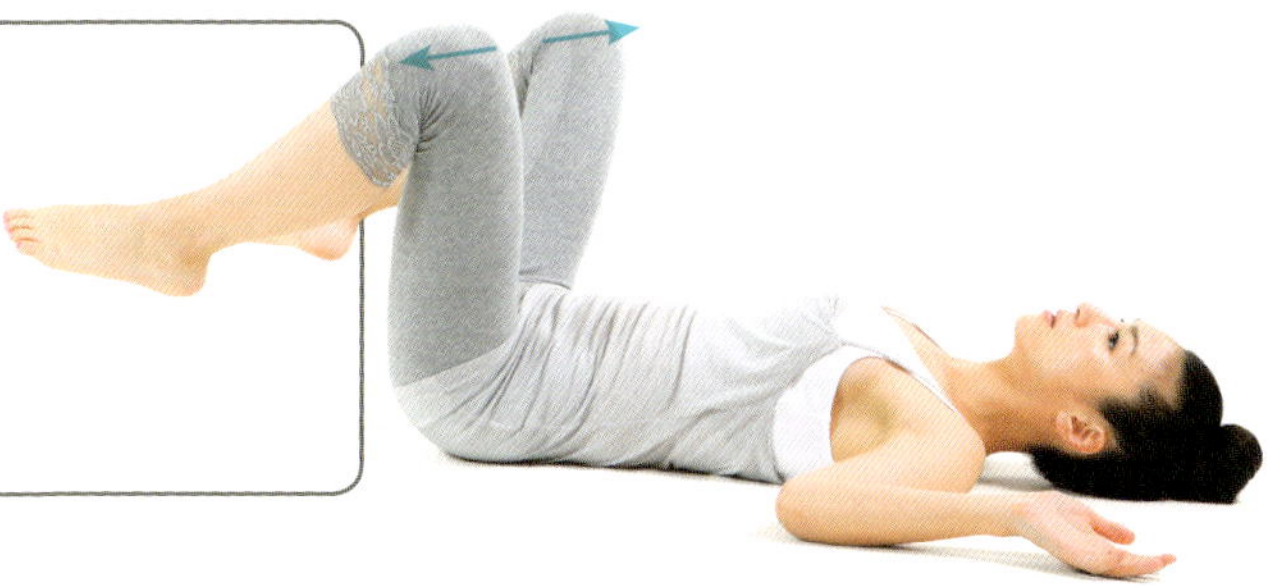

股関節のこわばった人は、脚を開きにくい。その場合は、ひざを左右に開こう。左右が難しい場合は、前後に動かすうちにゆるんでくる

次ページへ続く

4 両ひざで大きな円を描くように脚を持ち上げ胸に近づけていく

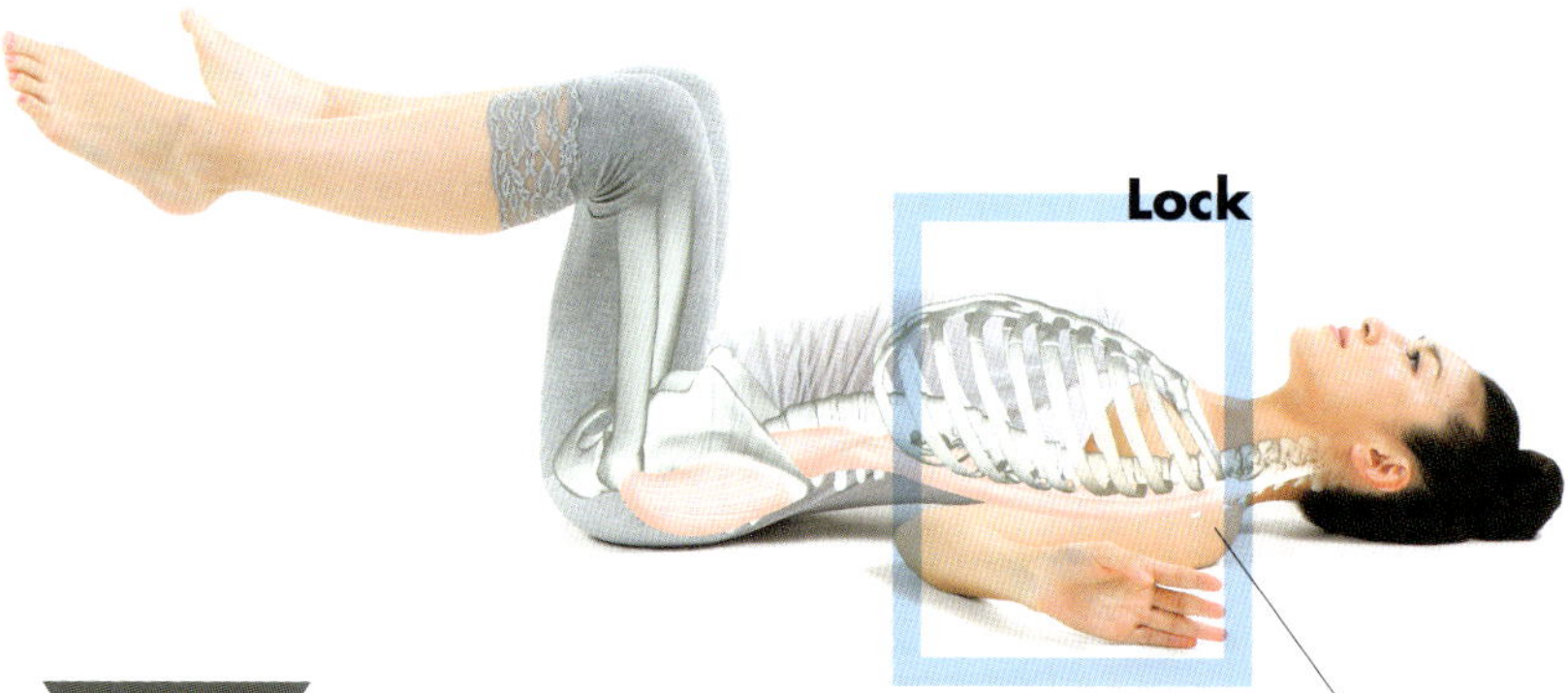

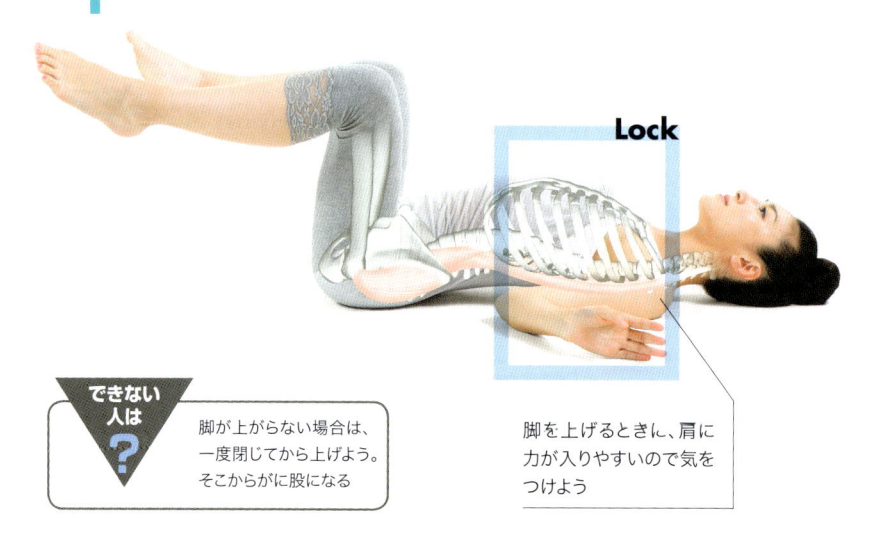

できない人は？

脚が上がらない場合は、一度閉じてから上げよう。そこからがに股になる

脚を上げるときに、肩に力が入りやすいので気をつけよう

5 ひざをできるだけ上げたら、少し戻す。このとき腸骨に引っかかる感じがあればOK

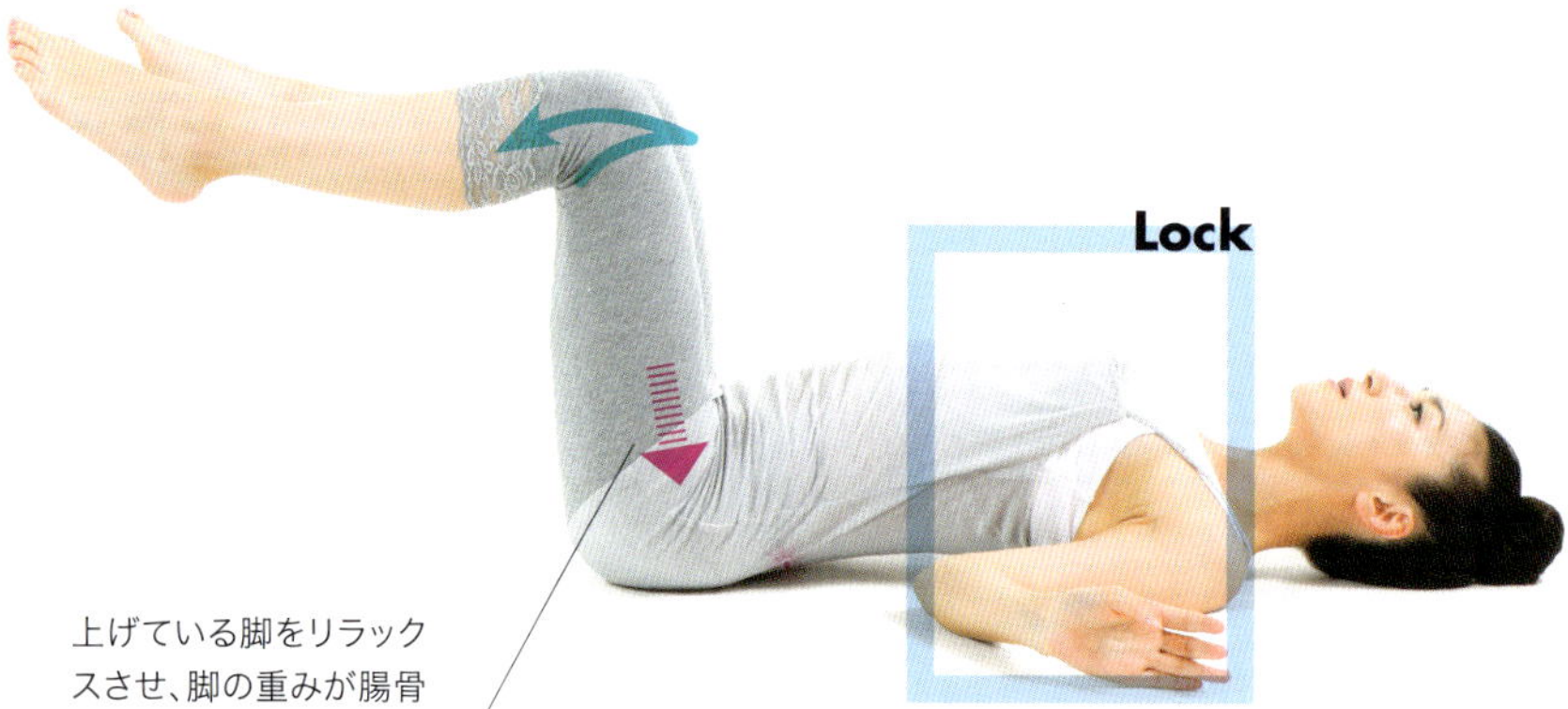

上げている脚をリラックスさせ、脚の重みが腸骨に乗る感覚をつかもう

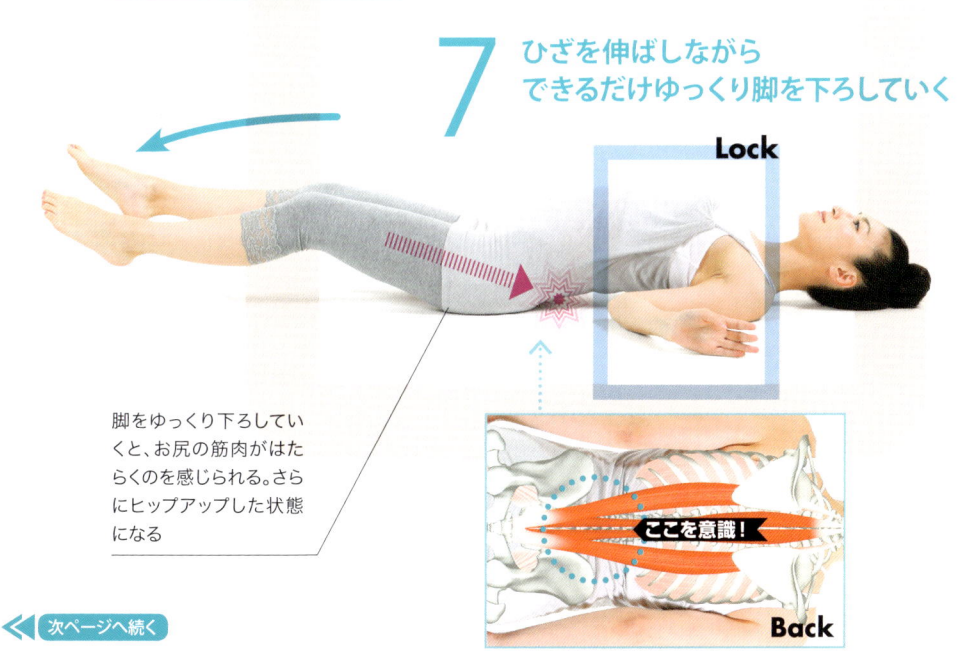

極《き》まれば朝晩1回でOK!

6 腸骨に引っかかる感じを保ったまま よりがに股になるように意識しつつ 少しずつひざを伸ばしていく

ひざが伸びるごとに腰のアーチが強調され腰の三角点に力が集まる

10秒刺激

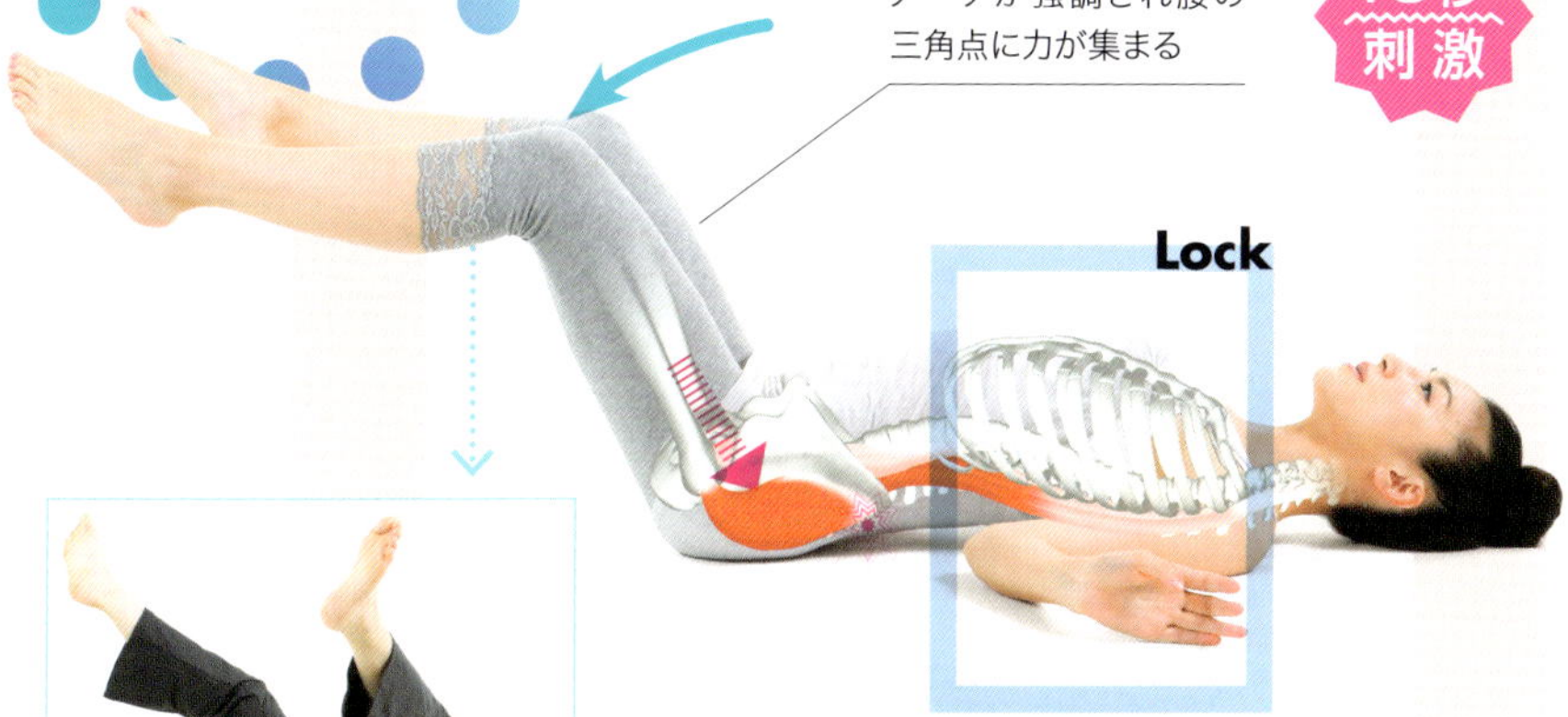

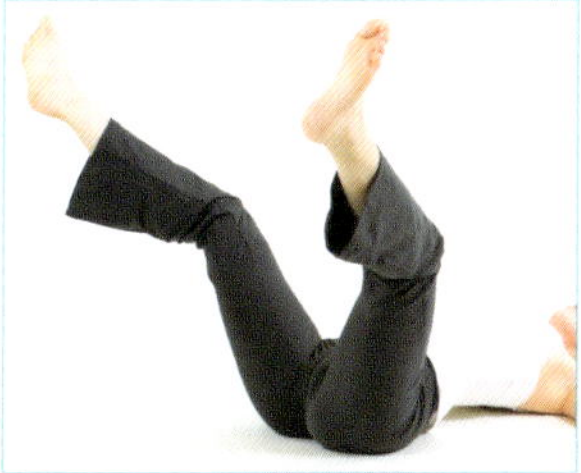

NG ✕ 伸ばすときに、ひざや足首、腹筋を意識するとお尻から力が抜けやすい

7 ひざを伸ばしながら できるだけゆっくり脚を下ろしていく

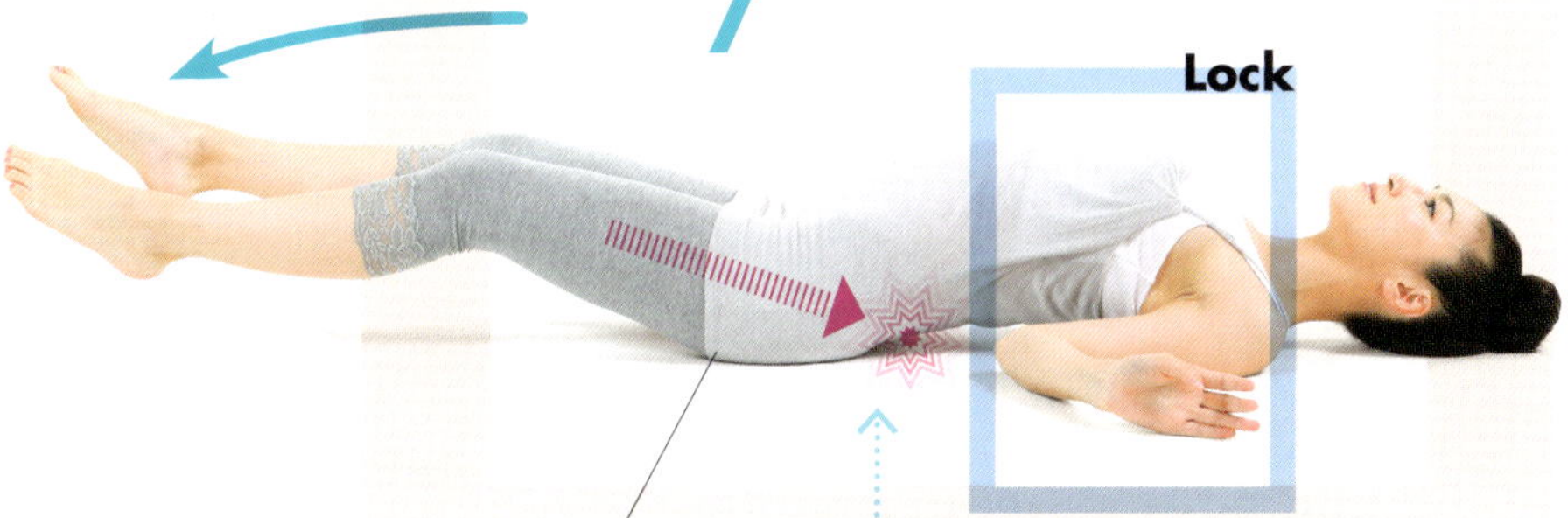

脚をゆっくり下ろしていくと、お尻の筋肉がはたらくのを感じられる。さらにヒップアップした状態になる

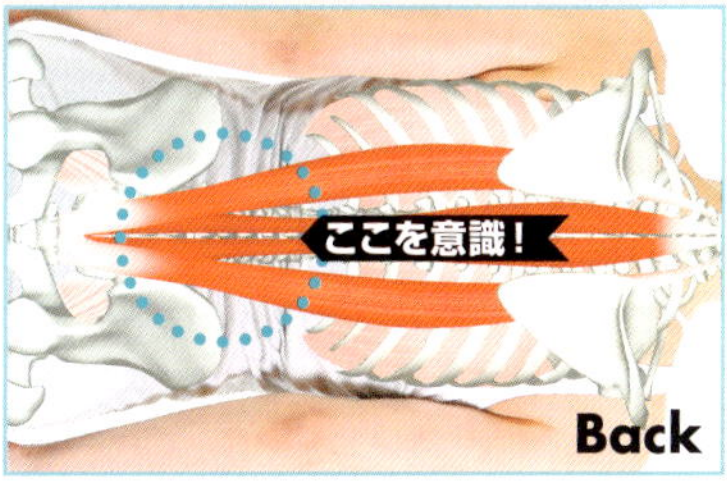

次ページへ続く

8 足が床についたら 太もものの内側の筋肉を使って脚を閉じていく

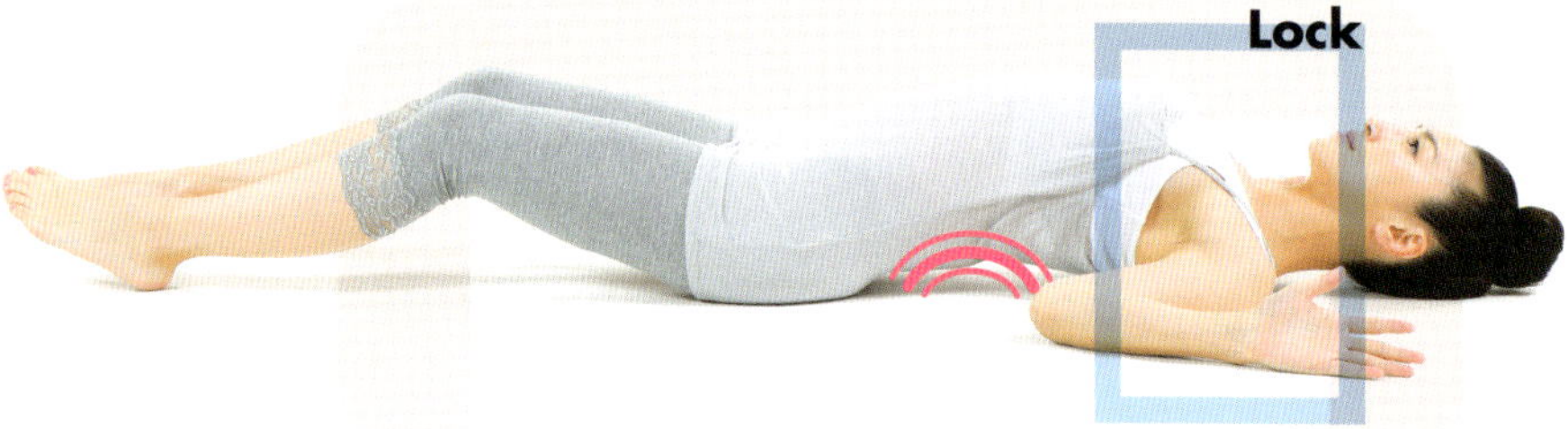
Lock

9 脚をすべらせるようにゆっくり閉じる。同時にひじも下げるとより効果的

10秒刺激

引っかかる部位があったら、かかとを小さく交互に伸ばすとスムーズに閉じられる

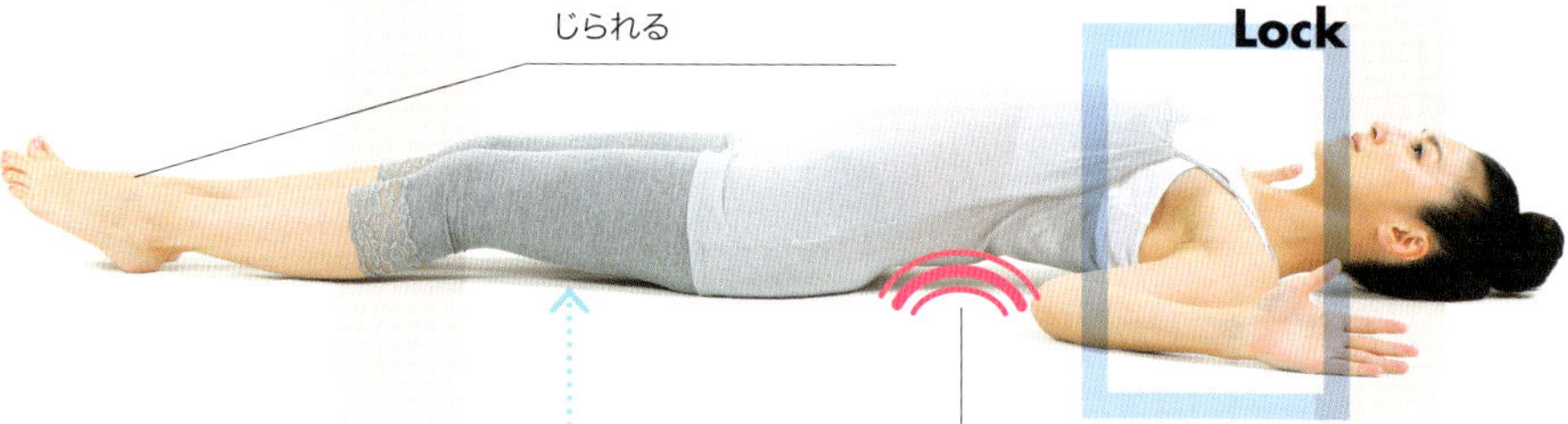
Lock

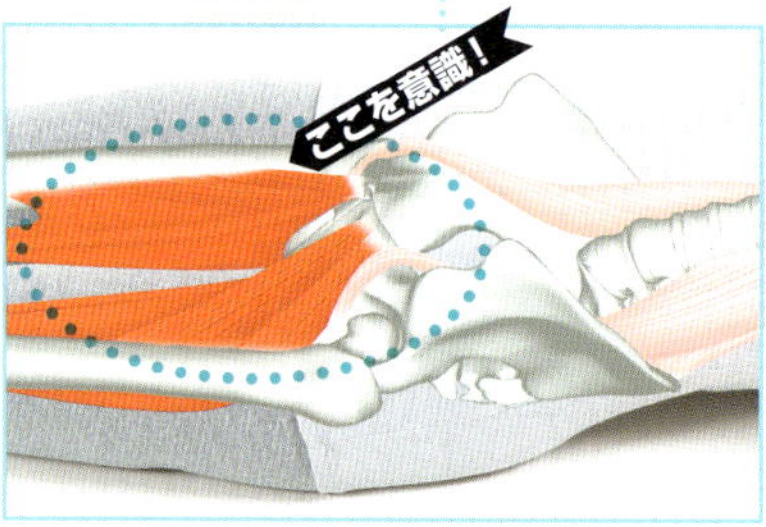
ここを意識！

腰が硬い人はアーチをつくりにくい。腕をたたむ動作を利用して肩甲骨を動かすと、腰の動きをサポートできる

10 終了後、下腹部に大きく息が入ればOK

続けていると、腰のあたりが熱くなったり汗ばんだりしてくるのも目安のひとつ

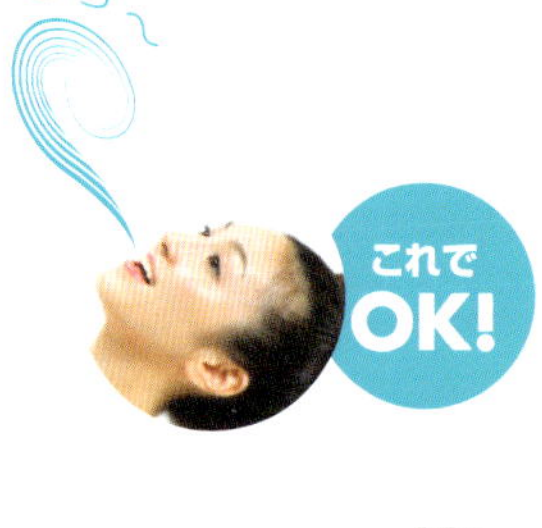
ふぅ〜
これでOK!

深い呼吸は全身を活性化する

弱った人ほど息苦しい

体調がすぐれなかったり疲れきったりして体が弱っていると、呼吸は浅くなります。これは、呼吸で使われる筋肉や関節の動きやはたらきが悪くなり、息を充分に吸えなくなっているからです。

このように呼吸と体の連動には、じつは密接な関係があります。そして連動の部位によって、体の状態までわかるのです。

呼吸には、おおまかに3段階の深さがあります。

弱った人や病気の人の多くは、呼吸しても胸のあたりがわずかに動くだけ。体がこわばって、呼吸で動くはずの部位が「動かない」ため、息をしにくいのです。これは第3章などで、姿勢の影響で肋骨の動きが悪くなると肺のはたらきが悪化する、と説明した状態です。

だからあまり吸えず、それでも吸うために強く吐いて、ため息がちに。肋間《ろっかん》筋などのはたらきが回復し、肋骨を中心とした胸周辺で連動が生じれば、もう少し吸えて体調も上向きます。これがもっとも浅い胸での呼吸です。もし胸にすら入らないとしたら瀕死の状態といえます。

次がお腹にまで息が入る感覚を得られる状態で、腹式呼吸というとイメージしやすいかもしれません。胸だけより連動させられる箇所が増え、腹横筋や腹斜《ふくしゃ》筋、横隔膜《おうかくまく》などがしっかりはたらきます。こうした部位が織り成す連動で、呼吸しながら腹部を活性化させられる状態です。

呼吸は体を強くする

ここまでが広く一般に知られている呼吸ですが、その下の腰を活性化させられると下腹に呼吸が入った感覚を得られます。これは10秒刺激が極《き》まった目安でもあり、腰椎、股関節、殿筋群や脊柱《せきちゅう》起立筋群、大腰筋などさまざまな部位がしっかり連動します。だから「動かない」も解消され、活動する箇所が増えて体は活性化するのです。

この深い呼吸でとくに意識したいのが、恥骨から指3本分上あたり

Tips

深い呼吸を可能にするために

深息《しんそく》法（P085参照）は、息が深く入りやすい体をつくるサポートをしてくれます。本書に紹介した10秒刺激は、体の中の弱った部位や「動かない」部位に刺激を一点集中させて蘇らせます。この呼吸法は、体の連動がさまざまな箇所で途切れた人でも、深い呼吸に関係する部位を集中刺激するため、繰り返すうちにだんだん入りやすくなります。万人におすすめできる、非常に効果的な呼吸法です。

（P085参照）。ここを下丹田《しもたんでん》と呼びますが、腰の三角点からこの下丹田に向けて呼吸するイメージを持ちましょう。この方向は骨盤の角度や筋肉の走行とも符合します。つまり人体の設計にもともとある、前進して生きる糧を得ながら強く生き抜くための構造と合致するのです。

これは前章の終わりで触れた、再生力を高める8の字の動きを力強く加速させる役割も担っています。日々数万回おこなう呼吸の1回ごとに体の各部位が連動し活性化するのですから、これは24時間休まず体をセルフメンテナンスしている、すばらしい状態といえるでしょう。

呼吸が深く入るほど 体は活性化する

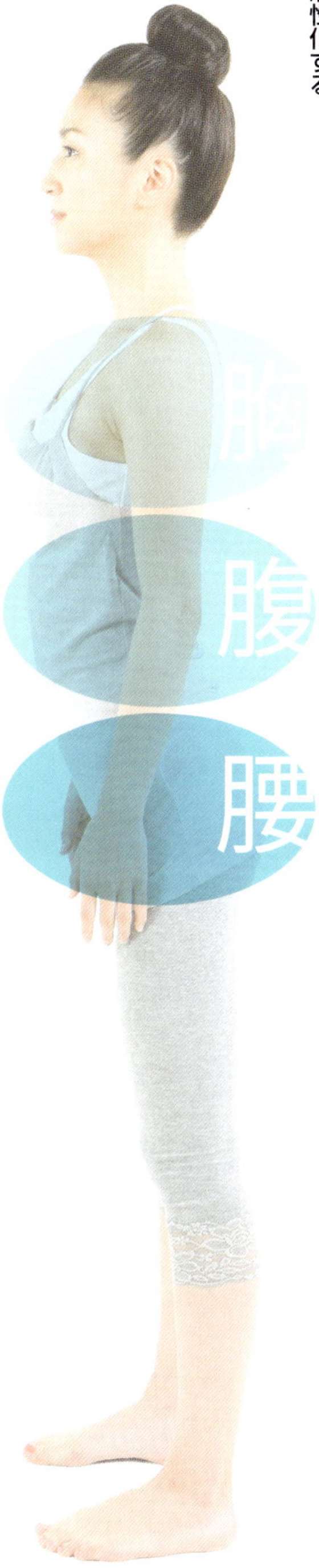

体操･症状一覧

（五十音順）

体操名	掲載ページ	腰の症状
足首回し	…109	●腰全体が重だるい
がに股の体操	…069	●長時間座っていると痛む
DVD がに股の複合体操	…150	●腰が弱っている
DVD 逆転の体操	…076	●ときおり、しびれる感じがする
DVD こうもり様体操の複合体操	…100	●天候次第で痛む
腰かけて腰椎5番をゆるめる	…065	●腰かけると痛む
腰のめざまし体操	…058	●動き始めに痛む
DVD 腰を強くする体操	…142	●腰が弱っている
DVD C体操	…088	●左右どちらかが痛む
趾《し》骨間踏み	…109	●腰全体が重だるい
上下ねじれの体操	…090	●左右どちらかが痛む
深息《しんそく》法	…085	●ぎっくり腰になりそうで不安
DVD 整体スクワット	…146	●腰が弱っている
内転筋からの骨盤挙上体操	…108	●腰全体が重だるい
捻転側腹《そくふく》体操	…103	●天候次第で痛む
ひざを抱えてのC体操	…094	●夜中や明け方に痛む
蒸しタオル法	…064	●体のサビつき
腰椎5番から1番の捻転体操	…062	●腰かけると痛む
DVD 腰椎の捻転体操	…082	●ぎっくり腰になりそうで不安

井本整体について

井本整体主宰の井本邦昭は、井本整体を創始した父に５歳から整体法の手ほどきを受け、その後、鍼灸をヨーロッパで指導しながら、ヘルベルト・シュミット教室（ドイツ）、ヘルマン・マッテル教室（スイス）で西洋医学を学びました。父の没後、井本整体を継承、発展させ、日本のみならず海外への整体法の普及にも努めています。山口県周南市から週に２回、技術指導のために上京し、多くの専門指導員を世に送り出しています。

東京・千駄ヶ谷の東京本部および大阪、札幌、福岡などで、以下の講座を開いています。講座案内をご希望の方は、電話、ファックス、電子メールで資料をご請求ください。パンフレットと井本整体機関紙「原点」を１部ずつ無料で送付いたします。

井本整体の講座

- **初等講座**
  （東京：4月・10月開校、半年間／地方：4月開校、１年間）
- **プロ基礎講座**
  （東京：1年間／地方：2年間）
- **プロ養成講座**（期間不定）
- **大阪初等講座、札幌初等講座、福岡初等講座**
  （4月開校、月2回、1年間）
- **女性講座**
  （東京のみ：月2回）
- **お正月講座・GW講座・お盆講座**
  （各3日間）
- **その他、季節セミナー、カルチャースクール**
- **個人指導またはグループ指導**
- **会員セミナー**

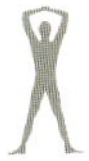

本書掲載の体操などは、個人に応じたセッティングをするとより効果的です。井本整体で認める専門指導員の指導を受けることをおすすめします。各種講座および指導員に関するお問い合わせは、下記までご連絡ください。

お問い合わせ先

井本整体東京本部
〒151-0051　東京都渋谷区千駄ヶ谷1-25-4
Tel：03-3403-0185　Fax：03-3403-1965
E-mail：genten@imoto-seitai.com
Home Page：http://www.imoto-seitai.com/

井本整体徳山室
〒745-0032　山口県周南市御幸通り2-6　タンブラウンビル4階
Tel：0834-31-1538　Fax：0834-21-1239

※連絡先などは都合により変更する場合があります
※本書中の整体法・体操を営利目的で使用する場合は、井本整体の講習を受けたうえで許可が必要となります
※人体力学、および人体力学体操は井本整体の登録商標です

●著者

井本邦昭（いもと くにあき）

1944年山口県生まれ。井本整体主宰。医学博士。朝日カルチャーセンター講師。5歳から、整体指導者だった父・良夫氏の手ほどきを受ける。その後、ヨーロッパで鍼灸を指導しながら、スイス、ドイツで西洋医学を学ぶ。帰国後、東京と山口で整体指導を続け2004年8月、後進育成のため原宿教室、音羽教室を統合し井本整体東京本部（東京・千駄ヶ谷）を設立、現在に至る。

○著書

『整体法－体の自然を取り戻せ！』（三樹書房）、『専門医が治す！からだの「ゆがみ」を治して健康になる！』『内臓を強くする整体法』『弱った体がよみがえる人体力学』（高橋書店）、『ストレスに強くなる整体法』（青春出版社）　など

弱った体がよみがえる

腰の人体力学 DVDつき

著　者　井本邦昭
発行者　髙橋秀雄
編集者　小元慎吾
発行所　**高橋書店**
〒112-0013　東京都文京区音羽1-26-1
編集 TEL 03-3943-4529 / FAX 03-3943-4047
販売 TEL 03-3943-4525 / FAX 03-3943-6591
振替 00110-0-350650
http://www.takahashishoten.co.jp/

ISBN978-4-471-03237-1